疲れた体がみるみる軽くなる
ゆるだらス[illegible]ッチ

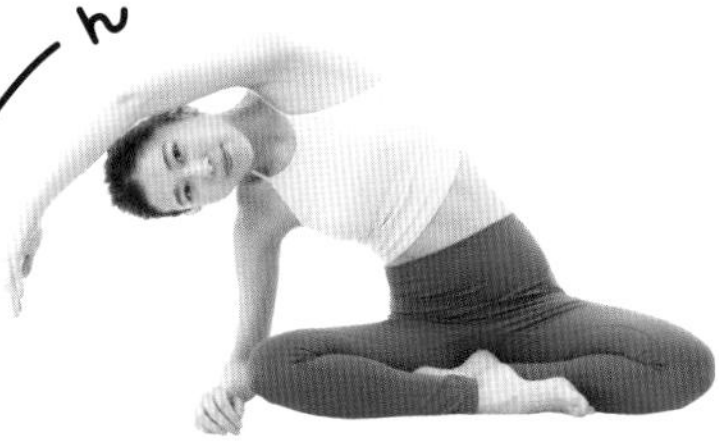

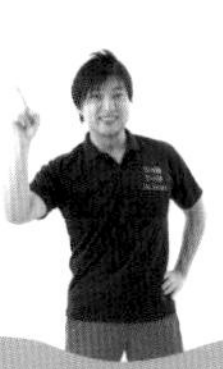

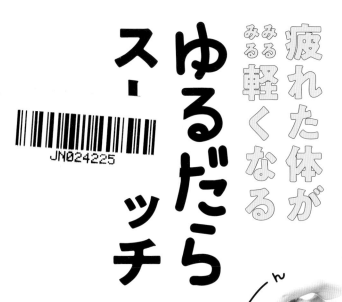

NATSUKI

高橋書店

「痛くない」ストレッチで「痛みなく」動ける体に

みなさんはストレッチに対してどんなイメージをもっていますか？

やったほうがいいのはわかっているけれど、痛くてつらいもの、なかなか続けられないもの、という苦手意識を持っている人もいるかもしれません。

でもじつは、ストレッチは痛くてつらいものではダメなのです。


かつて僕自身も、ストレッチ専門のパーソナルトレーナーを始めた当初、お客様に「ちょっと痛みを感じるところまで引っぱる」ストレッチを行っていました。でもこの方法だと、痛くて押し返してくる相手に対してこちらも負けずに押し返してストレッチすることになり、60分のストレッチが終わるころにはおたがい疲れ果てていました。

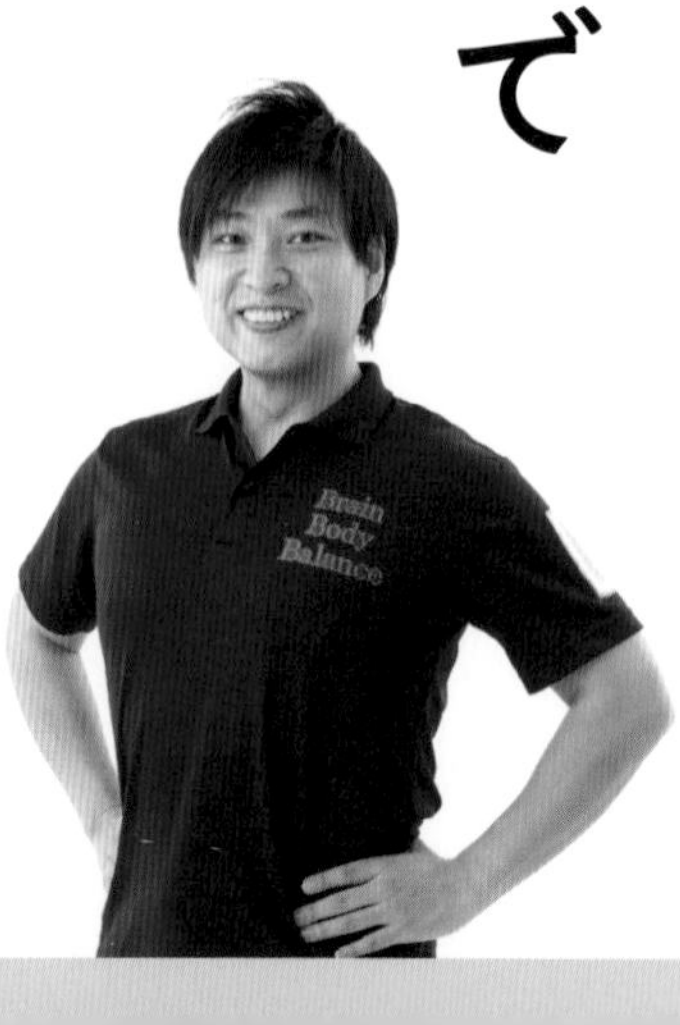

そんなとき、カウンセラーの知人に、カウンセリングを行うときには相手の手首に手を当てている、という話を聞きました。

「脳がストレスを感じると筋肉が縮こまる」という筋肉反応を、カウンセリングにとり入れているその話にヒントを得て、ストレッチを受けているときの脳について検証してみました。すると、「痛いとき」「動く方向がよくわからないとき」「硬いと感じているとき」に脳はストレスを感じ、筋肉を縮めることに気づきました。

また、多くの人がストレッチを日々継続できない理由もこの脳のストレスにあるということがわかったのです。

本書はこの脳科学の発想に基づき、「痛くない」「わかりやすい」「やわらかいイメージをもてる」ことを軸に、どんな人でも無理なく続けられ、効果が現れるストレッチを考えました。

現在どこかに痛みを抱えている人はもちろん、姿勢や生活習慣から将来痛みが生まれるおそれがある予備軍の人も、本書を読んで「痛みなく」動ける体づくりにぜひ役立てていただけたらうれしいです。

NATSUKI

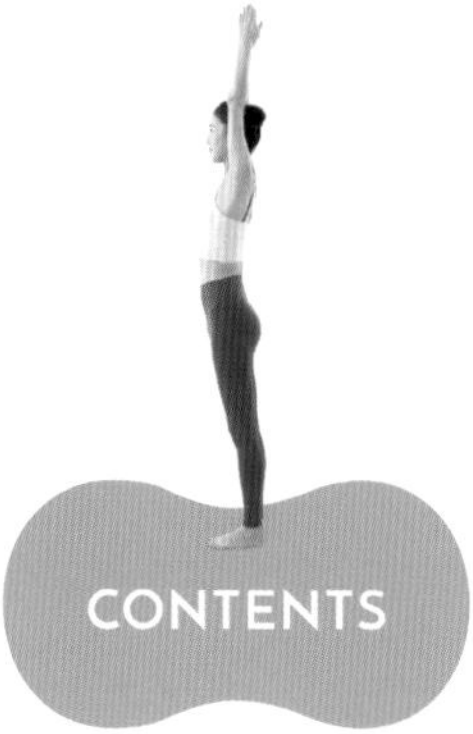

PART 1

ゆるだらストレッチとは

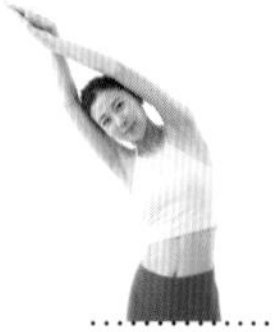

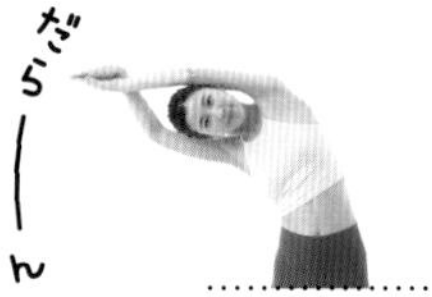

PART

2

気になる部位から始める 不調別ストレッチ

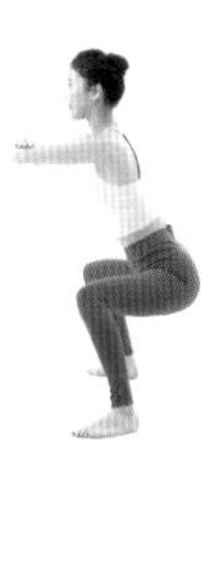

肩こり

肩こりはなぜ起こるの？

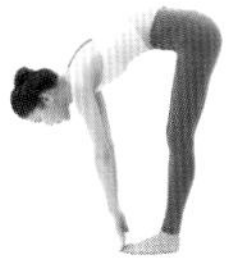

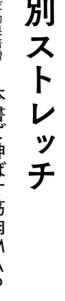

首こり

首こりはなぜ起こるの？

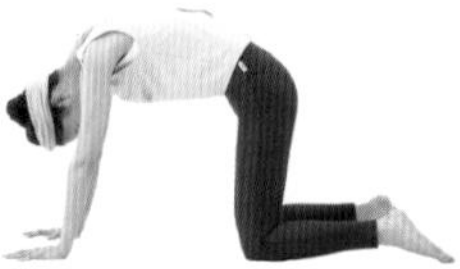

腰痛

腰痛はなぜ起こるの？

腕・指の不調

腕・指の不調はなぜ起こるの？

脚の不調

脚の不調はなぜ起こるの？

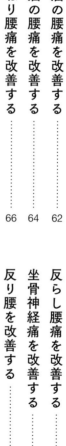

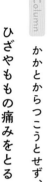

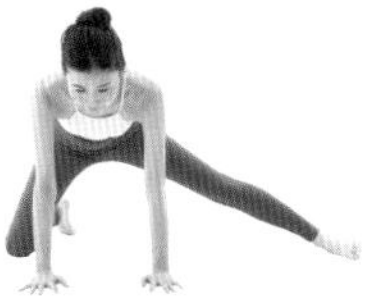

PART

3

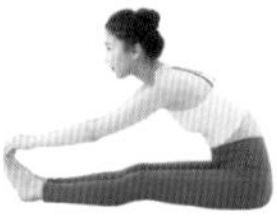

スキマ時間にちょこっとストレッチ

各ストレッチの動画はこちら

▼

https://www.youtube.com/playlist?list=PLYemdWvRpD5-pFwVVCJ1CcsLx4X1buP8s

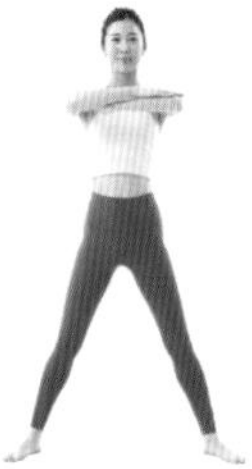

STAFF

デザイン
吉村亮　石井志歩（Yoshi-des.）

撮影
松橋晶子

モデル
原田ゆか（スペースクラフト）

スタイリング
工藤満美

ヘアメイク
高橋亜季（アンベリール）

イラスト
CHINATSU

編集・執筆協力
吉野ユリ子

校正
荒川照実

衣装協力
ジュリエ ヨガ アンド リラックス
お問い合わせ 03-5720-8256

PART 1

ゆるだらストレッチとは

そもそもストレッチってなに？

ストレッチ、となんとなく呼んでいますが、世の中にはヨガ、整体、マッサージなど、ストレッチに似たものがあります。あらためてストレッチとはなにかについて考えてみましょう。

ストレッチとは英語で「伸ばす」という意味ですね。ただ、体のために行うストレッチは、「伸ばす」だけではごく一部の効果しか得られません。

効果的なストレッチには、３つのポイントがあります。

1．縮んでいた筋肉を伸ばして、本来の長さに戻すこと

2．筋肉を伸ばすことで、筋繊維を増やすこと

3．筋繊維が増えることで、筋肉が大きく伸縮しやすくなること

もう少しくわしく話しましょう。筋肉は伸縮することで、力を発揮します。ただ、無理な姿勢が続いたり、筋肉を動かさなかったりすると、筋肉は縮んで固まってしまいます。まずは、その縮んだ筋肉を伸ばして、本来の長さに戻すことが大切です。そして、ストレッチを続けることで、筋繊維そのものが増え、より筋肉が伸縮しやすくなります。

本書で目指したいのは、この「筋肉が大きく伸縮しやすくなるストレッチ」。筋繊維を増やすことで、大きく伸縮できる筋肉をつくるのです。

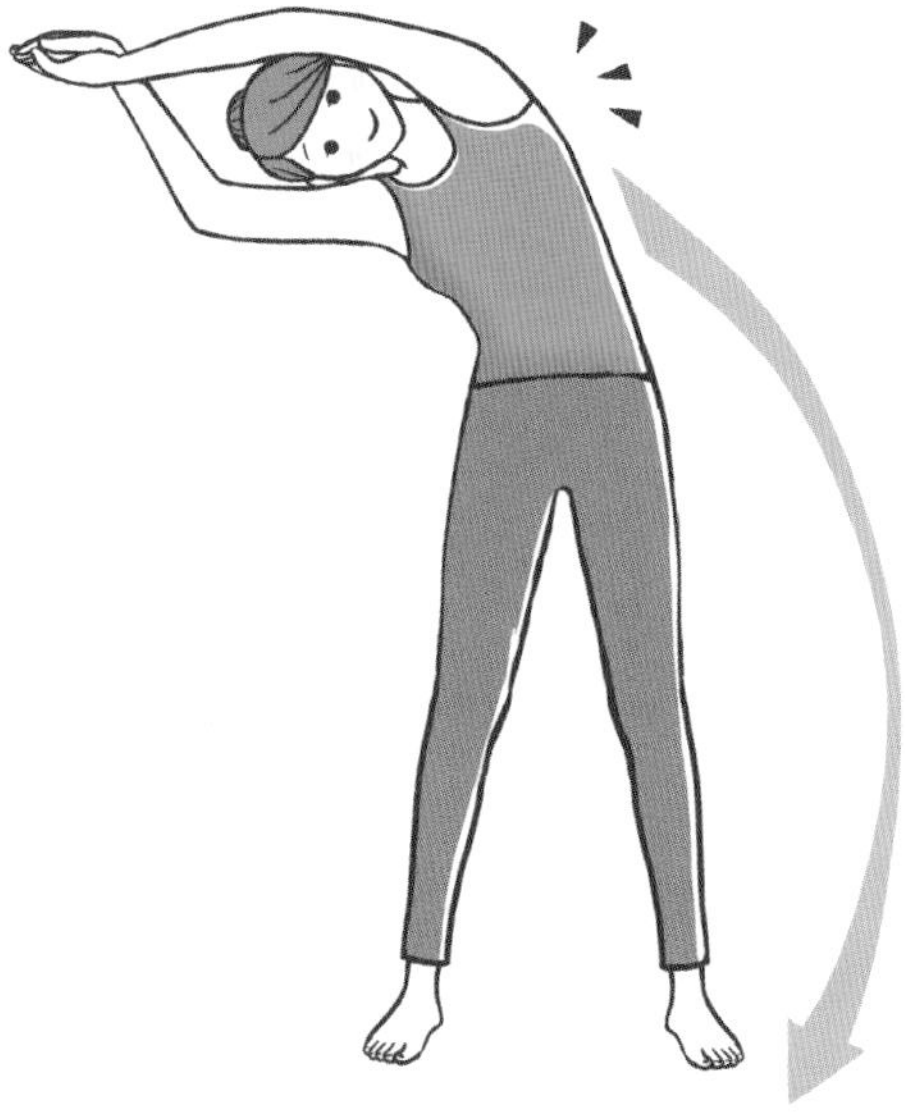

筋肉が伸びるしくみ

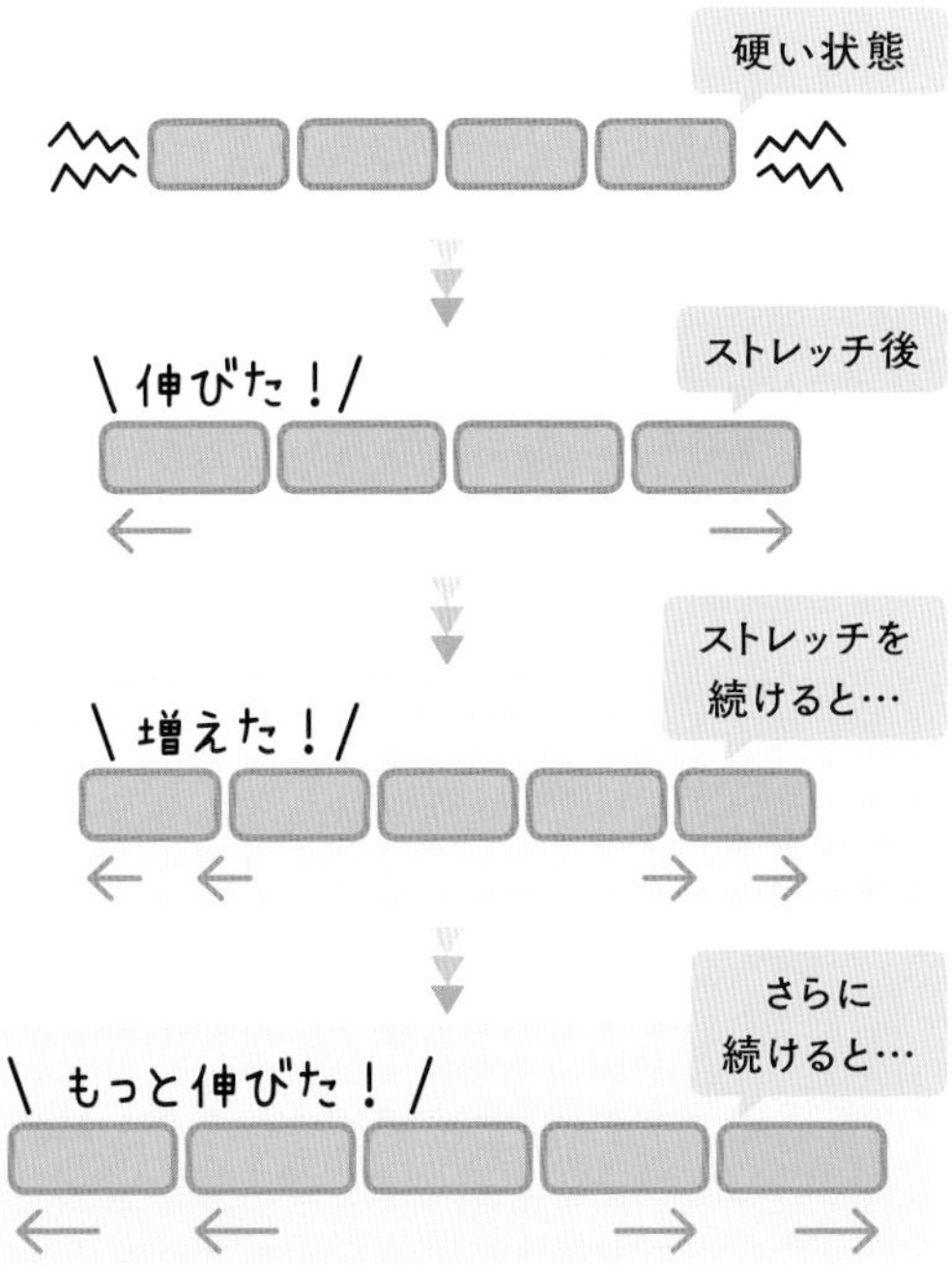

ストレッチのメリット

MERIT 1

肩こり、腰痛などのつらい痛みを改善！

ストレッチをするのは体の不調を改善するため、という人も多いかもしれません。実際、肩こり、首こり、腰痛、背中の痛みなど、体のあちこちに痛みを抱えて、治療を受けるかのように僕のサロンに飛びこんでくる人も多いです。

一方で「痛みがあるときにストレッチをしても大丈夫なの？」という質問をよく受けます。痛い部分は安静にしたほうがよいと聞いたことがあるかもしれません。切り傷など外傷があるときや骨折や打撲をしているときなどは別として、こりなどの場合は、ストレッチをしたほうが痛みが治ることが多いです。というのも、痛みを感じるのは筋肉が縮んで固まっていることが原因だからです。筋肉が縮むと、血管を圧迫して血流が悪くなります。血流が悪くなると、痛みの物質が発生し、筋肉に入りこんでしまいます。この痛みの物質をとりのぞくには、筋肉が大きく伸縮できる状態をつくる必要があるのです。だから、日常生活で常に筋肉が大きく伸縮できるように、ストレッチをしましょう。ただし無理に伸ばすのは禁物。正しい方法で伸ばすことが重要です。具体的な方法は18ページ以降をご覧ください。

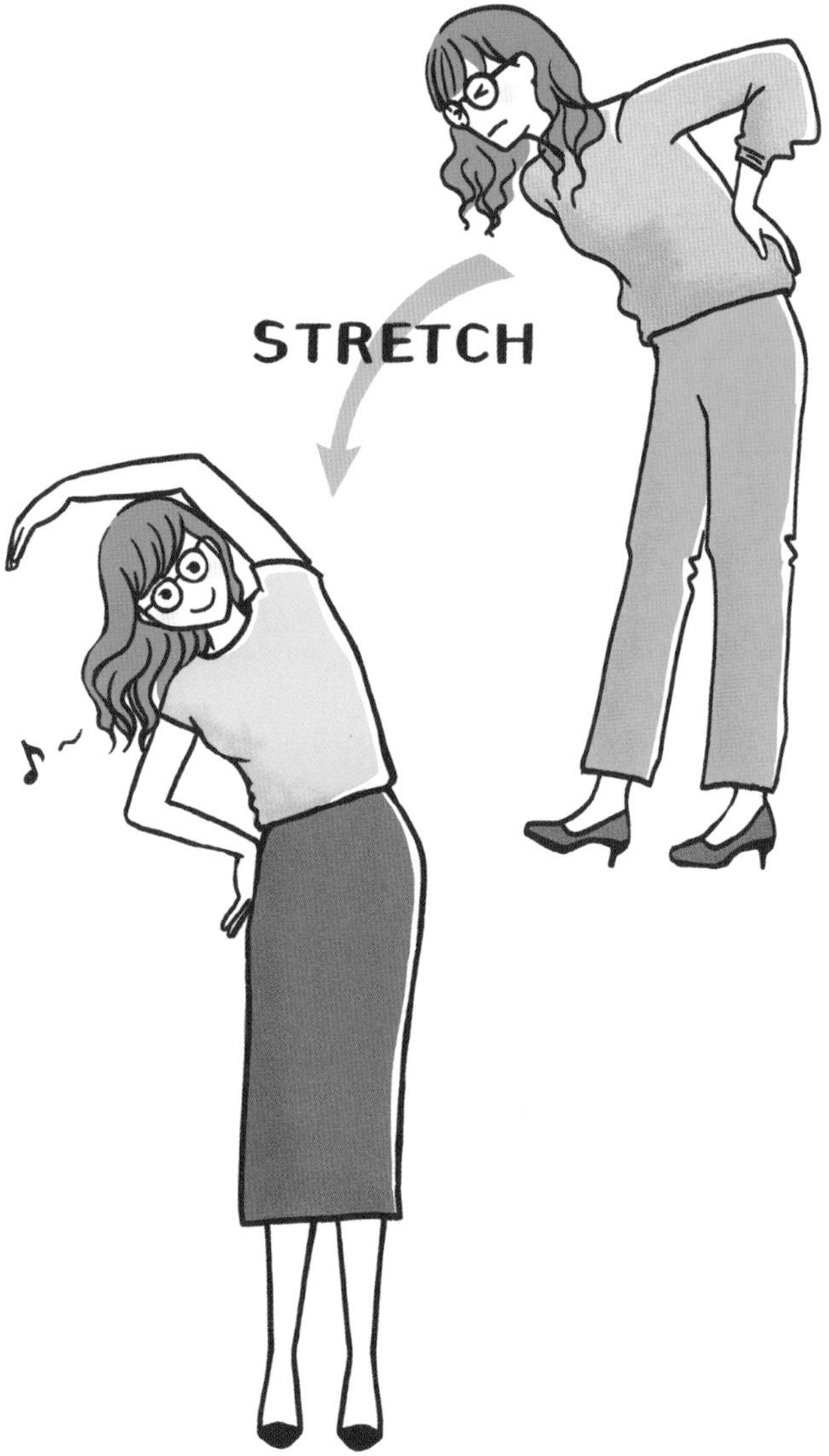

ストレッチのメリット

MERIT

2

可動域が広がって、疲れにくい体になる！

メリット1で紹介したように、ストレッチをして筋肉を伸ばすことによって、筋肉の縮こまりが解消され、痛みがとれます。そして、継続的にストレッチを行うと、筋肉の繊維そのものが増えていきます。すると、筋肉が大きく伸縮するようになり、体の可動域が広がるのです。

筋肉は、体の中で細い繊維が束になって1つの筋肉になっています。ストレッチを続けることによってその筋繊維1本1本が成長して伸びていきます。これはゴムでたとえると「ゴムを一時的に引っぱって伸ばす」だけではなく、元のゴム自体が「長いゴムになる」ということです。それにより、肩関節や股関節、腰や腕など、今まで動かしにくかったところ、痛くて動かせなかったところまでラクに動かせるようになっていきます。

また、体の可動域が広がると、血流がよくなり、疲労物質や痛みの物質が排出されやすい体になります。すると、体が軽くなってだるさがとりのぞかれていくのです。

そのうえ、血流がよくなることで冷え性やむくみ、緊張性頭痛の緩和など、ほかにもさまざまなメリットが得られます。

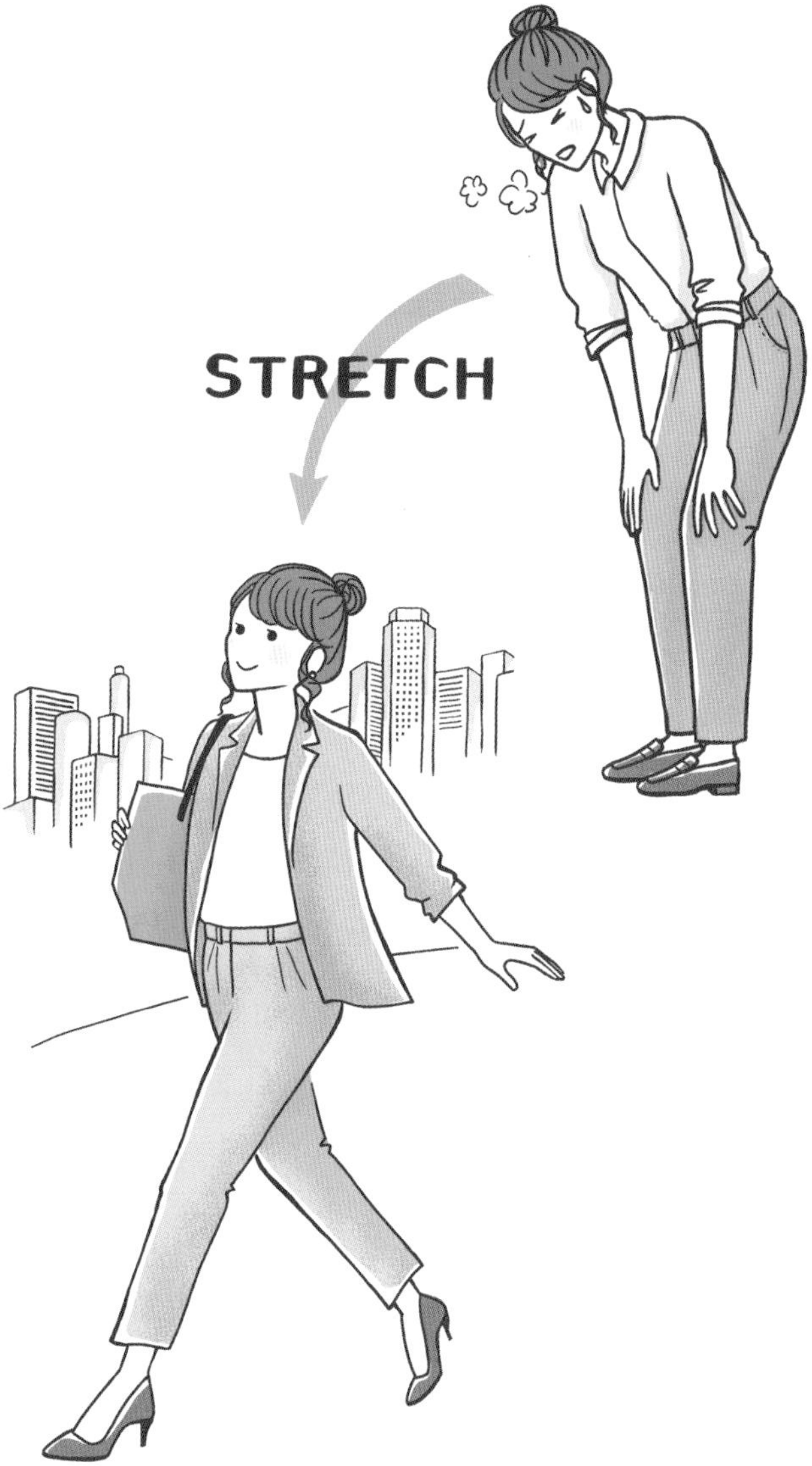

ストレッチのメリット

MERIT

3

正しい姿勢をラクに保てる！

さらにストレッチの大きな効果としていえるのが「姿勢の改善」です。猫背や左右の体のゆがみは、多くの場合、骨の奇形ではありません。筋肉が縮こまって体が伸ばしづらい状態になっているためです。いつも右の骨盤が上がっている人は、右の腰の筋肉が縮んでいるせいで骨盤が引っぱられているのです。

こういうとき、無理やり骨の位置を整えることもできますが、まわりの筋肉をしっかり伸ばしておかないと、縮んだ筋肉に引っぱられてまたすぐに骨の位置がずれてしまいます。体の動きも筋肉や骨の状態も、長年のくせになじんでしまっているため、改善することは簡単ではありません。

たとえば、肩、胸、おなかなど、体の前面の筋肉が縮んでいる状態で背筋をまっすぐにしようとすると、腰や背中の筋肉を力ずくで引っぱらなくてはいけません。これでは腰の筋肉を酷使してしまうため、腰痛になってしまいます。でもストレッチを続けることで、無理に伸ばさなくても自然にまっすぐな姿勢がとれるようになります。筋肉が伸びてゆるめば、必要以上の力を使わずに正しい姿勢を保てるようになるのです。また正しい姿勢になることで、転倒の防止にもつながります。

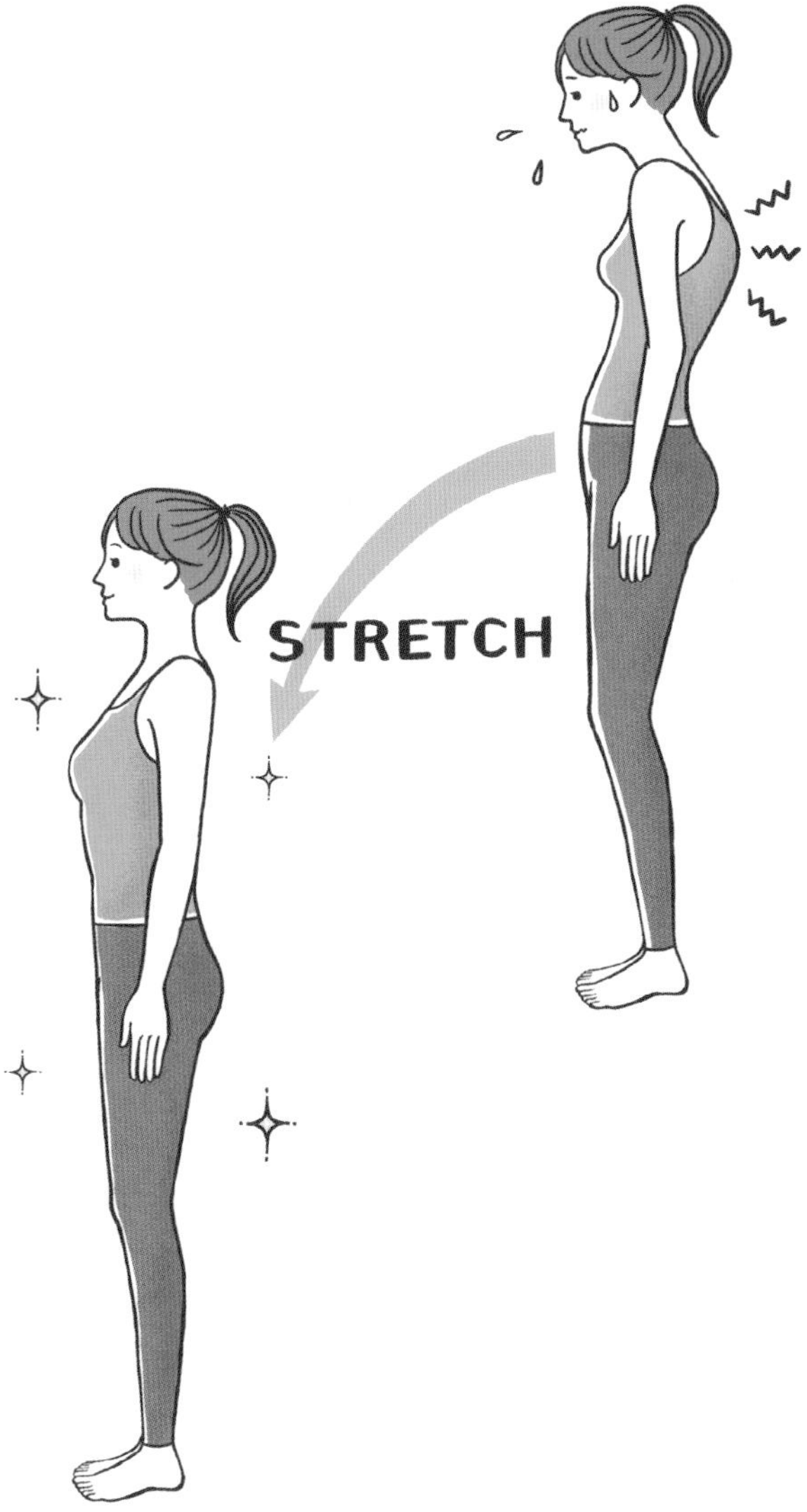

"ゆるめてだら～ん" 脳科学×ストレッチで効率よく不調を改善しよう！

これが「ゆるだらストレッチ」

これまでストレッチのメリットをお伝えしてきましたが、いよいよ本書についてお話ししていきます。まずは、「ゆるだらストレッチ」でなぜ筋肉が伸びるのか、です。

筋肉をゴムのように考えると、引っぱるとそのぶん伸びると思いますよね。でも、筋肉は人間の体の一部であり、脳と連動しています。急に筋肉を引っぱられ、脳が痛みを感じると、脳は「やめて！」という防衛反応を出します。すると、筋肉は伸びるどころか反対に縮んで体を守ろうとしてしまいます。

さらに脳は痛みを記憶します。とくに感情がともなう記憶は、長期記憶として脳に残されます。ストレッチをしたときの「痛い」といういやな感覚も、この長期記憶に残るため、次にストレッチをしようとするとそれだけで脳が痛みを想像します。すると、ストレッチをする前から脳の防衛反応が働くため、筋肉が縮こまってしまうのです。これでは逆効果ですね。だから、ストレッチにおいてはとにかく「痛くない」ことが大事なのです。

また筋繊維はくり返し伸ばすと成長するので、ストレッチは継続が重要です。そのためにも続けたいと思える簡単さや楽しさ、痛くないことが、そのまま効果につながります。

脳の防衛反応をとりのぞいて安心させ、続けたいと思わせること。これによって筋繊維が伸びやすく、成長しやすくなる。これが「ゆるだらストレッチ」のメカニズムです。

「ゆるだらストレッチ」3つのポイント

ゆるだらストレッチは

❶簡単！

ストレッチの手順が難しいと、やる気がなくなってしまう人もいるかもしれません。だから覚えられる、続けられる、いつでもできるように、徹底的に「簡単なメソッド」にこだわりました。

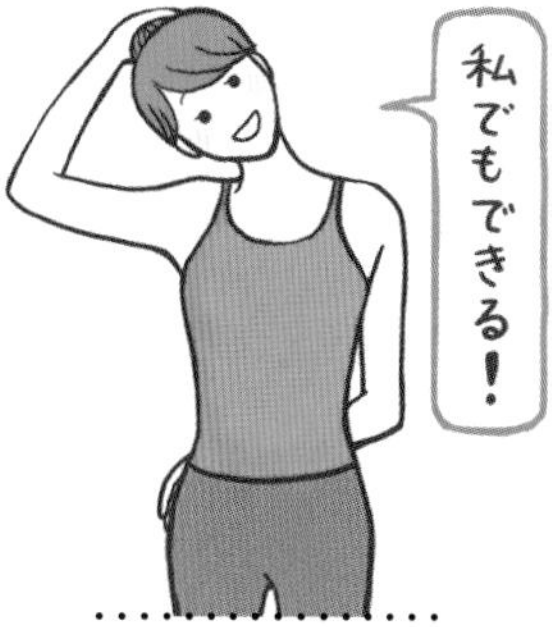

私でもできる！

ゆるだらストレッチは

❷痛くない！

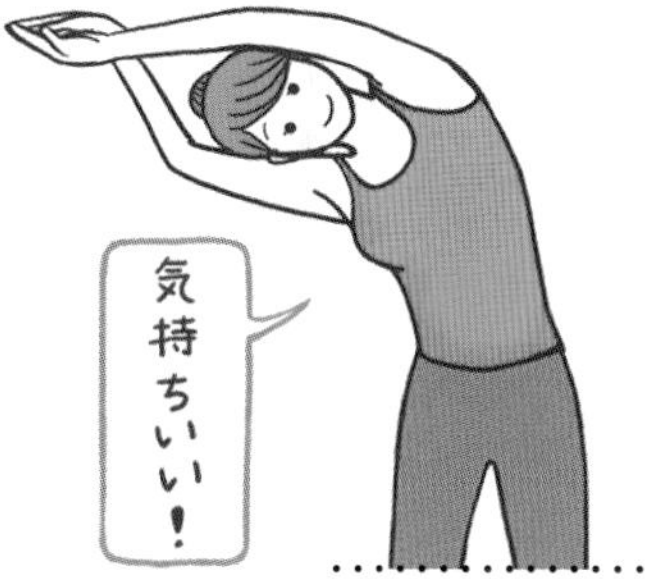

気持ちいい！

痛みを感じると、伸ばしたい筋肉が縮こまって、逆効果になります。また痛みの記憶があると毎日ストレッチを続けることも難しくなります。だから「痛みを感じないメソッド」にこだわりました。

ゆるだらストレッチは

❸即効性がある！

すぐに効果が出れば、脳は喜んで、続けたいと感じてくれます。継続できればさらに効果が上がります。だから伸ばす前のひと手間をプラスして「即効性のあるメソッド」にこだわりました。

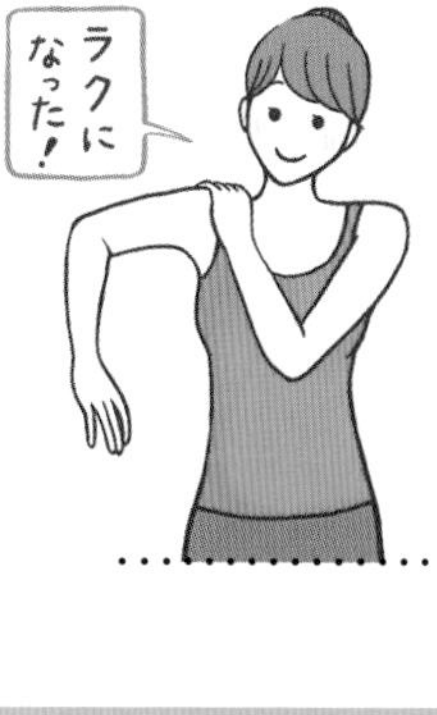

ラクに
なった！

ゆるだらストレッチは「イメージ」がカギ

「ゆるだらストレッチ」のポイントは、筋肉がゆるむイメージをもつことです。脳のイメージが変われば、筋肉はやわらかくなるのです。

たとえば、前屈のストレッチをするとき、頑張って伸ばそうと意識してもなかなか思うように伸びないと思います。なぜでしょうか？　強く意識したり、頑張ると思ったりする「緊張のイメージ」は、筋肉を縮ませる反応につながるからです。

脳と筋肉は連動しています。だから、緊張するイメージをもてば筋肉は緊張して硬くなり、ゆるやかなイメージをもてば筋肉もゆるみます。「頑張る！」と一生懸命イメージすればするほど筋肉が縮み、伸びづらくなります。

また、脳はイメージできないものにもストレスを感じます。すると、同様に筋肉は縮んでしまいます。

つまり、脳が筋肉をゆるめるような行動をストレッチにとり入れれば、効果的に伸ばせるのです。脳が筋肉をゆるめるためには、「痛くないこと」に加え、「伸ばしかたを明確にイメージすること」もとても重要です。

まずは「ゆるだらストレッチ」きほんの3ステップを覚えましょう。

「ゆるだらストレッチ」きほんの3ステップ

STEP 1 筋肉がつっぱるところを確認する

筋肉が縮んで硬くなっているところは「つっぱり」を感じます。ストレッチをする前にその場所を確認することで、伸ばすべき筋肉がわかります。

STEP 2 もんでゆるめる

つっぱるところを軽くもむと、縮んで硬くなった筋肉をゆるめることができます。すると、次のステップで実際に筋肉を伸ばすときに痛みが出ず、脳が安心します。脳が安心すると、筋肉が緊張せずにしっかり伸びます。

STEP 3 イメージして10秒伸ばす

伸ばすときに、「動かす部位」「動かす方向」「やわらかくなる効果音」の3つをイメージします。すると、脳が筋肉を縮める防衛反応が抑制され、効率的にストレッチができます。また、STEP2で筋肉をゆるめた状態からストレッチするため、10秒でしっかり伸ばせます。

さっそくやってみよう
Let's ゆるだらストレッチ！

STEP 1

筋肉がつっぱるところを確認する

各ストレッチのはじめのフォームをとり、つっぱりを感じるところを確認しましょう。つっぱりを感じるところは、縮んで硬くなっている筋肉、つまり伸ばすべき部位です。また、つっぱる部分はその人の柔軟性によって異なります。伸ばすべき部位を確認するために、フォームを正しくとる必要があります。

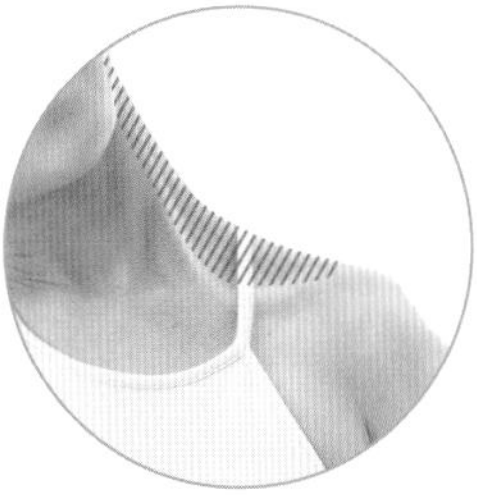

筋肉がつっぱる
ところを確認する

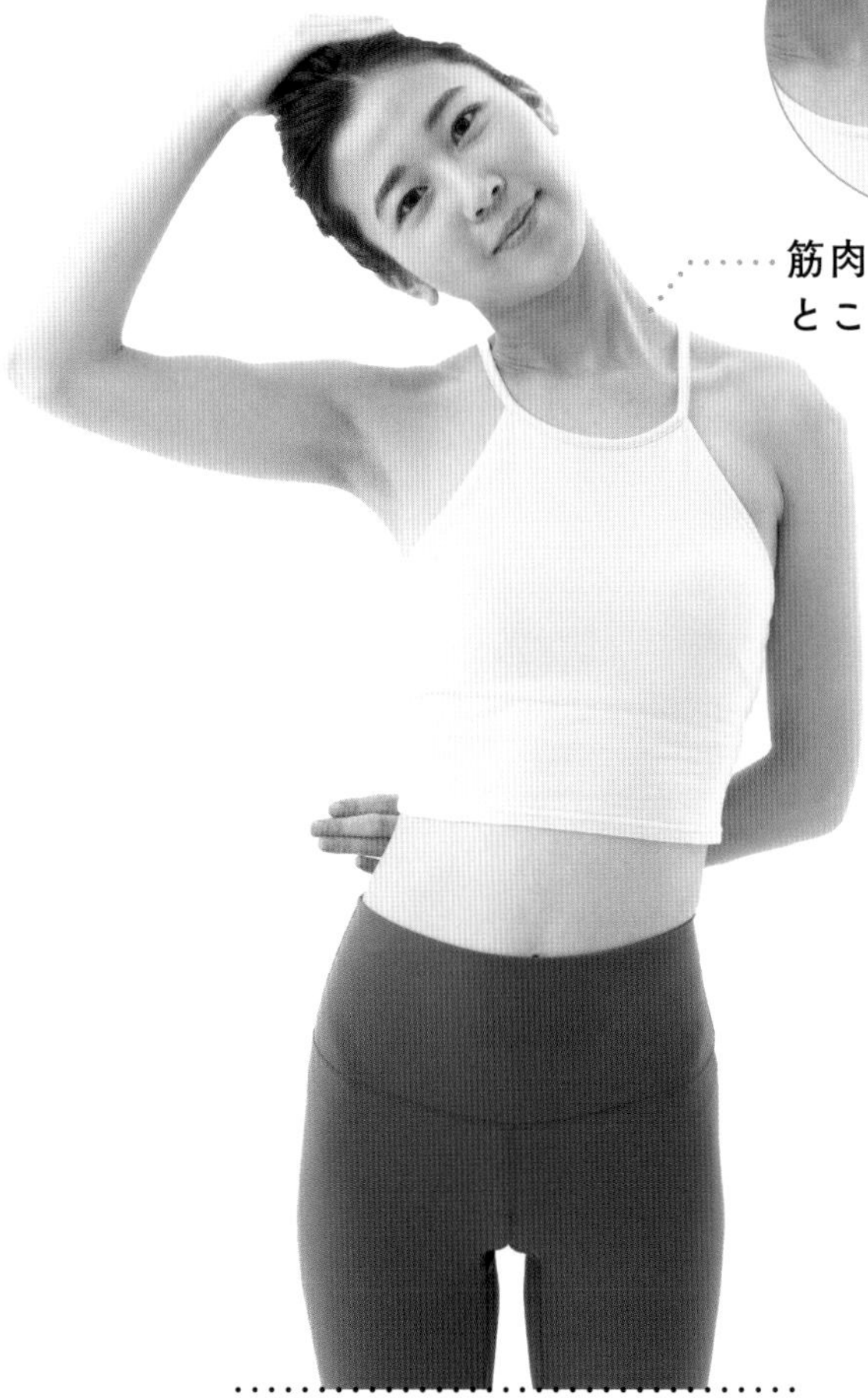

ストレッチのフォームをつくり、筋肉がつっぱる感覚を探す

つっぱるところを確認するために、各ストレッチのはじめのフォームを正しくとりましょう。フォームがまちがっていると、伸ばすべき筋肉がわからなかったり、別の部位を無理に伸ばしてしまったりします。また、反動をつけたり、急に伸ばしたりせずに、ゆっくりとフォームをつくって、つっぱる感覚を探すようにしましょう。

STEP 2

もんでゆるめる

STEP1で確認した、筋肉がつっぱっているところをもんでゆるめます。とくに自分で体が硬いと思っている人、ストレッチは痛くてつらいものだと思っている人、これからストレッチをする部位に痛みを抱えている人は、痛みのイメージで筋肉が縮こまりやすくなっています。その思いこみをとき、痛くなく伸ばすために、ぜひこのひと手間を。これにより、筋肉がゆるんだ状態から伸ばすことができるため、短時間で効率よくストレッチができます。

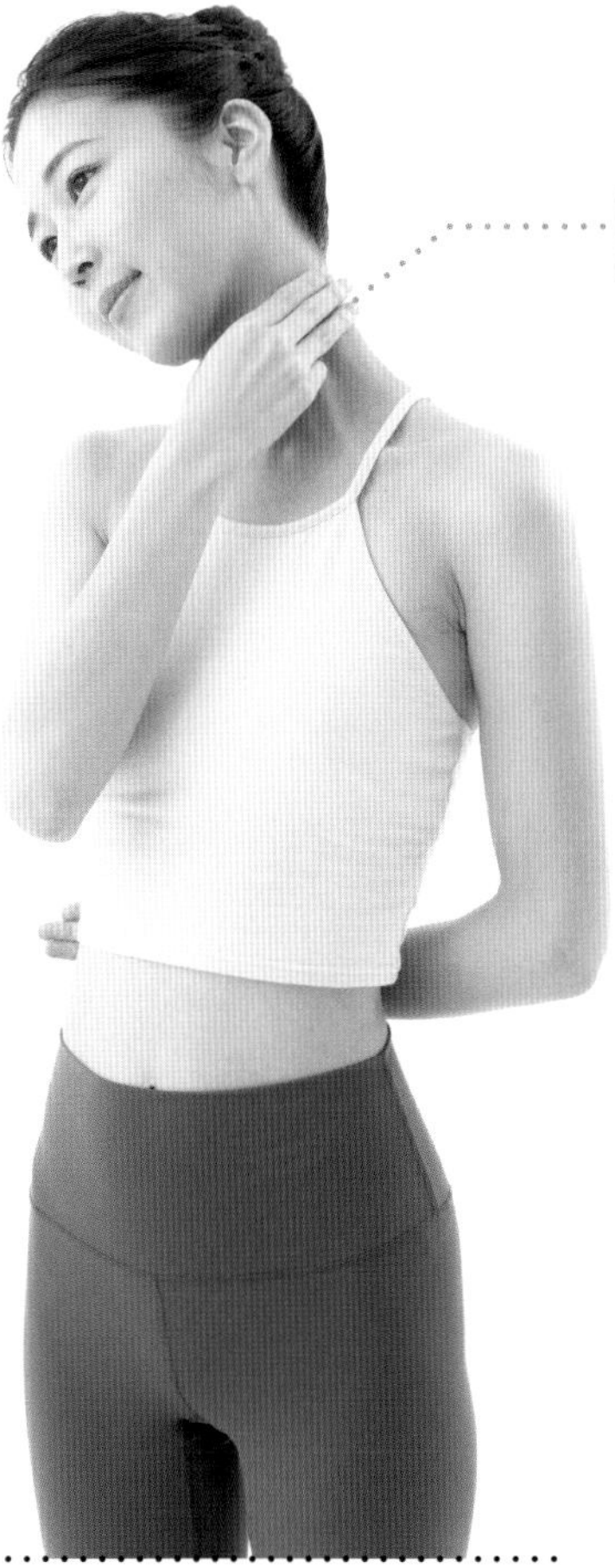

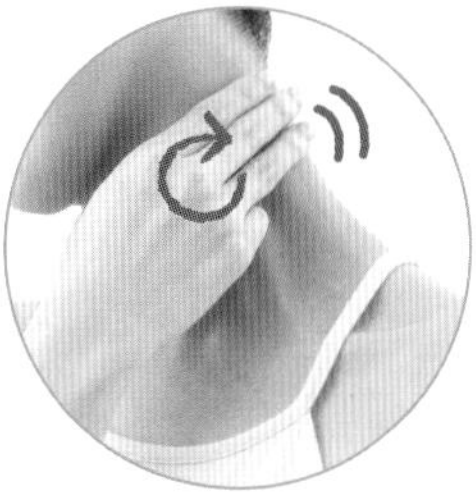

STEP1でつっぱりを感じた部位を、指の腹でもんでゆるめる

皮ふが少ししずむくらいの強さで、円を描くようにゆっくりもんでゆるめる

「これから伸ばしますよ」と脳を安心させる

筋肉がつっぱっているところを、人さし指、中指、薬指の3本の指の腹を使い、軽くもんでゆるめます。皮ふが少ししずむくらいの強さで、円を描くようにゆっくりもんでゆるめます。目安は5秒程度です。長すぎたり、強すぎたりすると、脳がストレスを感じて筋肉が縮んでしまうため、注意します。

STEP
3

イメージして
10秒伸ばす

ストレッチをする前に「私は体が硬いから伸びない」「伸ばしたら痛い」「本当にやわらかくなるかな」などのマイナスなイメージがあるとき。また力を抜こうとしても、力の抜きかたがわからないとき。こんなときに脳はストレスを感じて筋肉を縮めてしまいます。

脳を安心させてストレスを最大限軽減させるために、伸ばすための３つのイメージを入れていきます。「どの方向に動かしたらよいのか？」と言う不安を、「動かす部位」「動かす方向」を明確にすることで、払しょくできます。どう動かしたらよいのかがイメージでき、脳が安心します。最後に「だら〜ん」という「やわらかい効果音」をイメージをすると、ゆっくりした動作になり、しぜんと力が抜け、脳が筋肉を縮める指令が抑制されます。

❶ 動かす部位
❷ 動かす方向
❸ やわらかくなる効果音
の３つをイメージ

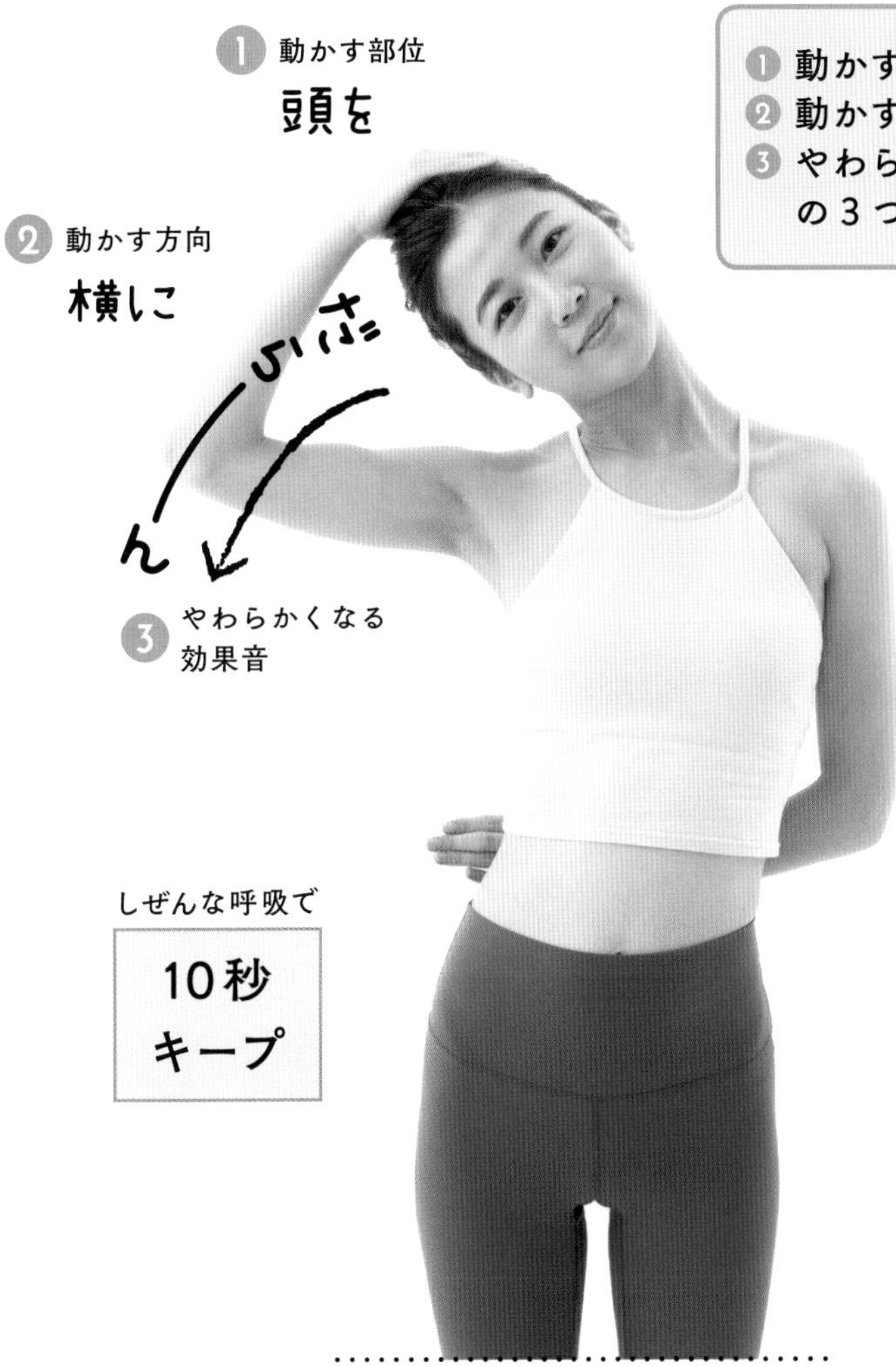
❶ 動かす部位
頭を
❷ 動かす方向
横に
ふ〜ん
❸ やわらかくなる
効果音
しぜんな呼吸で
10秒
キープ

具体的な動きのイメージを脳に入れると効果的

❶動かす部位　❷動かす方向　❸やわらかくなる効果音　の３つを具体的にイメージします。これによって脳が安心し、“筋肉を縮める指令”が抑制されて伸びやすくなります。STEP2で筋肉がゆるんでいるため、10秒という短い時間でも効果的です。逆にそれ以上伸ばすと脳がつらいとストレスを感じ、縮めて守ろうとしてしまいます。
また伸ばすときは呼吸は止めず、しぜんな呼吸で行いましょう。無理に息を吐き続けると脳がストレスを感じるため、しぜんな呼吸でＯＫです。

まずは自分の体の柔軟性をチェックしてみよう

人によってふだんの体の状態は違うため、無理に伸ばすのは禁物。ただ、ストレッチ前の状態を知っておくと「ここまで伸びるようになった」と変化を実感でき、ストレッチを続けるうえで励みになります。取り組む前に柔軟性チェックをして、写真を撮っておくのもおすすめです。

肩の柔軟性をチェック

1

背筋をまっすぐ伸ばして立ち、顔は正面を向きます。前かがみになったり反ったり、顔が前につき出たりしないこと。

2

ひじを伸ばして両手を前から頭の上に上げましょう。手の幅を広げないようにします。

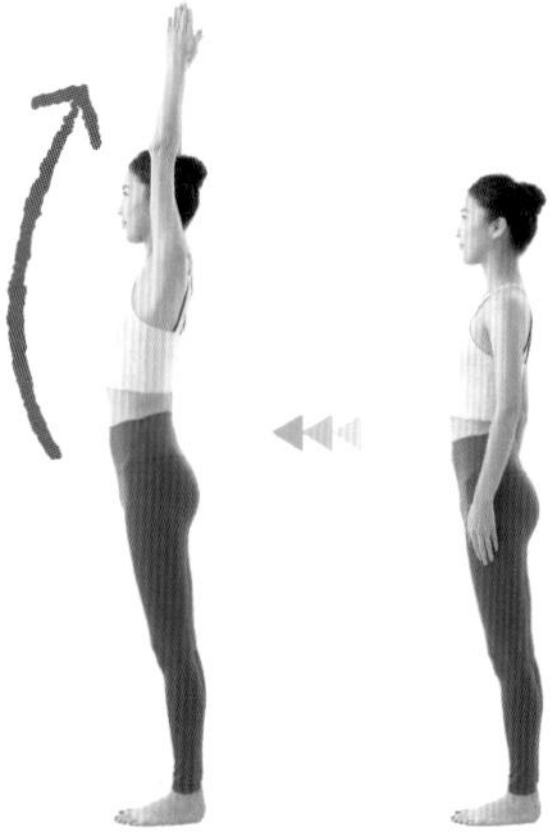

手はどこまで上がりましたか？　耳の横まで上がらなければ「肩こり・首こり」のリスクが！

腰の側屈度をチェック

1

足を肩幅より広く開いて、まっすぐ立ちます。

2

腰の位置をずらさず、上半身だけを横にたおしましょう。手はももにそわせて伸ばします。

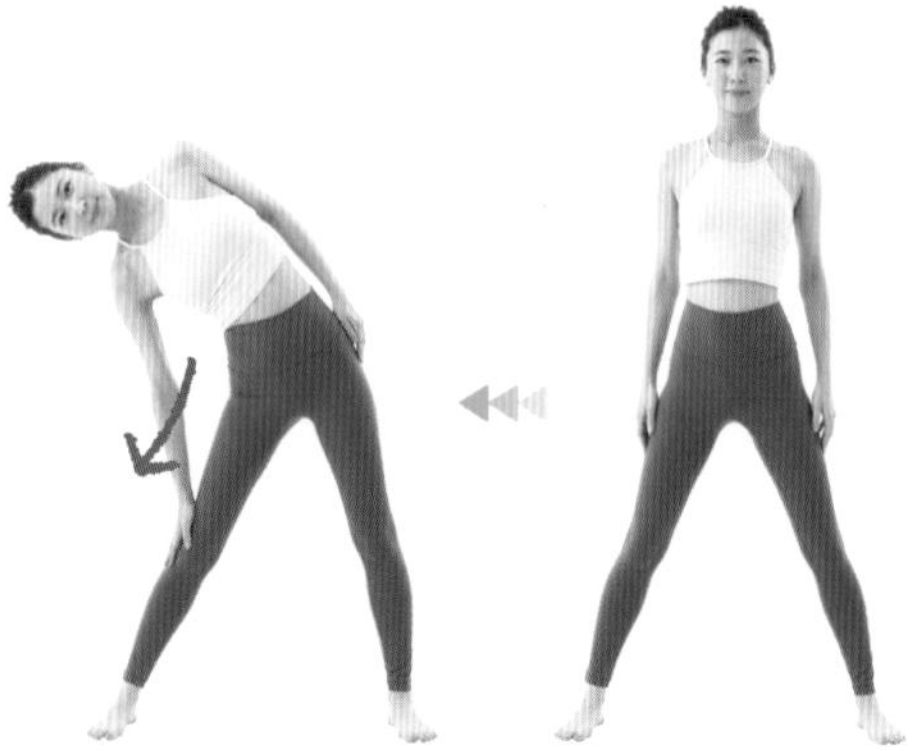

手はどこまで届きましたか？　ひざのあたりまで届かなければ、「腰痛」のリスクが！

もも裏の柔軟性をチェック

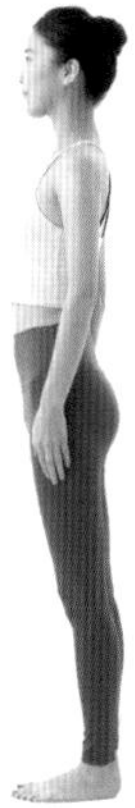

1

脚をそろえて、まっすぐ立ちます。

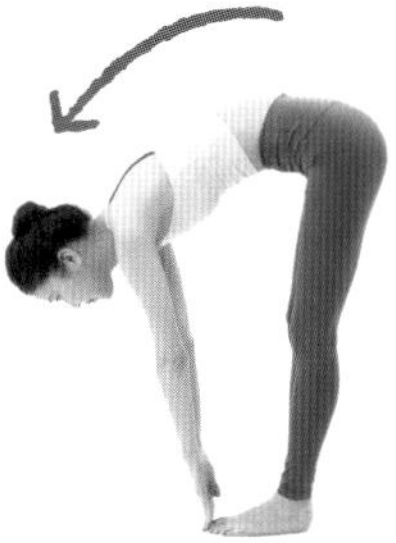

2

脚は地面に垂直に伸ばしたまま、股関節から折りたたむように前屈しましょう。おしりをつき出したり、体が前傾しすぎないように。手はつま先に向けて伸ばします。

手はどこまで届きましたか？　床に手が届かなければ、
「もも・おしり・腰」まわりが硬く、腰痛のリスクが！

股関節の可動域をチェック

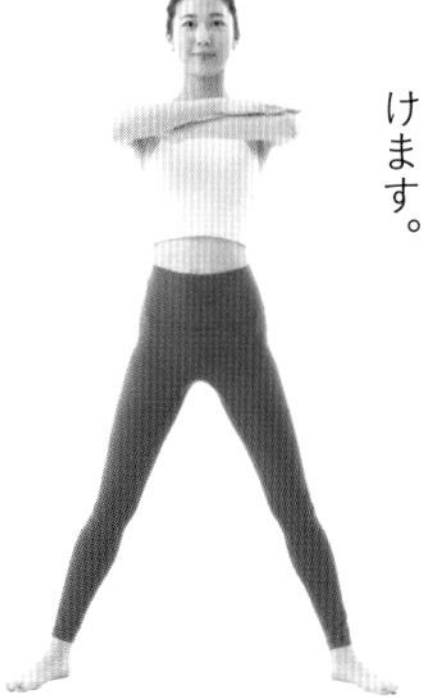

1

脚を肩幅より広く開いて、ひざとつま先は45度に開き、まっすぐ立ちます。腕は顔の前で組み、顔は正面を向けます。

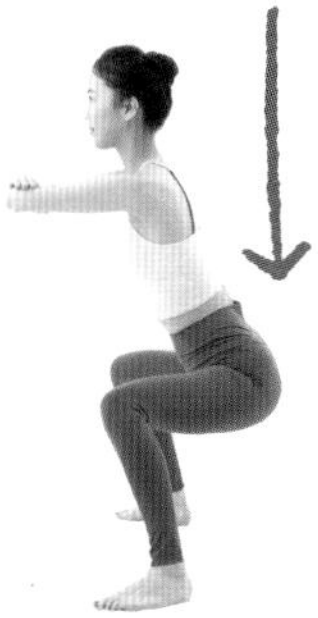

2

背筋を伸ばしたまま、前傾しないように気をつけて、ひざを曲げましょう。

ひざはどこまで曲がりましたか？　ももが床と平行にならなければ、
「ももの内側・おしり」まわりが硬く、股関節痛・ひざ痛のリスクが！

Column

「ゆるめるイメージ」で ストレッチ効果がアップ！

筋肉をゆるめるためには、ポイントが３つあります。

１つ目は、やわらかいものをイメージすること。例えば前屈をするときにはまず頭の中で、自分がこんにゃくになったとイメージしてみましょう。体をゆらゆらさせて、「自分はこんにゃく…」と強くイメージすることが大切です。

２つ目は、「10㎝やわらかくなった姿」でなく、「1㎜やわらかくなった姿」をイメージすること。すると、脳が「無理なくできそうだぞ」と判断し、筋肉への防衛反応が抑制されて、結果的に筋肉がゆるんでくれます。

３つ目は、ポジティブにイメージすること。「昔から体が硬いから」「2㎝しか伸びなかった」などネガティブなイメージをすると、脳はストレスを感じ筋肉を縮めてしまいますが、「今日はやわらかくなるかも！」「2㎝ものびた」とポジティブにイメージすれば、筋肉は伸びやすくなります。お笑い番組や楽しい曲を聴きながらストレッチするのも効果があります。

この「ゆるめるイメージ」をもって前屈すると、いつもよりやわらかくなっているはずです。すぐに確認できますので、ぜひお試しください。

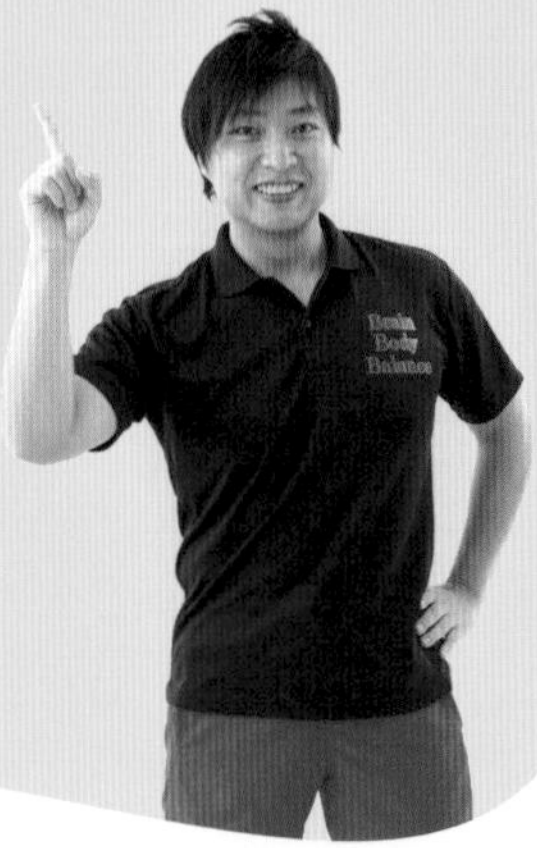

PART

2

気になる部位から始める不調別ストレッチ

意識して伸ばせば効果倍増！

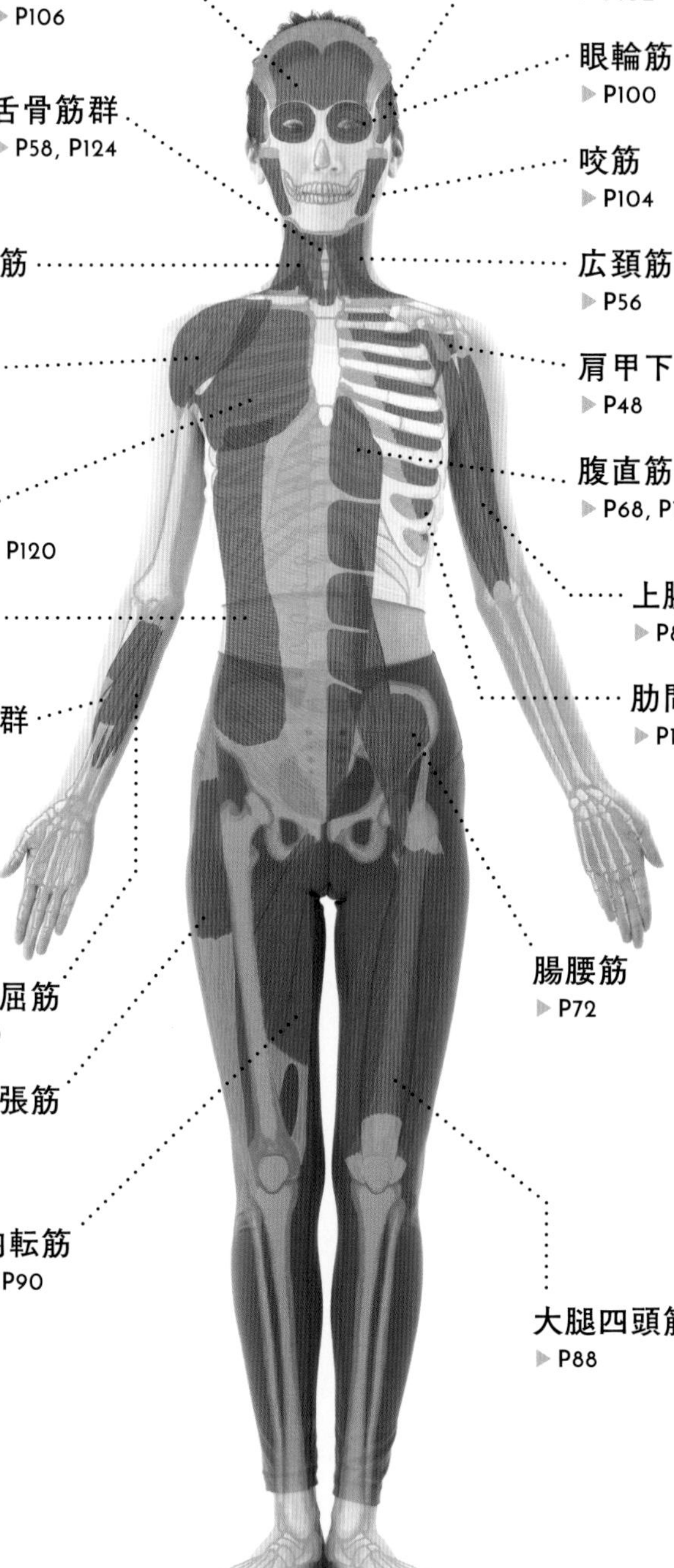
前頭筋
▶P106
舌骨筋群
▶P58, P124
胸鎖乳突筋
▶P54, P124
三角筋（前部）
▶P38, P120
大胸筋
▶P44, P112, P120
腹斜筋
▶P66, P113
前腕屈筋群
▶P76
浅指屈筋
▶P80
大腿筋膜張筋
▶P92
内転筋
▶P90
側頭筋
▶P102
眼輪筋
▶P100
咬筋
▶P104
広頚筋
▶P56
肩甲下筋
▶P48
腹直筋
▶P68, P118
上腕二頭筋
▶P82
肋間筋
▶P110
腸腰筋
▶P72
大腿四頭筋
▶P88

本書で伸ばす筋肉MAP

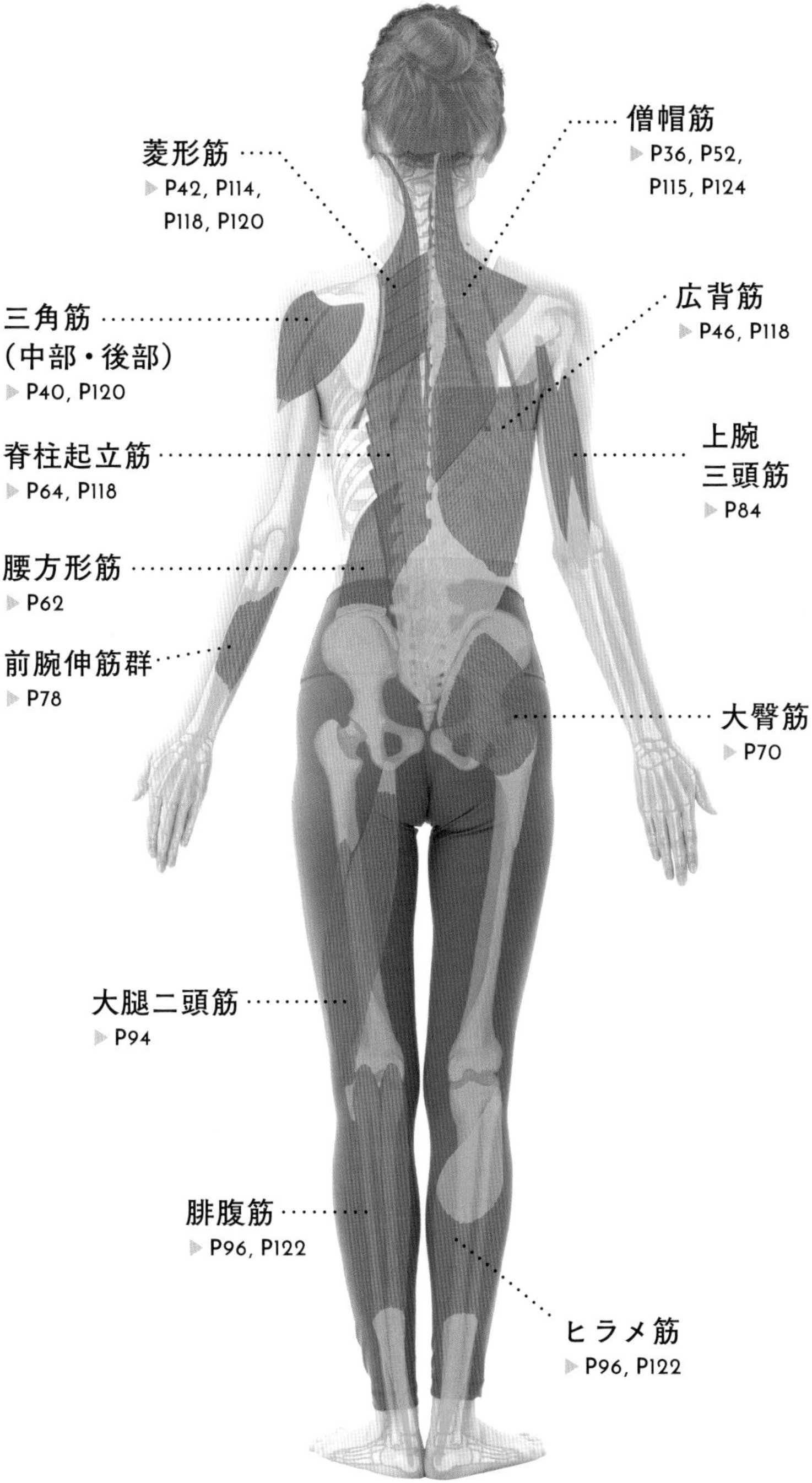
菱形筋
▶P42, P114, P118, P120
僧帽筋
▶P36, P52, P115, P124
三角筋（中部・後部）
▶P40, P120
広背筋
▶P46, P118
脊柱起立筋
▶P64, P118
上腕三頭筋
▶P84
腰方形筋
▶P62
前腕伸筋群
▶P78
大臀筋
▶P70
大腿二頭筋
▶P94
腓腹筋
▶P96, P122
ヒラメ筋
▶P96, P122

肩こりはなぜ起こるの？

現代の日本人が感じる不調で、「肩こり」は不動の第1位です。「肩が痛い」「重い」「張っている」など、不調の感じかたや程度は人によって異なりますが、多くの人が悩み続けています。

肩こりは、肩・首まわりの筋肉が硬くなることで引き起こされます。日ごろ、デスクワークでパソコンの前にいる人は、画面を見ようと頭が前につき出てしまい、頭の重みに引っぱられるように肩が前に出て、猫背になりがちです。4～6㎏もある重い頭を首で支えるため、首・肩まわりの筋肉は、ずっと縮んで力を入れている状態に。すると血管も圧迫されて血流が悪くなり、これがこりや痛み、疲労感の原因となります。

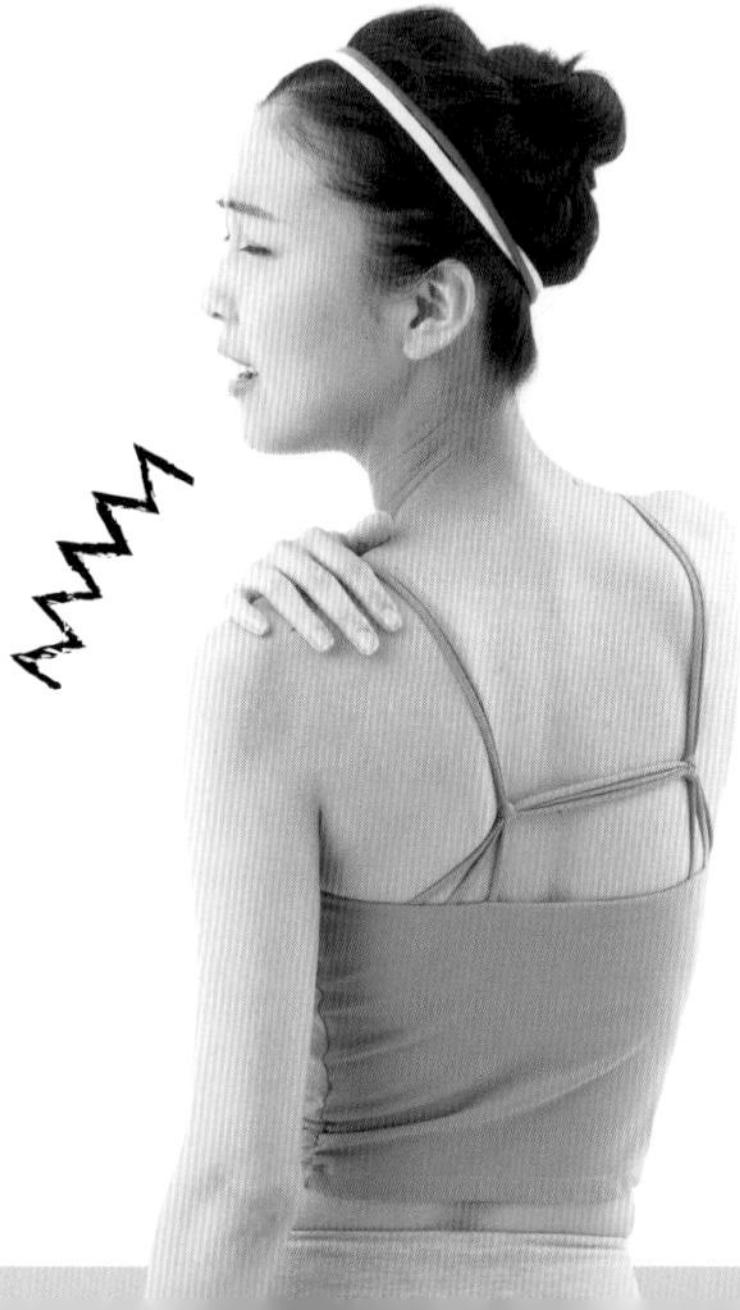

肩こりで伸ばすべき筋肉一覧

菱形筋《りょうけいきん》

肩甲骨の内側についている筋肉。肩甲骨を寄せる、上げる、手を後ろにまわすなどの動きで使う

僧帽筋《そうぼうきん》（側部）

首から肩、肩甲骨、背中につながっている筋肉。肩を引き上げ、肩甲骨をいろいろな方向に動かすときに使う

三角筋《さんかくきん》（前部）

肩関節にまたがってついている筋肉。前、後ろ、横に手を上げる動作で使う

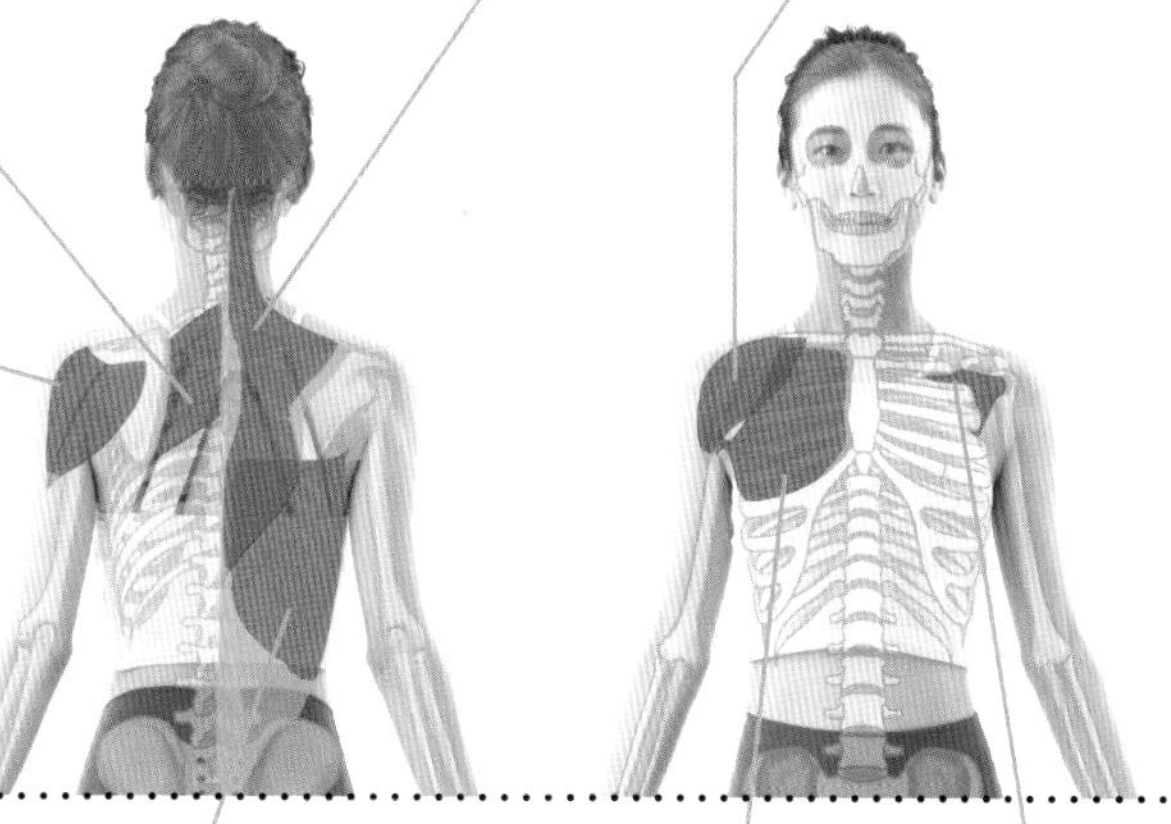

三角筋《さんかくきん》（中部・後部）

広背筋《こうはいきん》

腕のつけ根から背骨の真ん中、腰までつながっている筋肉。ドアや窓の開け閉めなど、前や上から引っぱるときに使う

大胸筋《だいきょうきん》

腕から胸の真ん中につながる筋肉。肩関節を内側にひねる、腕を内側に動かすときに使う

肩甲下筋《けんこうかきん》

肩甲骨の裏側から、腕のつけ根にかけてついている筋肉。肩関節を内側にひねるときに使う

Column 肩こり・腰痛にお風呂の効果

一日の終わりのリフレッシュタイム、あなたはお風呂派ですか？シャワー派ですか？ おすすめはやっぱり「お風呂」です。40~42度程度のお風呂に20分ほどつかると、「ヒートショックプロテイン（HSP）」というタンパク質が分泌されます。いたんだ細胞を修復し、自己免疫力を高めてくれます。また、血流がよくなることで疲労物質がたまるのを抑制してくれる効果もあります。疲れた日こそ、バスタブにつかって疲労物質とサヨナラしてから寝るのがおすすめです。

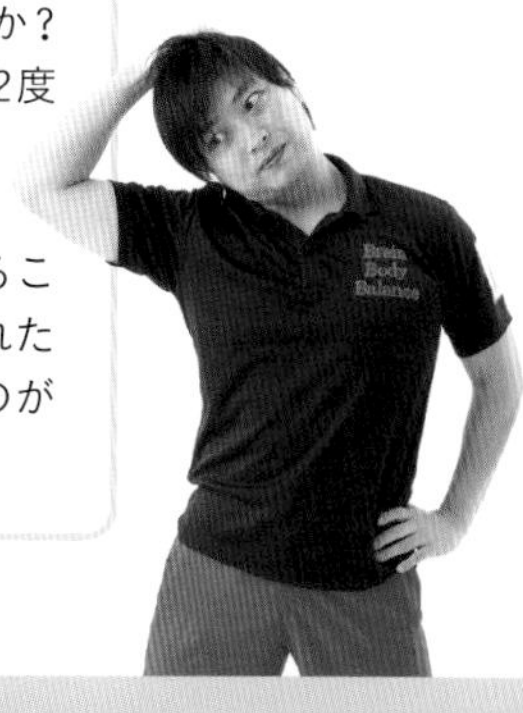

肩の痛み・こりをとる

ガチガチに固まりやすいのは重い頭を支えているから

伸ばす部位

僧帽筋側部

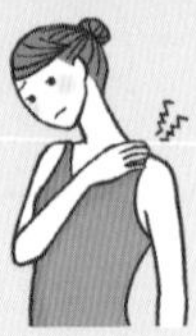

動画はこちら

肩こりは、肩・首まわりの筋肉が、重い頭を支えるために縮んで固まることで起きます。

デスクワークで腰や背中が丸くなり、首が前にたおれた状態で頭を支えると、肩・首まわりに余分な力が入ってこりにつながります。重い荷物を持ち歩く、抱っこなどの無理な姿勢が続くこともこりの原因に。こまめにやさしくゆるめましょう。

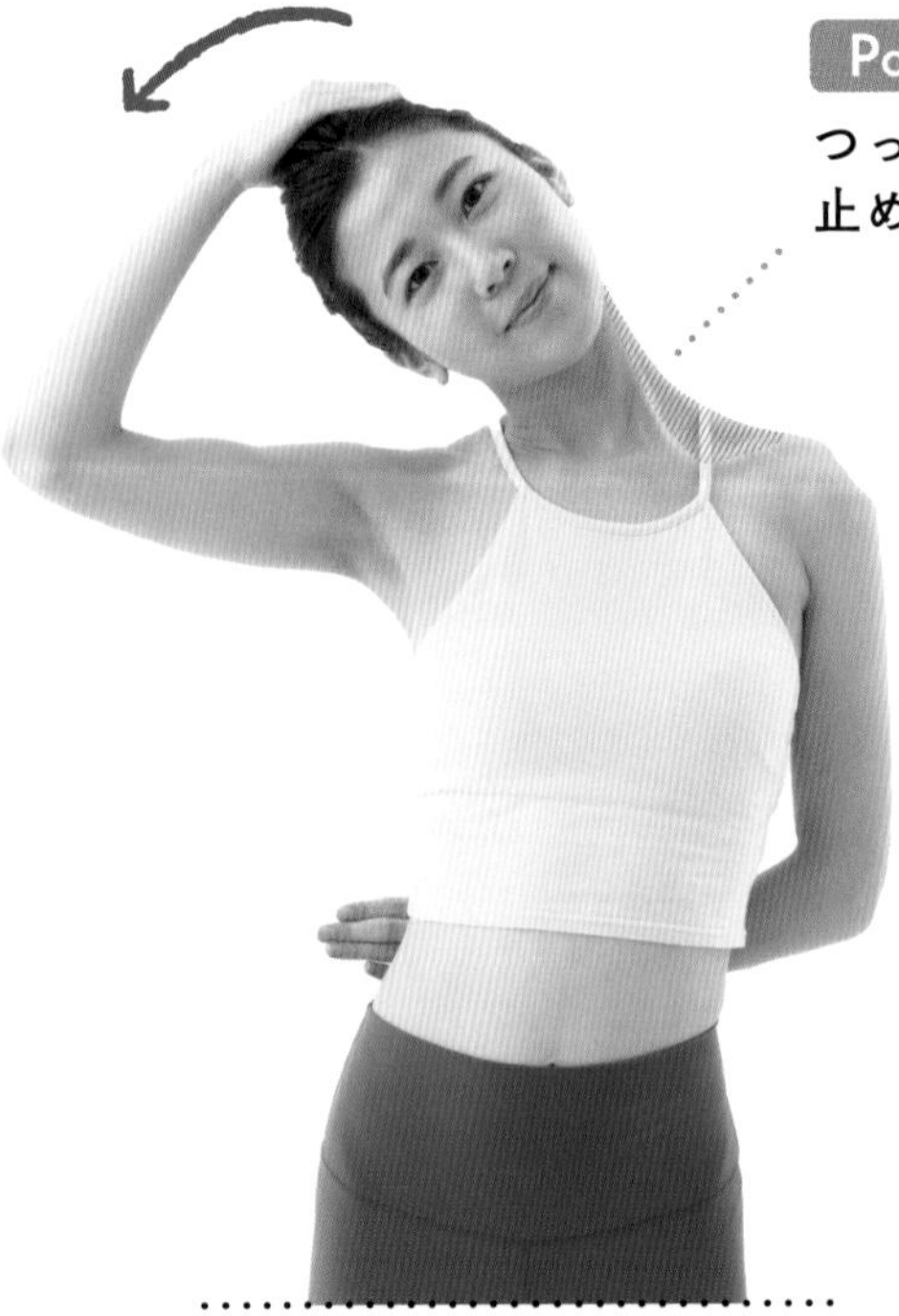

Point

つっぱるところで止める

1 頭を軽くかたむける

手で頭の側面を抱えるようにし、頭を軽く横にかたむける。耳の下から肩にかけてつっぱりを感じればOK

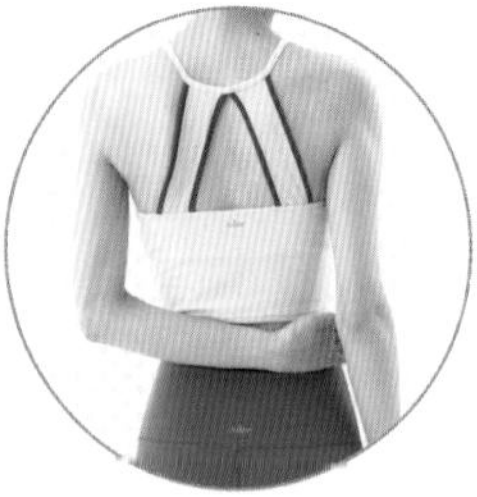

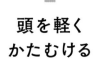

Back

伸ばす首側の手を背中にまわす

ココをゆるめる!

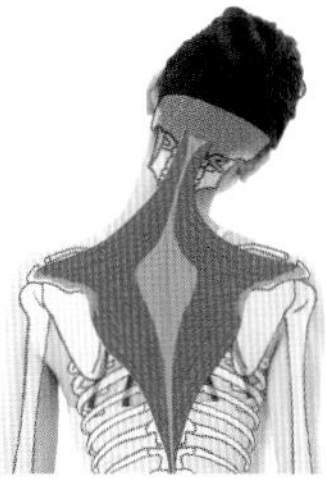

僧帽筋側部《そうぼうきんそくぶ》

肩こりの原因となる代表的な筋肉。首から背中にかけて広がっています。ここでは首の横部分を伸ばします。

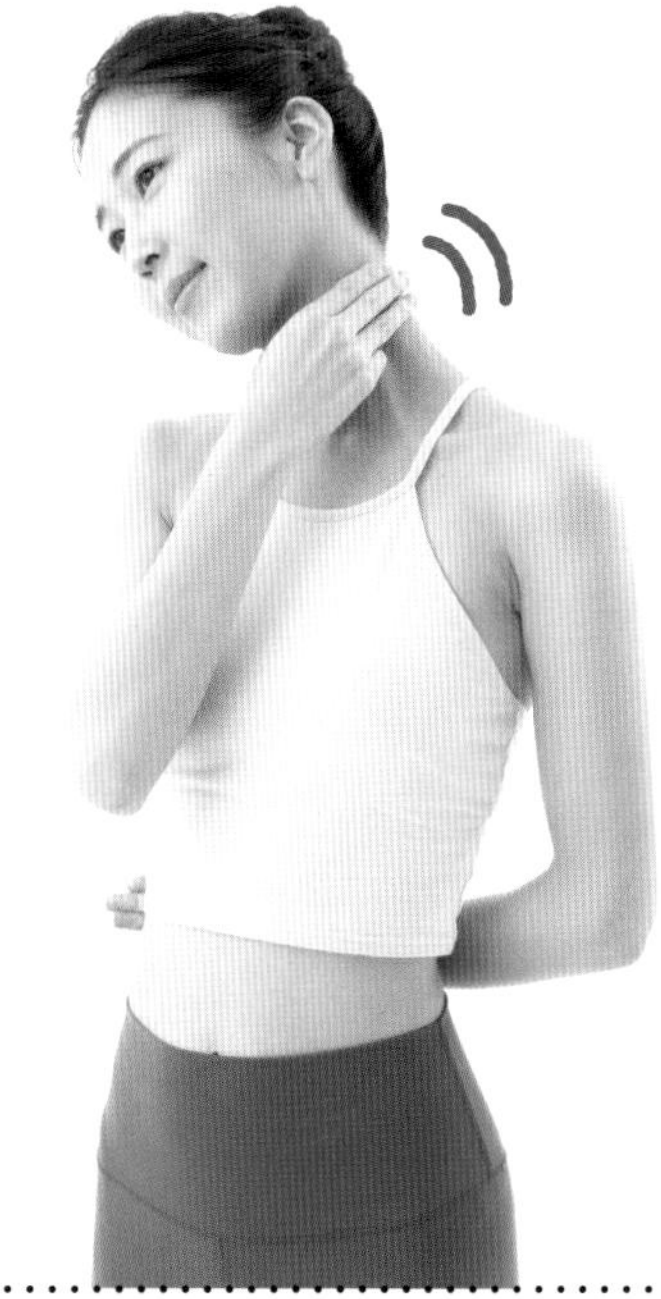

2

首の横をもんでゆるめる

首の横のつっぱるところを、指の腹で軽くもんでゆるめる

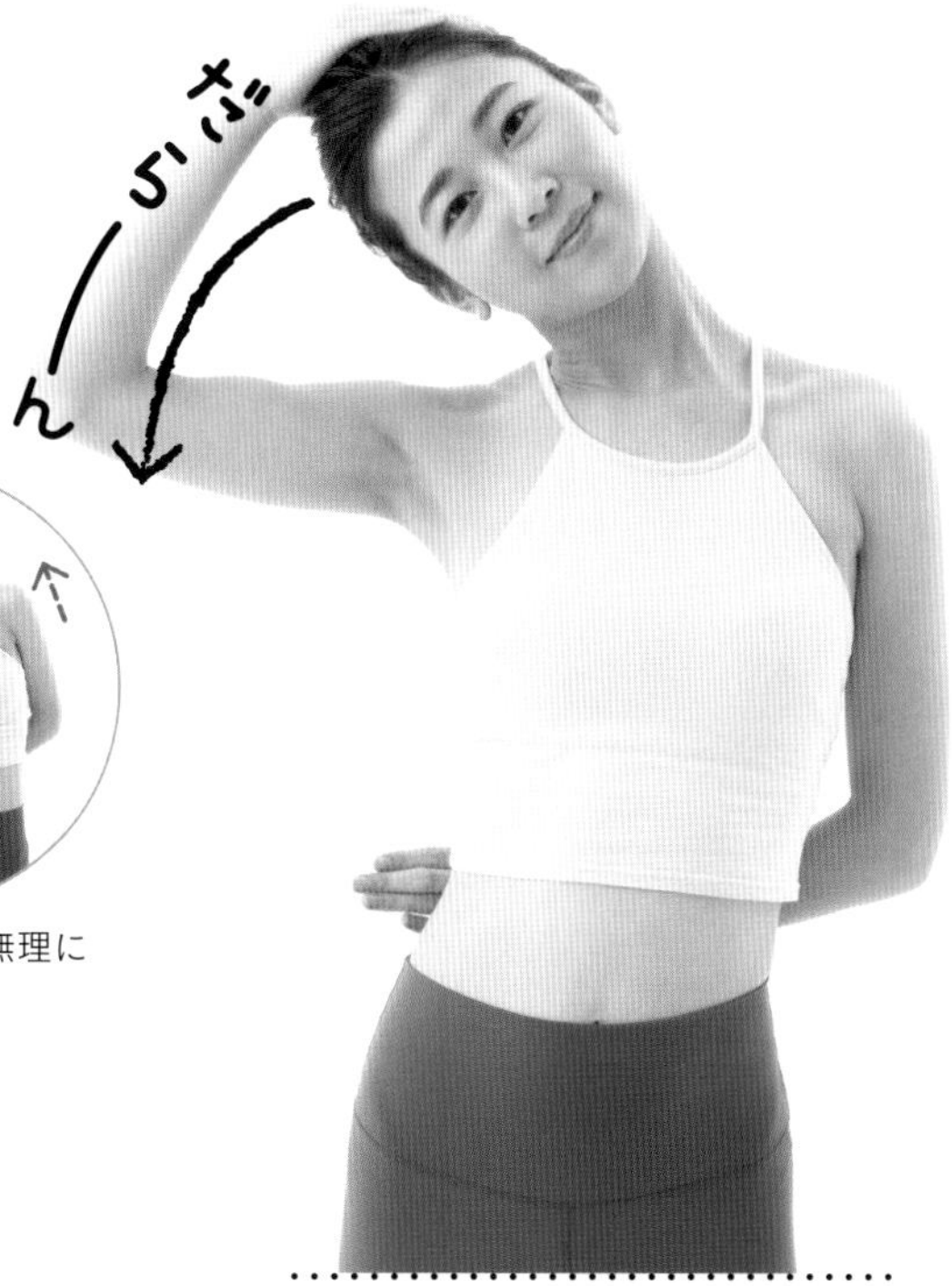

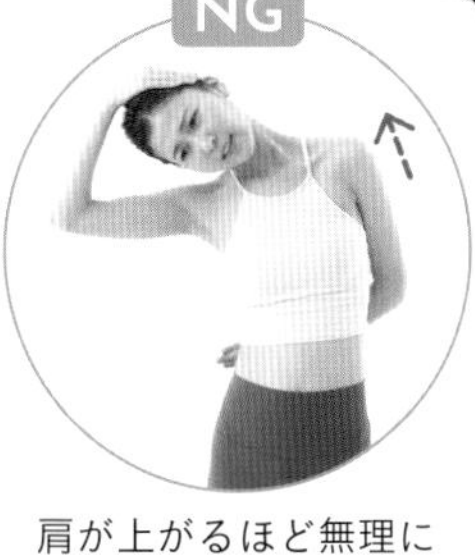

肩が上がるほど無理に引っぱらない

3

頭を横にだら〜んとたおす

1の姿勢に戻し、手の重みを使って、頭を横にだら〜んとたおして10秒キープ

10秒キープ

左右3セットずつ

伸ばす部位

三角筋前部

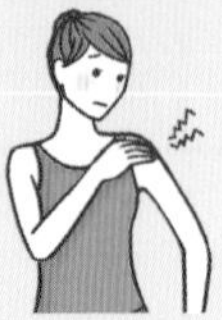

腕をまわしやすくする

「背中に手がまわらない」を改善

動画はこちら

背中のボタンやジッパーを自分で扱えない、後ろのものをさっととれない。こんな人は肩の前の筋肉が硬くなっています。

　パソコン作業や家事などで、手とひじを浮かせた作業を長時間する人に多くみられます。三角筋前部が酷使されるため、日常的に負担がかかっているのです。このストレッチでやさしくいたわってください。

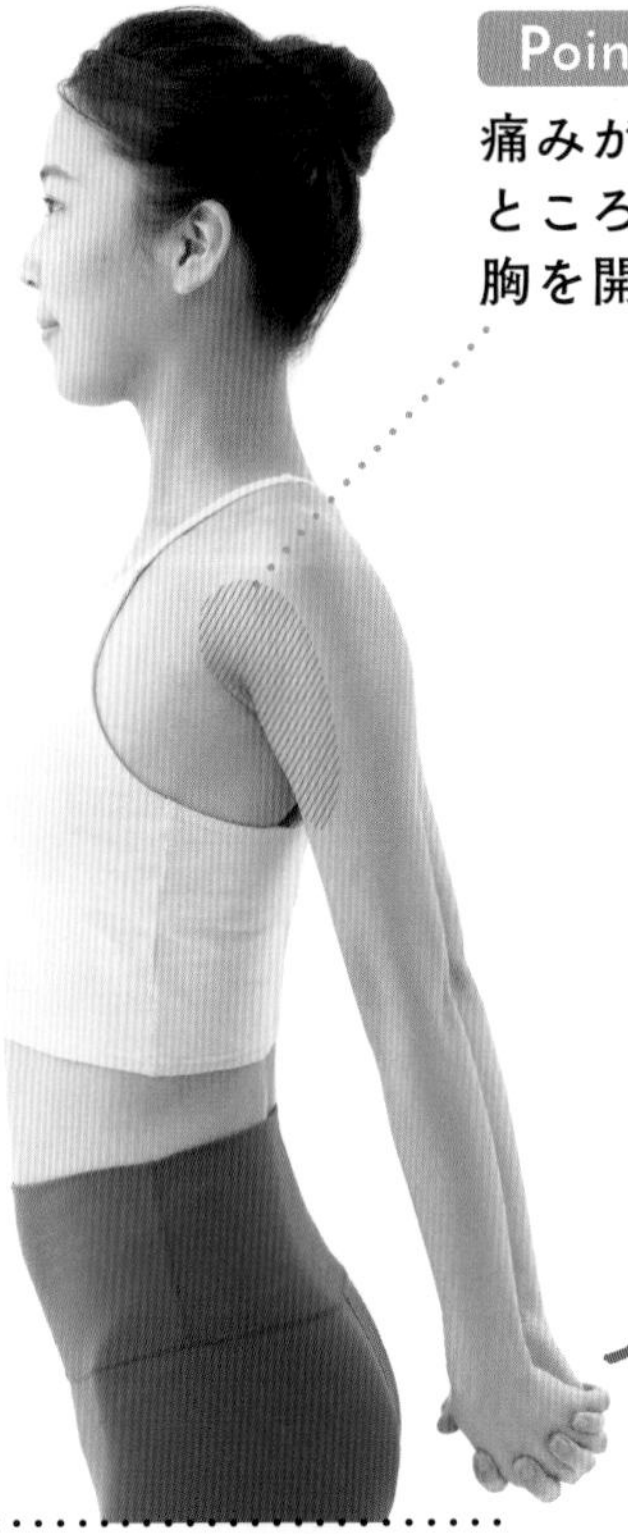

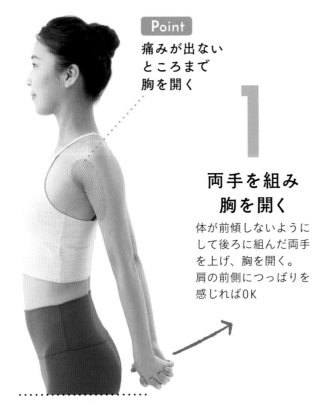

Point

痛みが出ないところまで胸を開く

1 両手を組み胸を開く

体が前傾しないようにして後ろに組んだ両手を上げ、胸を開く。肩の前側につっぱりを感じればOK

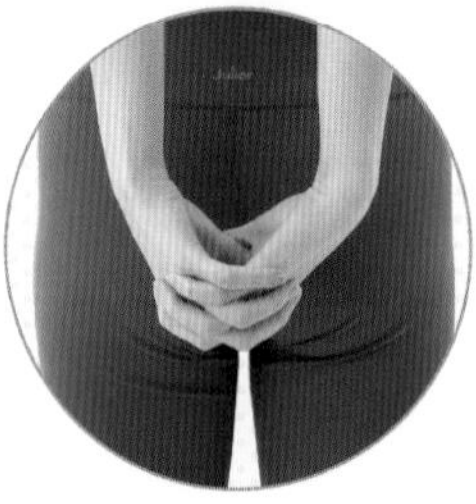

Back

両手を組む

ココをゆるめる！

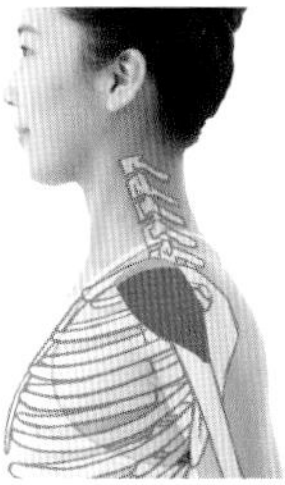

三角筋前部《さんかくきんぜんぶ》

肩を覆う大きな筋肉「三角筋」。前部・中部・後部に分かれ、鎖骨につながる前部は、手を前から上げる動作で使います。

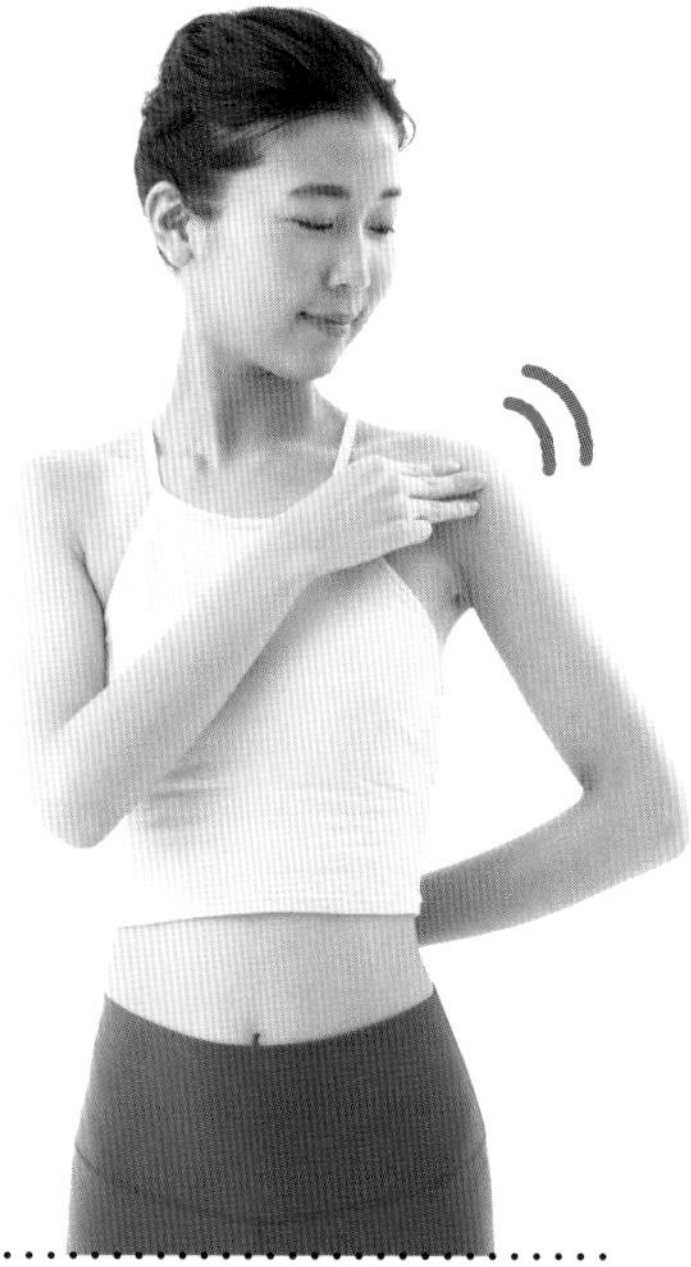

2

肩の前をもんでゆるめる

肩の前のつっぱるところを、指の腹で軽くもんでゆるめる。反対側も同様にゆるめる

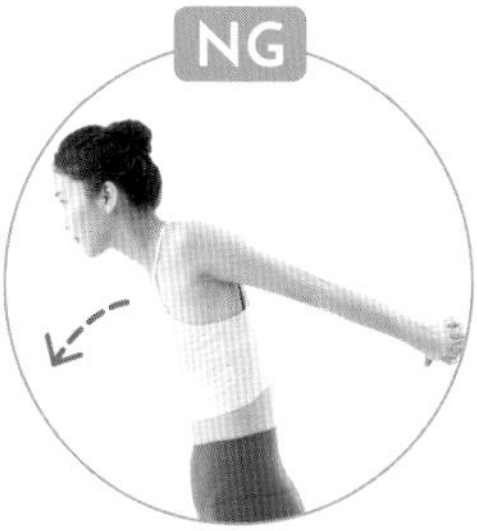

体を前にたおさない

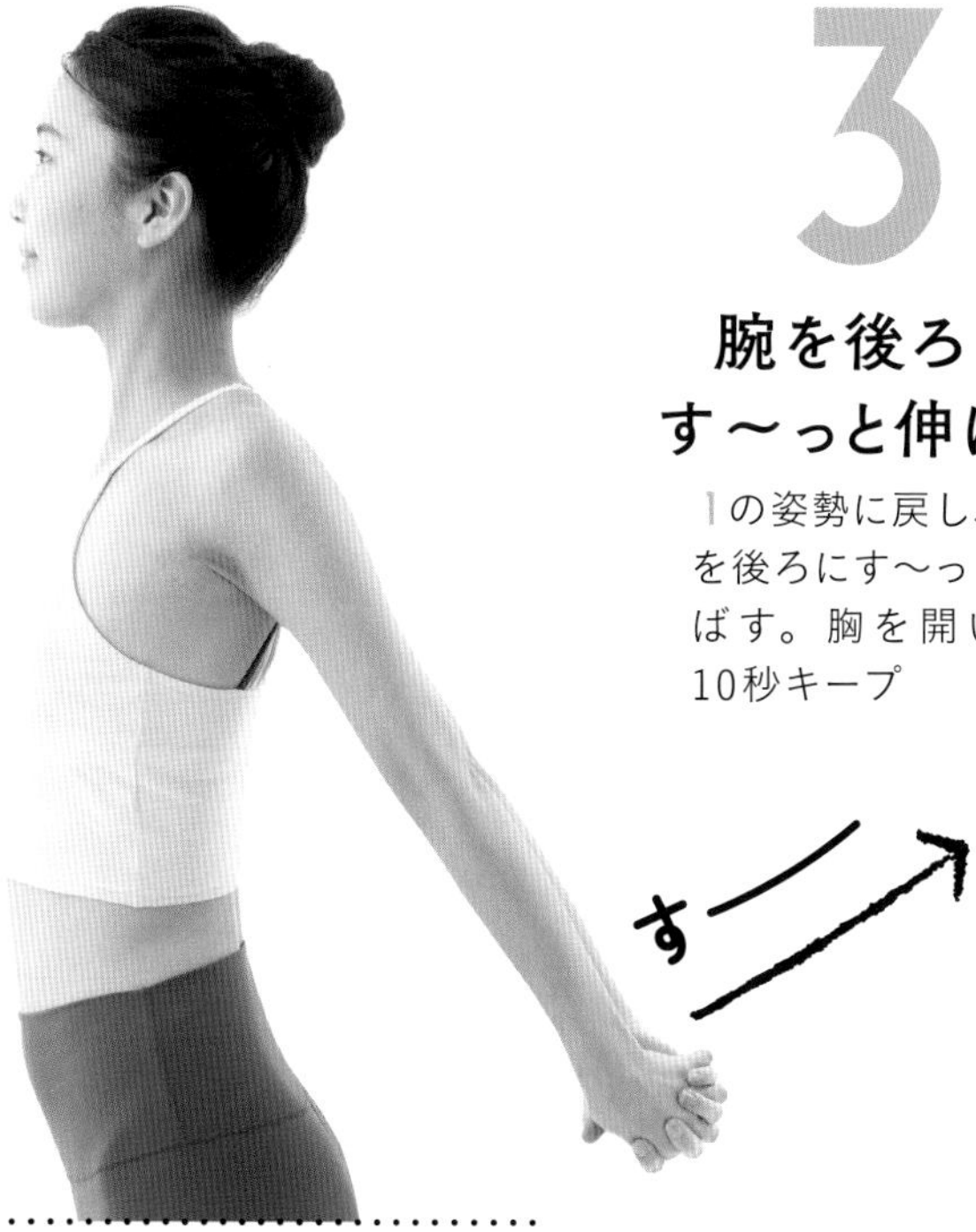

3

腕を後ろにす〜っと伸ばす

1の姿勢に戻し、腕を後ろにす〜っと伸ばす。胸を開いて10秒キープ

10秒キープ

3セット

伸ばす部位

三角筋中部・後部

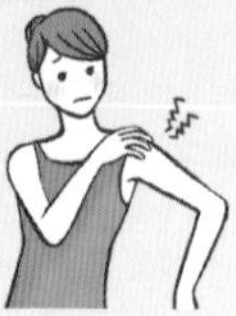

腕を上げやすくする

腕が上がらないと肩こりの原因に

電車の吊り革を持つときや洗濯物を干すときなどに、さっと腕が上がらない。そんな人は、肩の真ん中と後ろの筋肉が硬くなっている証拠です。

デスクワーク続きの人や日ごろから重い荷物を持ち歩いている人が、とくにこりやすい筋肉です。日常的に腕のつけ根のストレッチをとり入れることで、肩こりが劇的に改善します。

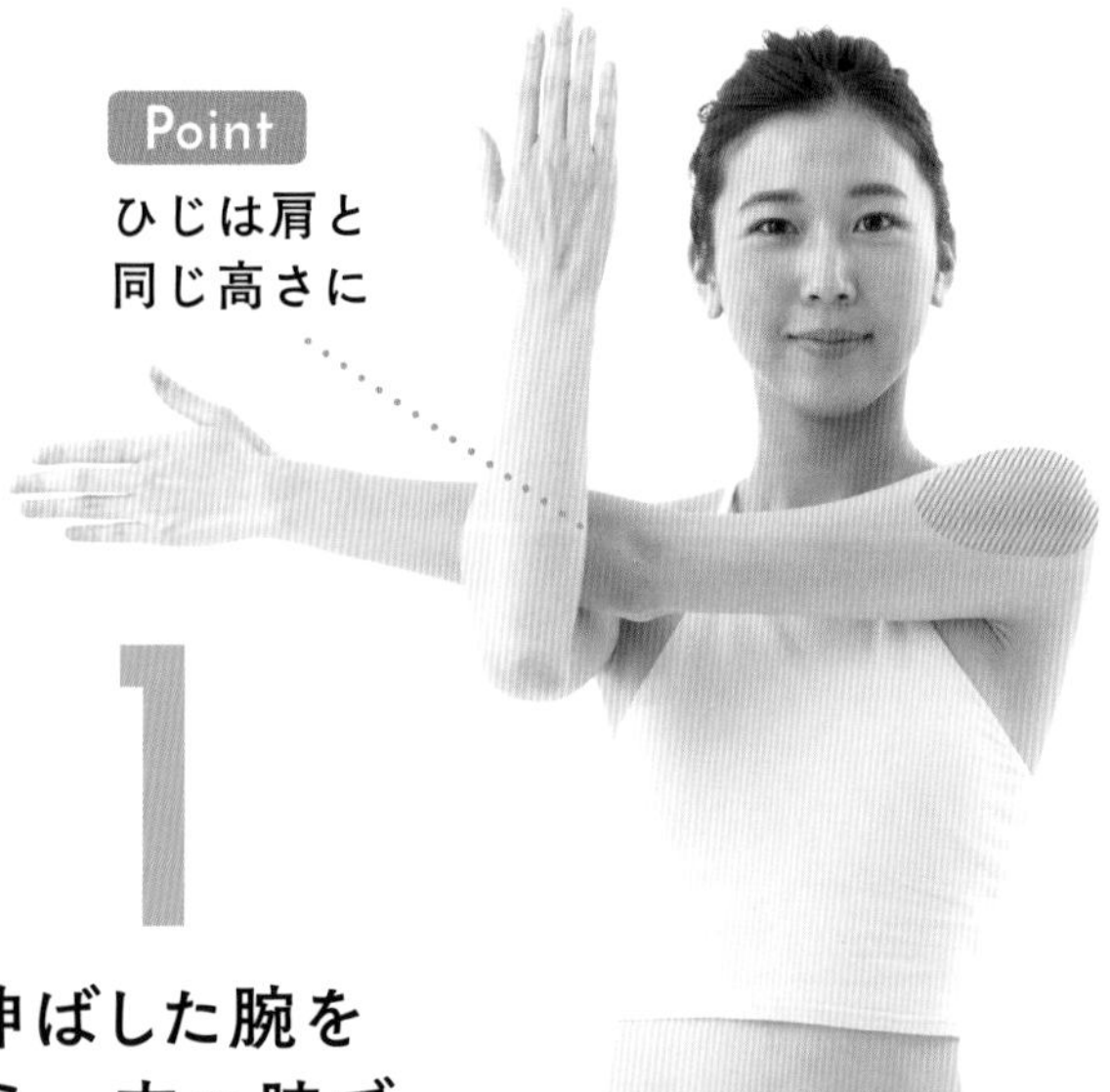

1

伸ばした腕をもう一方の腕で支える

まっすぐ立って腕を横に伸ばし、その腕をもう一方の手で支える。
腕のつけ根につっぱり感を感じればOK

NG

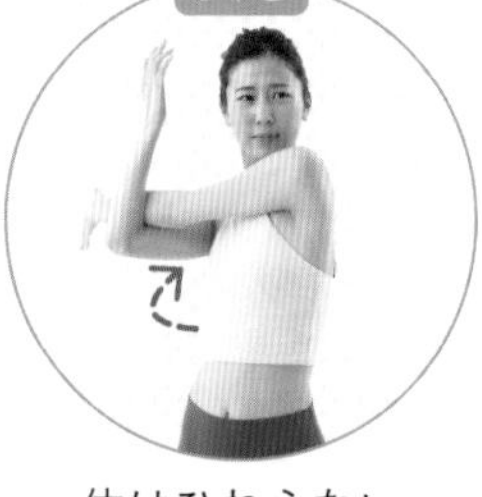

体はひねらない

動画はこちら

ココをゆるめる！

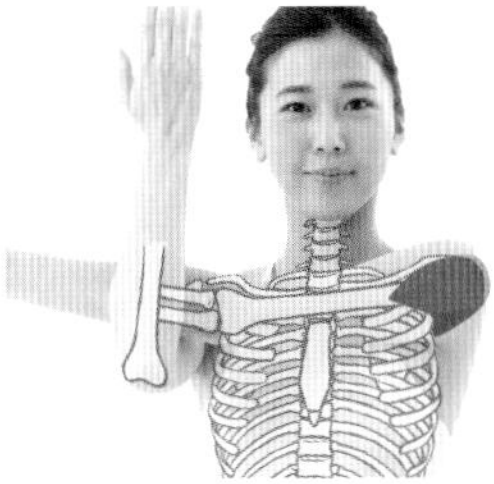

三角筋中部《さんかくきんちゅうぶ》・後部《こうぶ》

肩を覆う大きな筋肉「三角筋」。腕のつけ根の後ろ部分が中部・後部。手を横に広げる、後ろのものをとるときに使います。

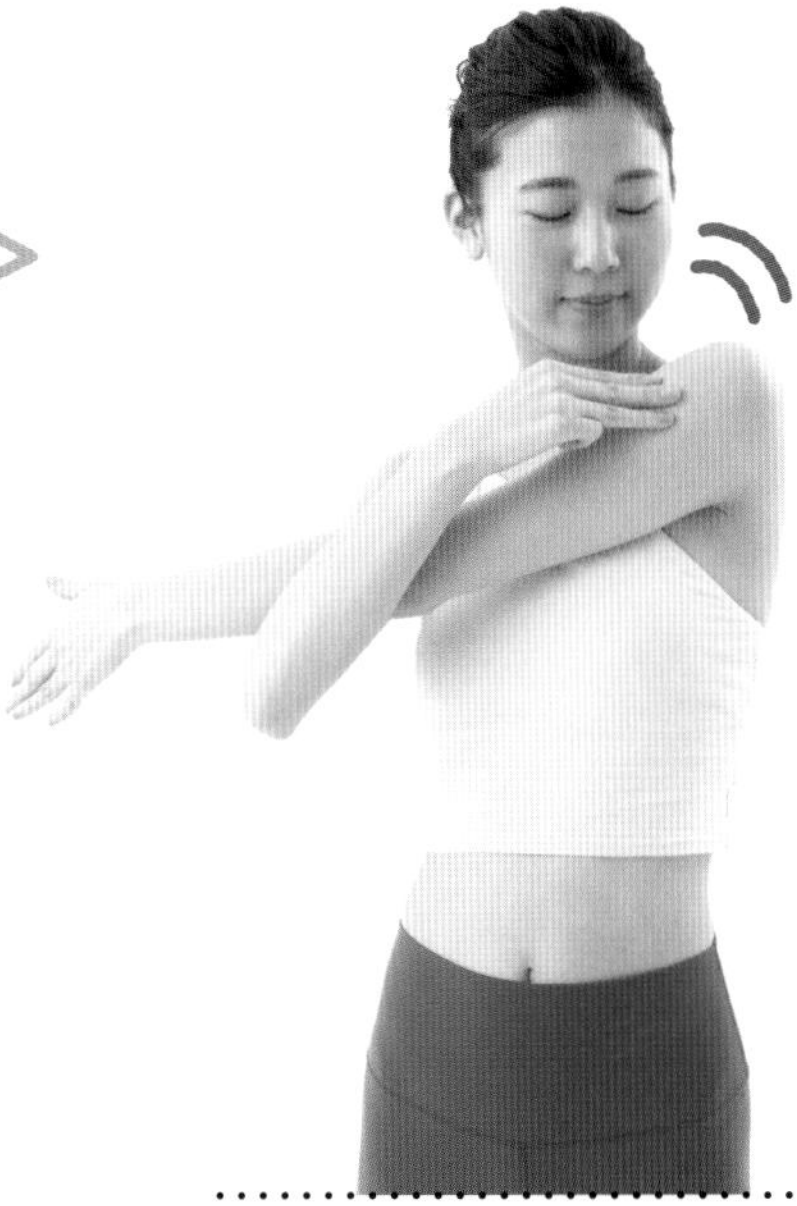

2 腕のつけ根をもんでゆるめる

伸ばした腕のつけ根のつっぱるところを、指の腹で軽くもんでゆるめる

Point

伸ばしている腕は、支えている腕にだら〜んとあずけるイメージで

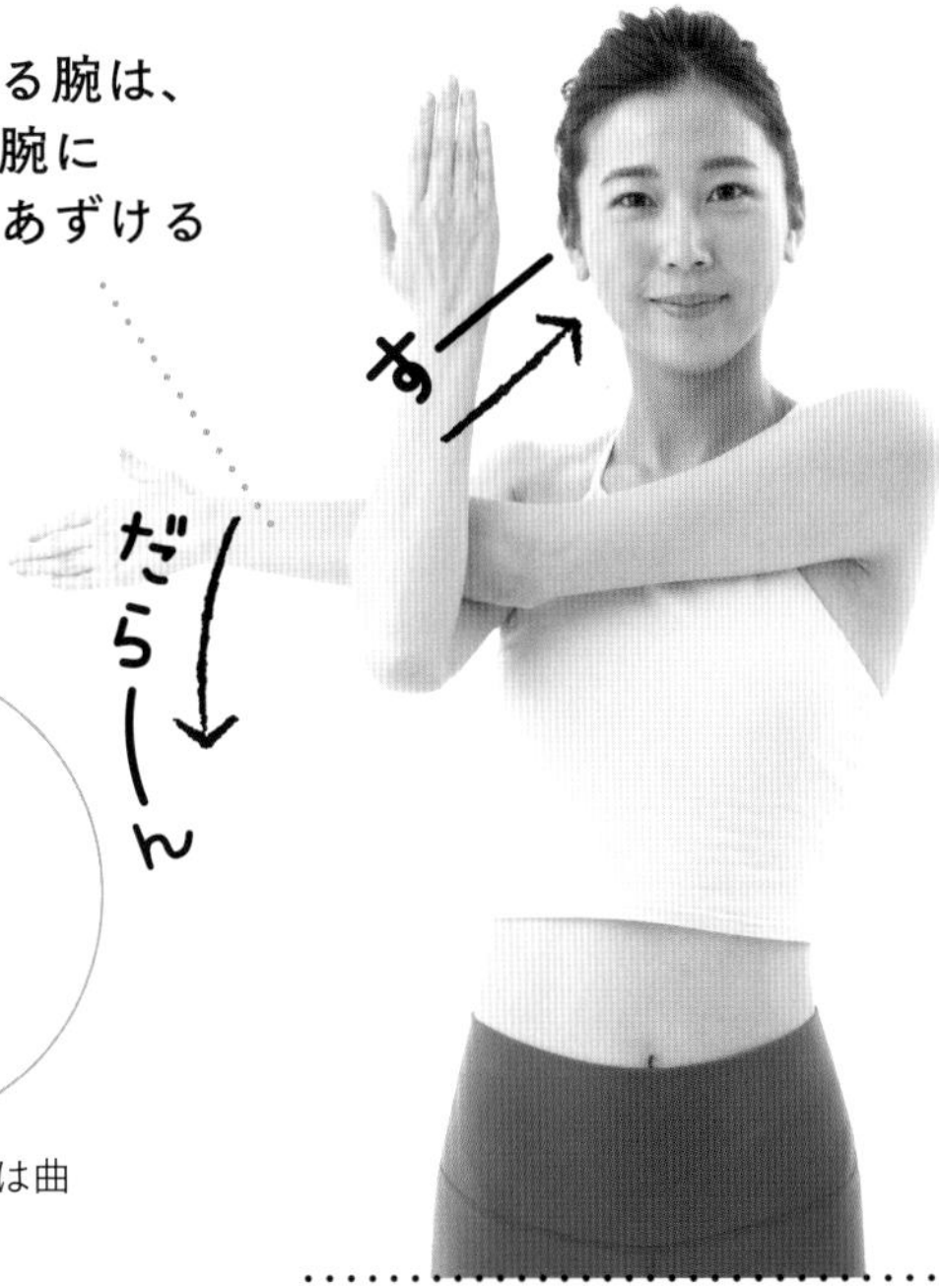

3 支えた手を手前にす〜っと引く

1の姿勢に戻し、支えている腕を手前にす〜っと引き寄せて10秒キープ

10秒キープ

左右3セットずつ

NG

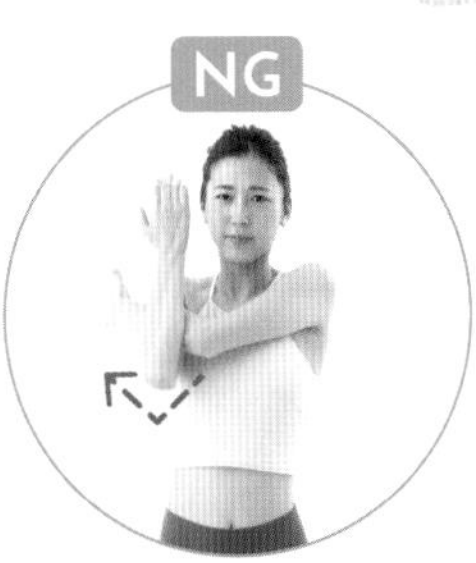

伸ばした腕のひじは曲げない

伸ばす部位

菱形筋

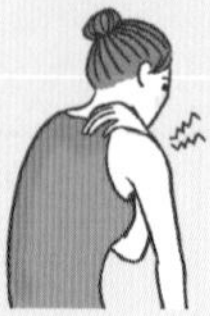

肩甲骨まわりをほぐす

肩から背中の痛み・張りは肩甲骨まわりが原因

肩甲骨のあいだの張りや痛みの症状は、「菱形《りょうけい》筋《きん》」という筋肉が硬く縮こまっている証拠です。

たとえば長時間パソコンに集中して前のめりになることで菱形筋が緊張し、肩が上がる状態が続きます。するとだるさや痛みを引き起こします。そうなる前に仕事の合間にストレッチを行って、しっかりゆるめる習慣をつくりましょう。

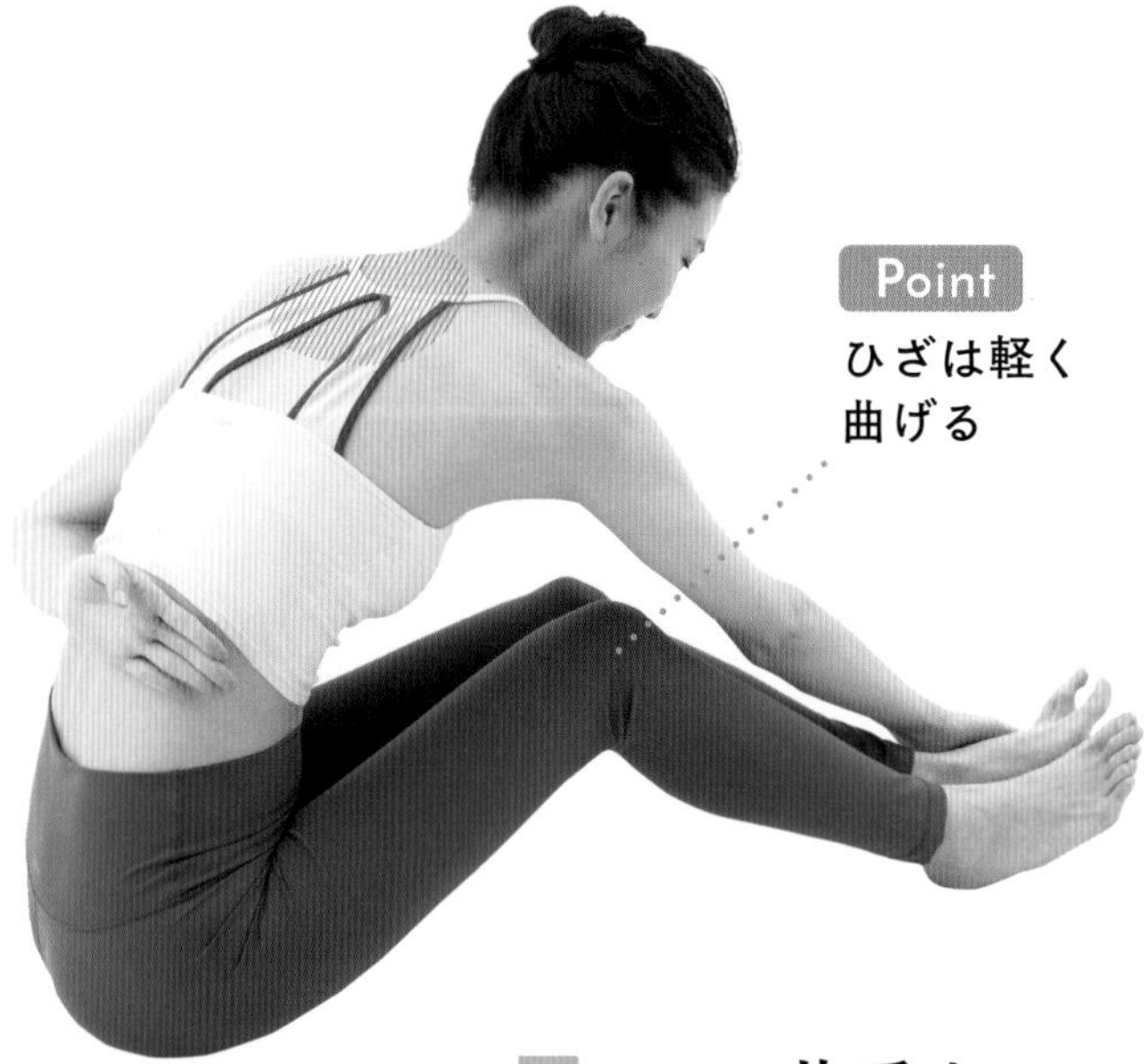

Point

ひざは軽く曲げる

1 片手を反対の足の裏に引っかける

片手を背中にまわし、もう一方の手を反対の足の裏に引っかけ、背中を丸める。
背中につっぱりを感じればOK

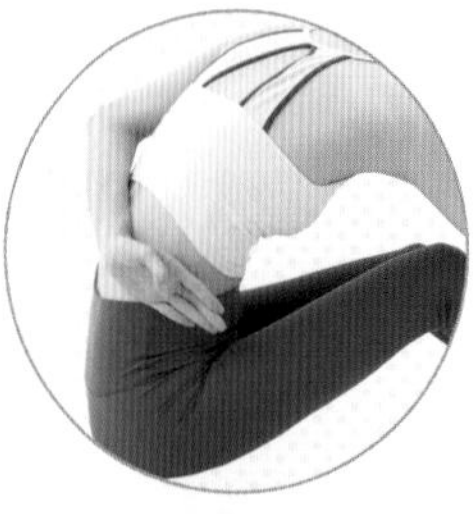

Side

背中を丸めて、片手を背中にまわす

動画はこちら

ココをゆるめる！

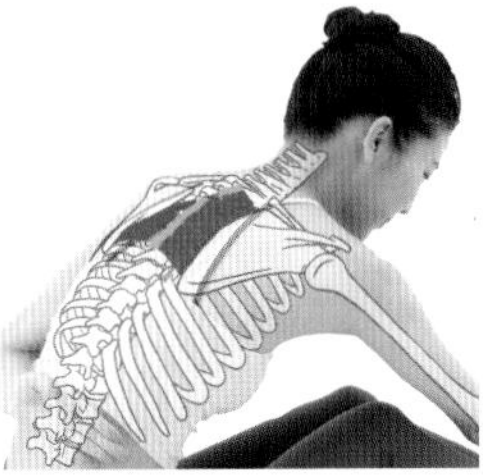

菱形筋《りょうけいきん》

僧帽筋の奥の薄い菱形の筋肉。肩甲骨を寄せる働きをします。ここが縮むと肩が上がり、緊張状態が続くため、肩こりの原因になります。

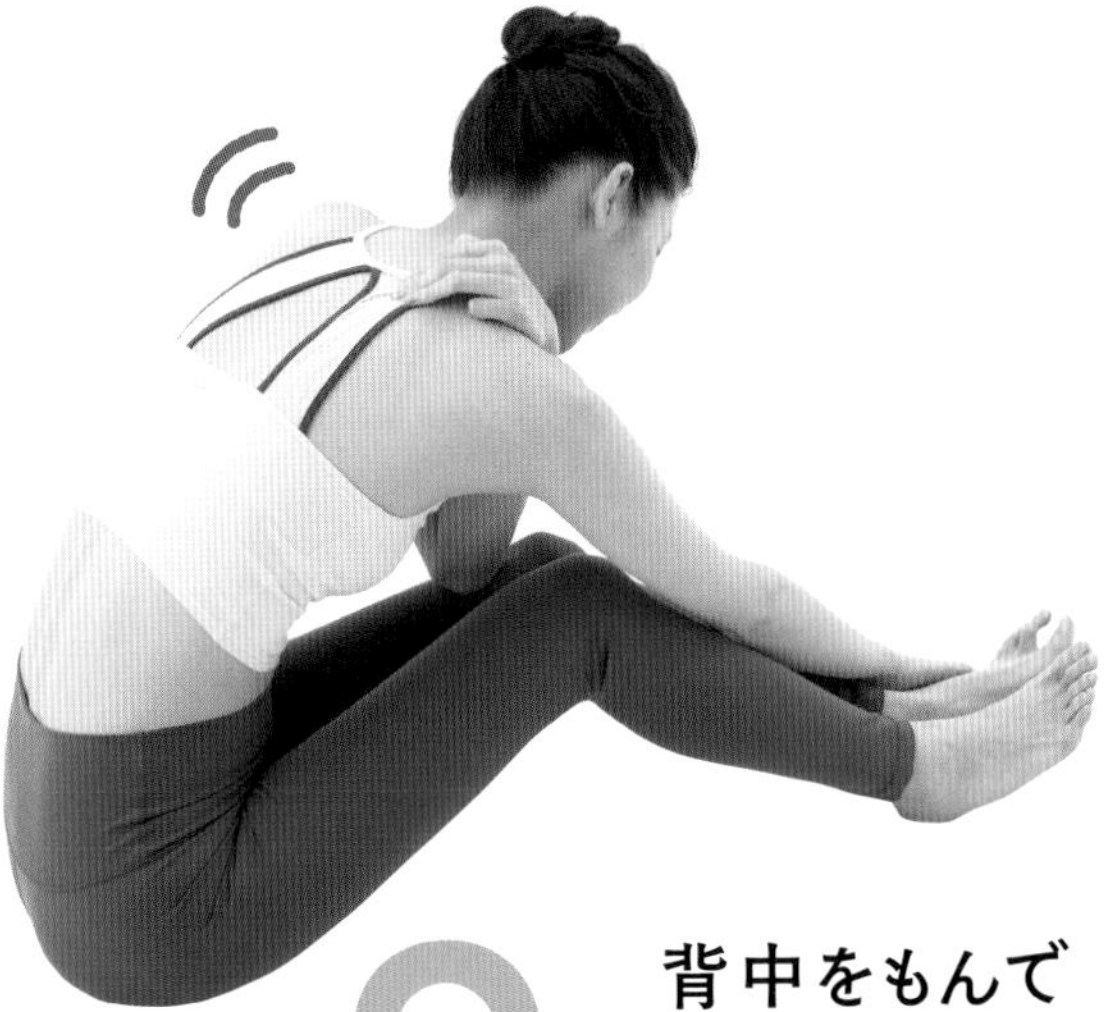

2 背中をもんでゆるめる

背中のつっぱるところを、軽くもんでゆるめる

10秒キープ

左右3セットずつ

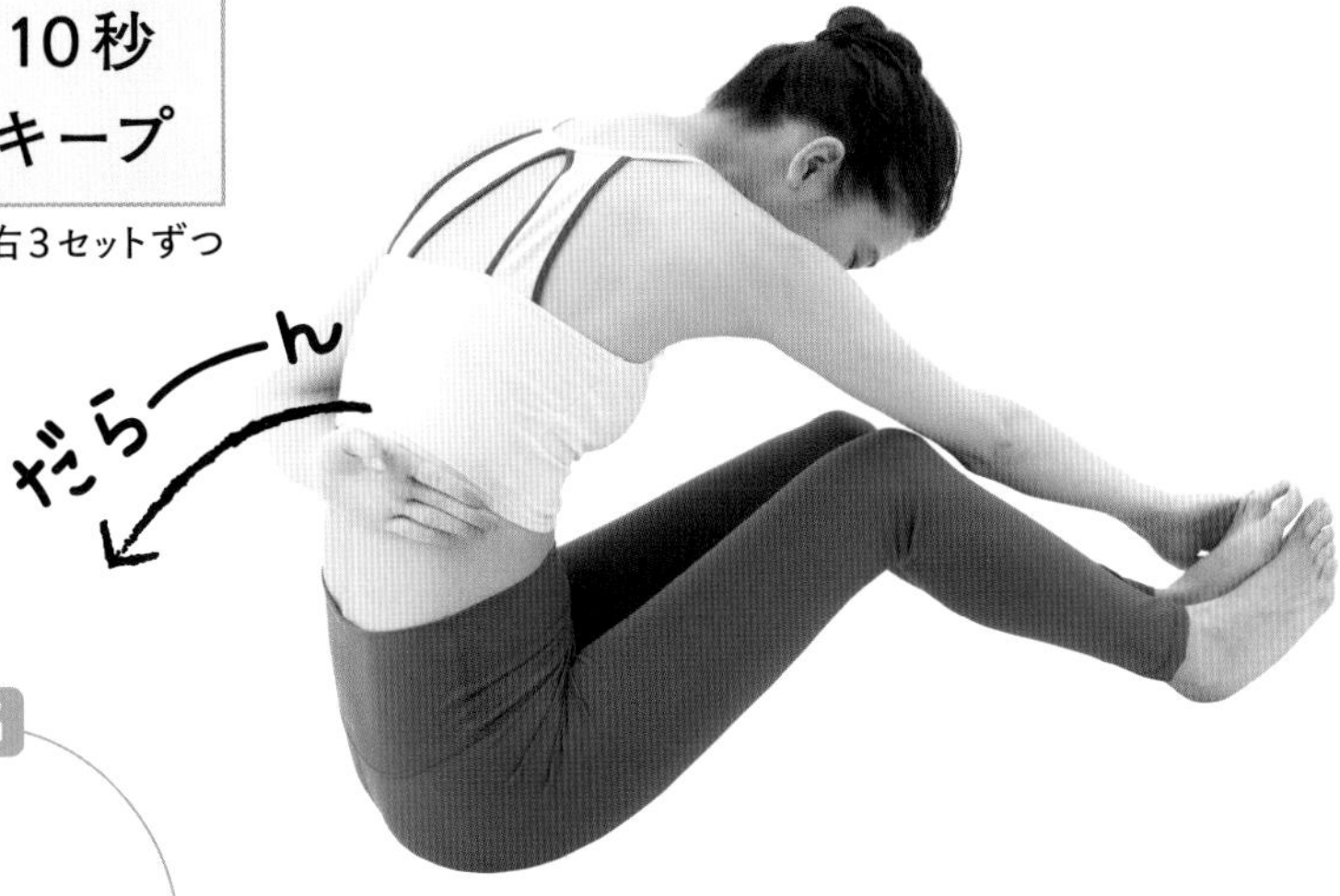

3 体を後ろにだら〜んとたおす

1の姿勢に戻し、背中が後ろに引っぱられるように、体を後ろにだら〜んとたおして10秒キープ

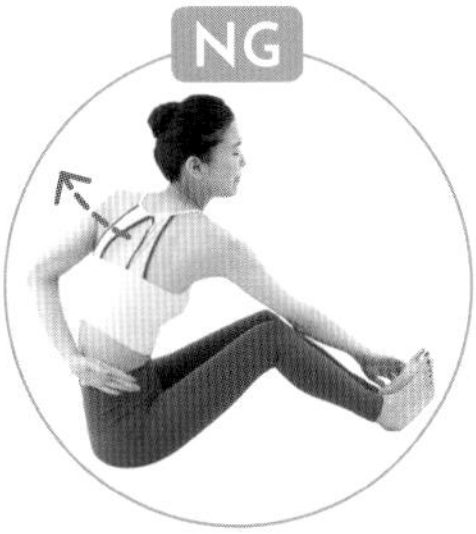

力づくで後ろに引っぱらない

伸ばす部位

大胸筋

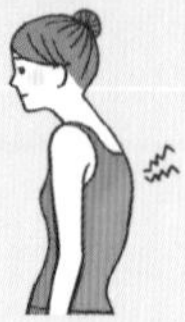

猫背を改善する

姿勢改善ストレッチで上半身がきれいに見える

背中を丸める姿勢が多いと、肩まわりの筋肉だけでなく、大胸筋も縮み、さらに猫背になってしまいます。猫背の姿勢は元気がなさそうに見えるだけでなく、肩がスムーズに動かないため、肩こりの大きな原因のひとつになります。

　大胸筋をストレッチして、肩が前に引っぱられない状態へと改善していきましょう。

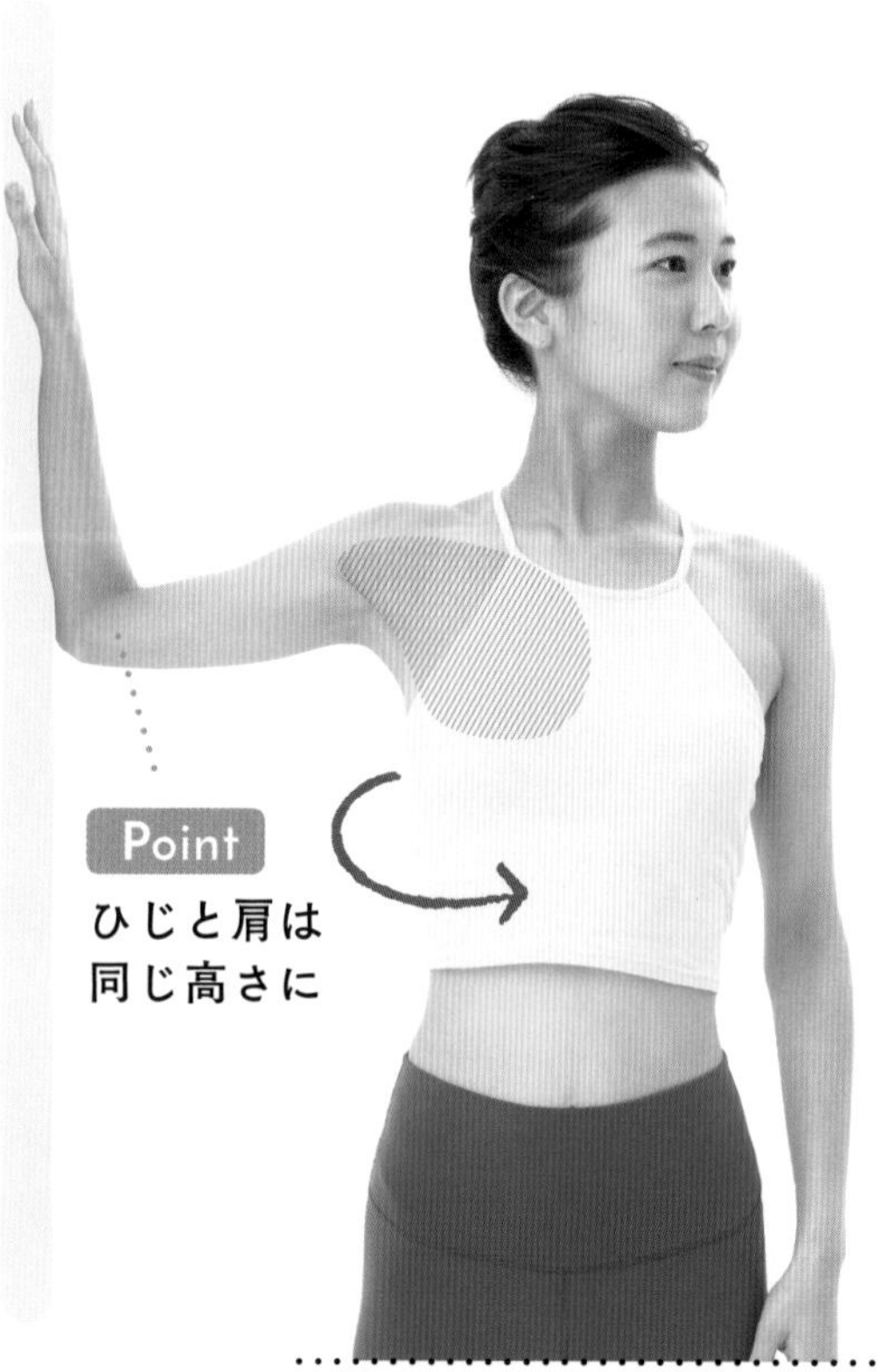

1 壁にひじをつけて体をひねる

壁にひじをつけて、顔と体を外側にひねる。
鎖骨の下から肩にかけて、胸の筋肉につっぱりを感じればOK

Point
ひじと肩は同じ高さに

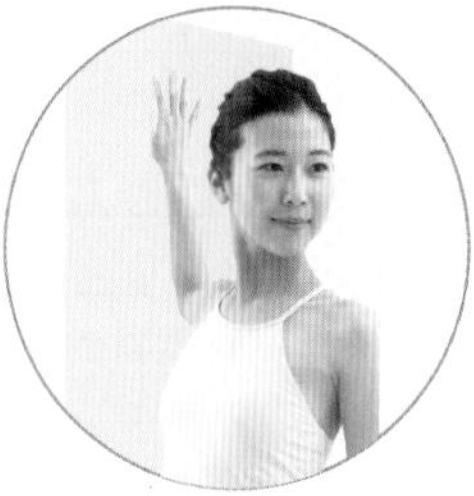

Side
胸を張る

動画はこちら

ココをゆるめる！

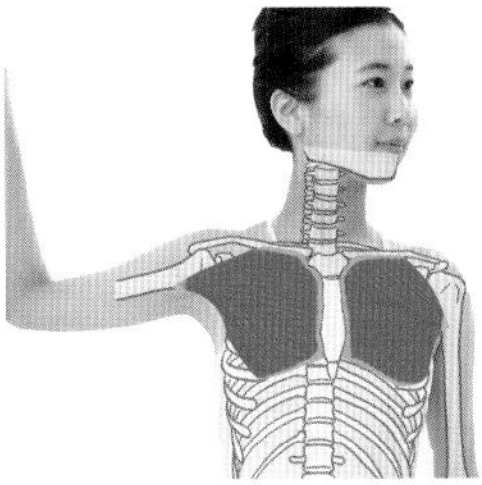

大胸筋《だいきょうきん》

鎖骨の下からみぞおちにかけての筋肉。腕立てふせなど手で押す動作や、抱きかかえるように腕を動かすときに使います。

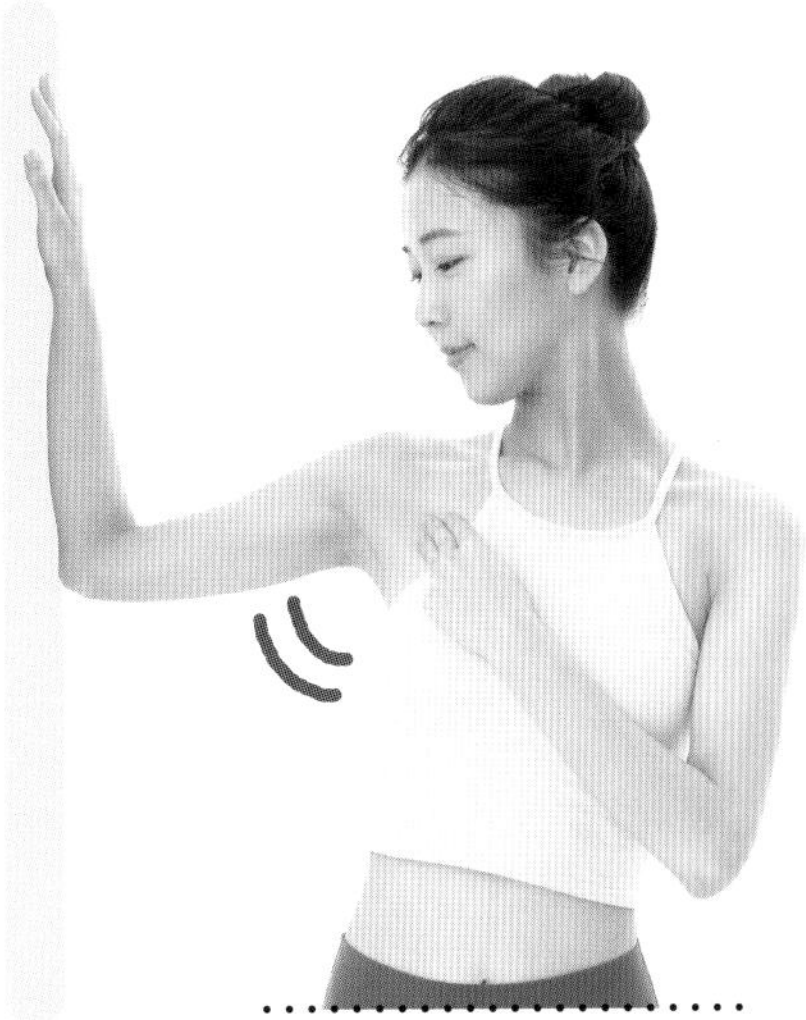

2 腕のつけ根をもんでゆるめる

胸のつっぱるところを、指の腹で軽くもんでゆるめる

Point

ひじはだら～んとおろすイメージで

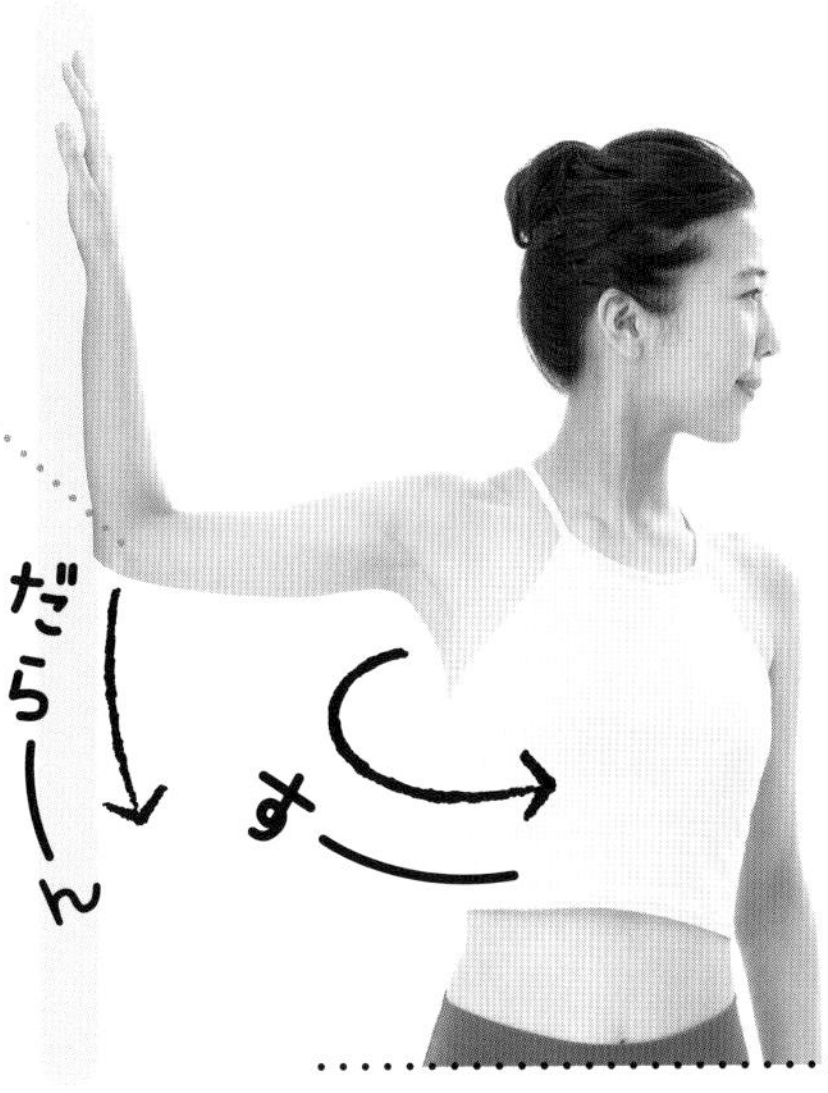

10秒キープ

左右3セットずつ

Arrange

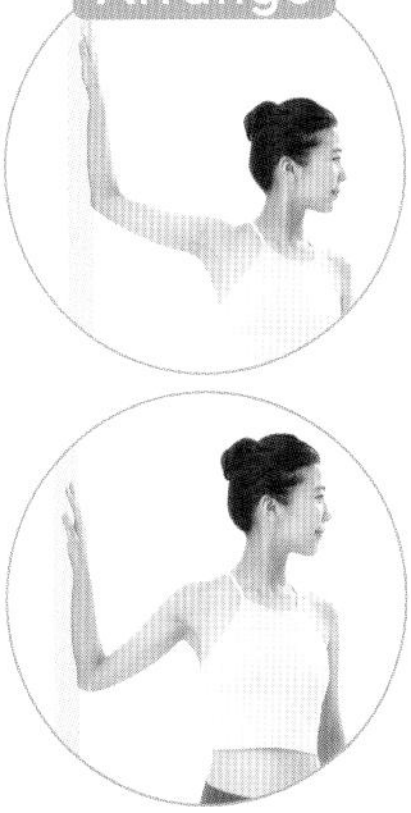

ひじを高く上げると大胸筋下部、低くすると大胸筋上部が伸びる

3 体を外側にす～っとひねる

壁にひじをつけたまま、体を外側にす～っとひねって10秒キープ

肩・背中の痛みをとる

疲れにくい上半身になれば、生活しやすくなる

伸ばす部位

広背筋

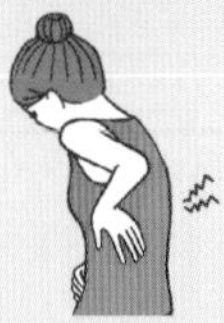

背中が痛い、硬くなるなどの症状は、広背筋が縮んでしまっている証拠です。

広背筋は腕のつけ根から腰までつながっているので、広背筋が縮むと背中のだるさだけでなく、肩こりや腰痛の原因にもなります。背中に違和感を覚えたら、早めに広背筋をケアしましょう。背中を大きく広げるストレッチが効果的です。

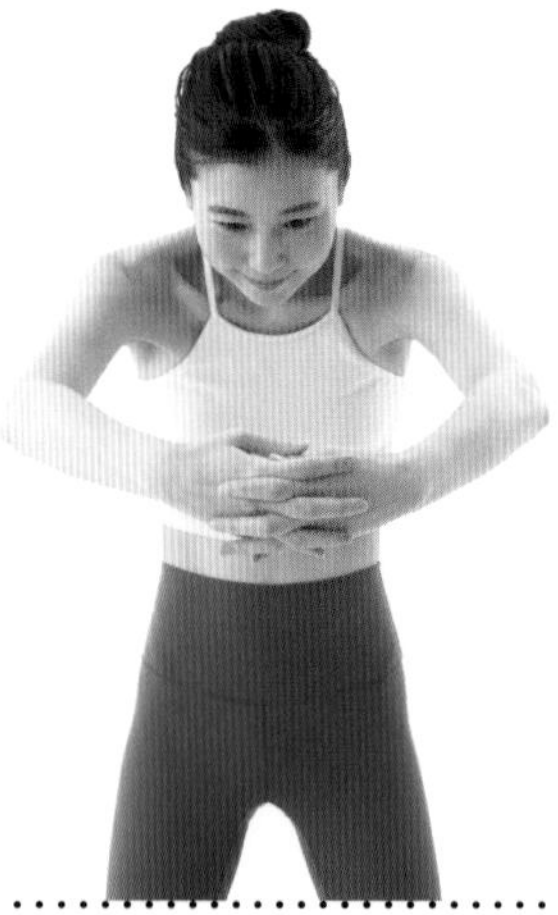

1 両手を前で組み背中を丸める

足を軽く開いて立ち、体の前で両手を組んで背中を丸める

Point

痛くないところで止める

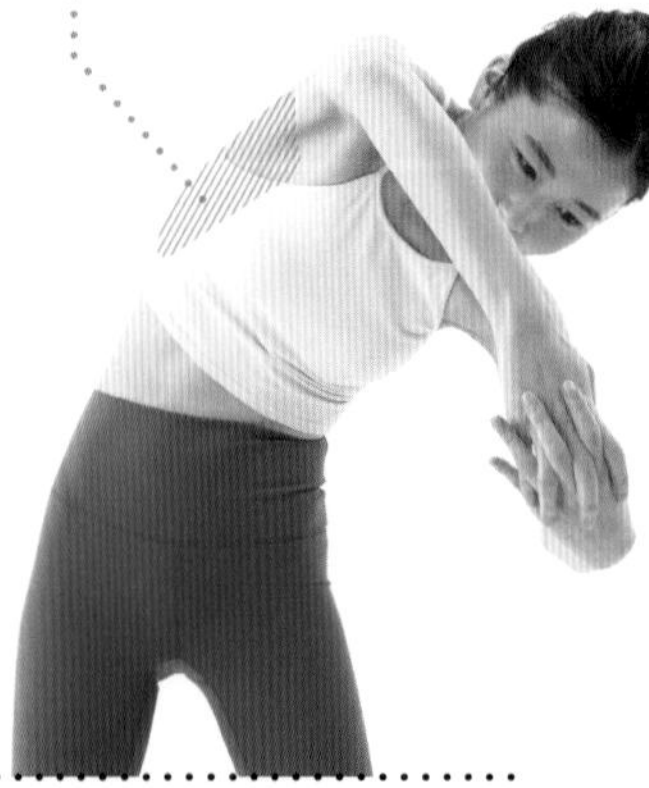

2 体をななめ下にかたむける

下半身を動かさないようにして上半身をかたむける。わきの下から肋骨にかけて、つっぱりを感じればOK

動画はこちら

NG

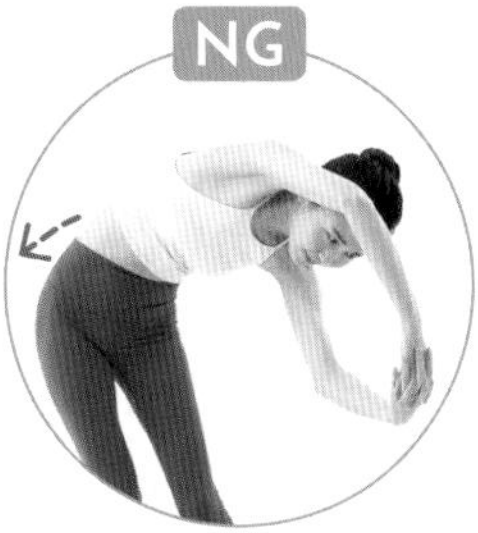

足を閉じて、おしりだけが横に出る姿勢にしない

ココをゆるめる!

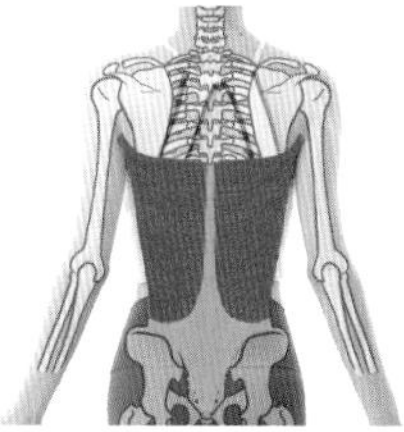

広背筋《こうはいきん》

広背筋は腕のつけ根から腰にかけてつながる大きな筋肉。前から引っぱる、上から引っぱるなどの動きで使います。

10秒キープ

左右3セットずつ

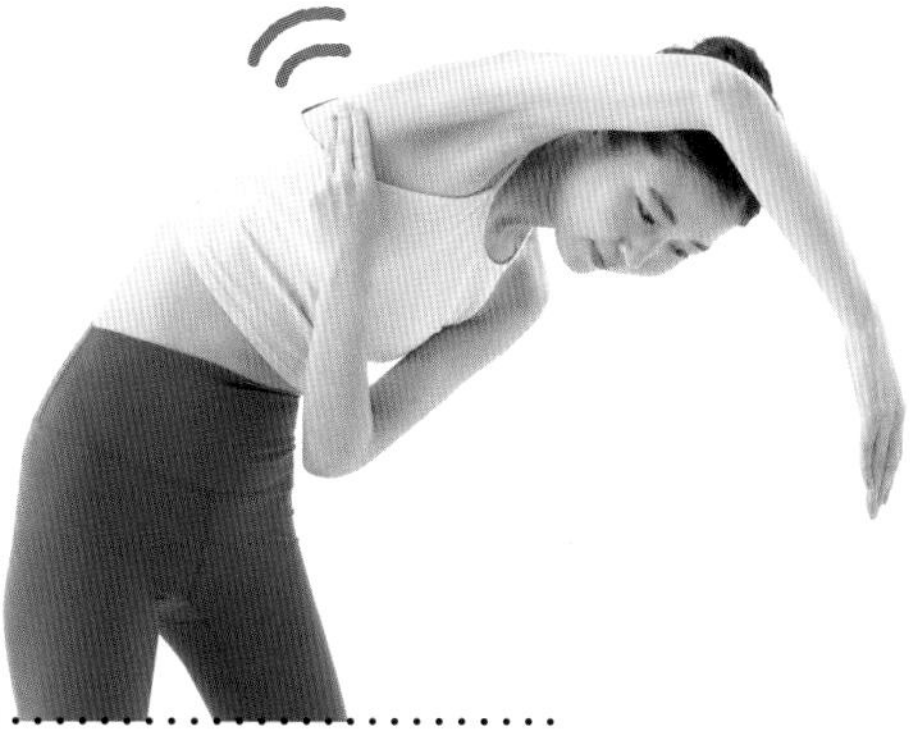

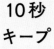

3

わきの下から肋骨をもんでゆるめる

わきの下から肋骨あたりのつっぱるところを、指の腹で軽くもんでゆるめる

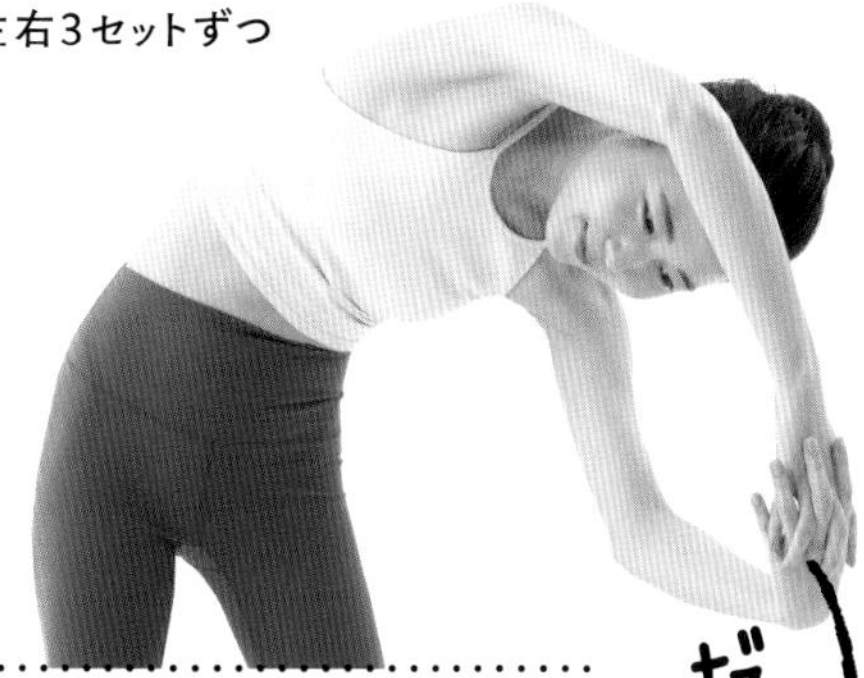

4

上の手を下にだら〜んとおろす

2の姿勢に戻し、上側の手を下にだら〜んとおろして10秒キープ

伸ばす部位
肩甲下筋

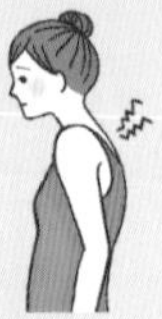

巻き肩を改善する

胸が開いて呼吸がしやすくなる

動画はこちら

肩甲下筋《けんこうかきん》は腕を内側にひねるときに使う筋肉です。この筋肉が硬くなると、肩が内側に入った状態が続き、巻き肩の原因となります。

　巻き肩は、肩こりを引き起こし、呼吸も浅くなります。また、腕の可動域が狭くなり、四十肩、五十肩の原因にもなるため、巻き肩を解消できる肩甲下筋のストレッチが大切です。

Point
手のひらどうしを
クロスして
重ねるように組む

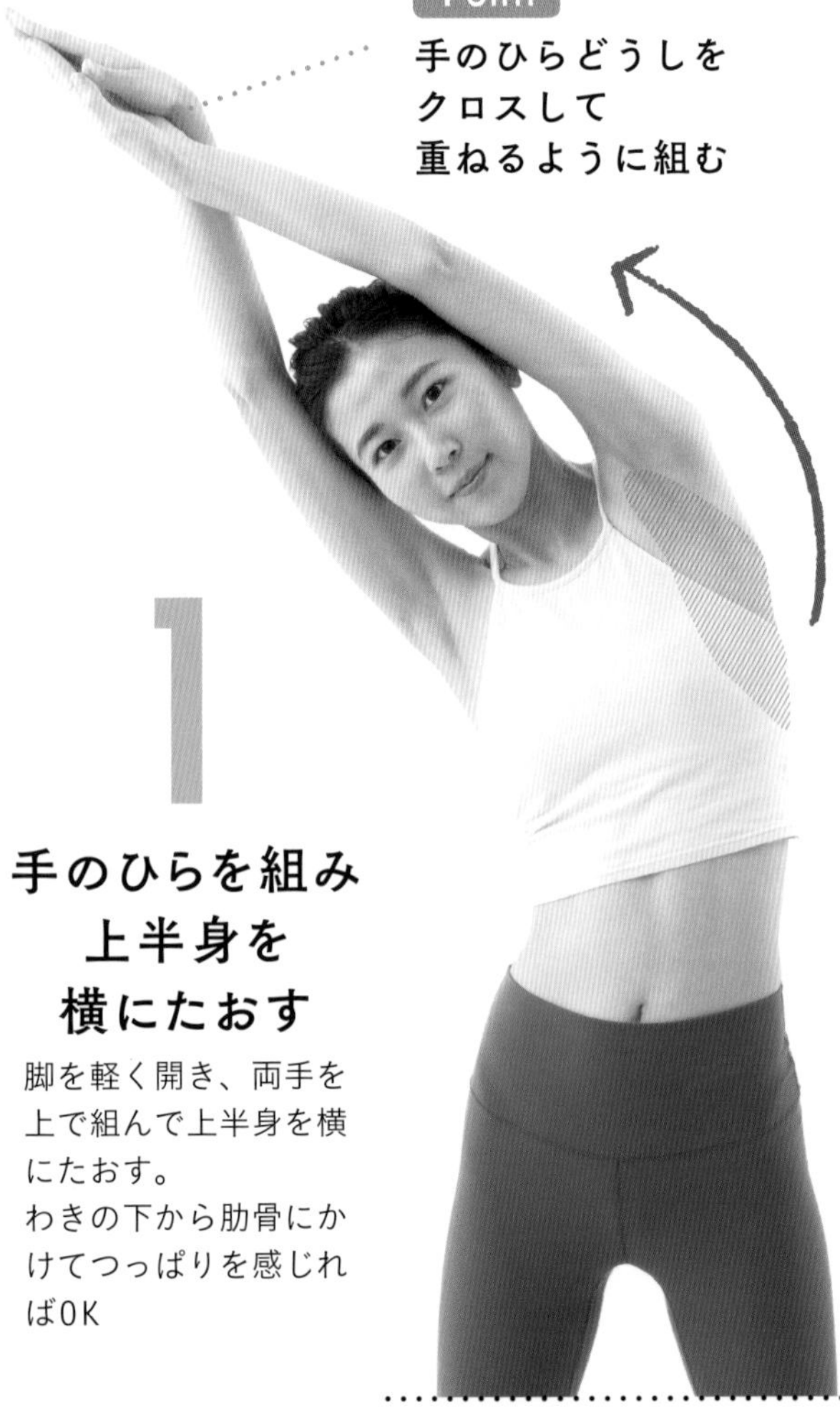

1 手のひらを組み上半身を横にたおす

脚を軽く開き、両手を上で組んで上半身を横にたおす。
わきの下から肋骨にかけてつっぱりを感じればOK

ココをゆるめる!

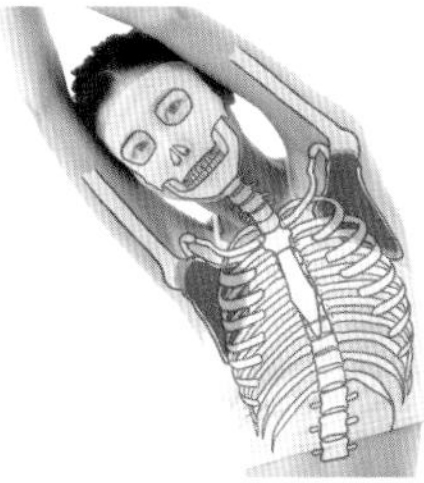

肩甲《けんこう》下《か》筋《きん》

肩甲骨の裏側から腕のつけ根につながっている筋肉です。腕を前にひねるときに使います。縮むと巻き肩の原因に。

2 わきの下をもんでゆるめる

片腕を上げたまま、もう一方の手で肩甲骨をつまみ、親指で、わきの下のつっぱるところを軽くもんでゆるめる

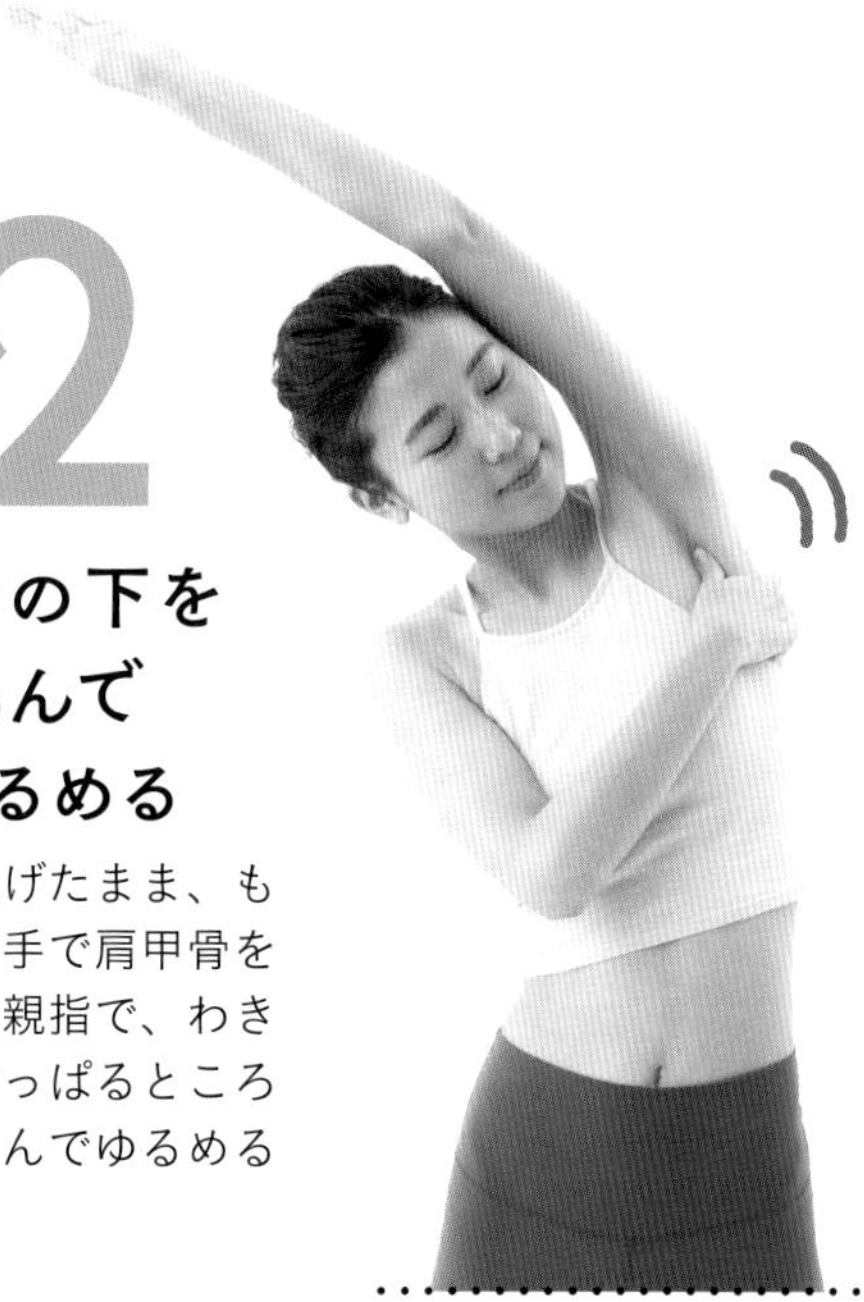

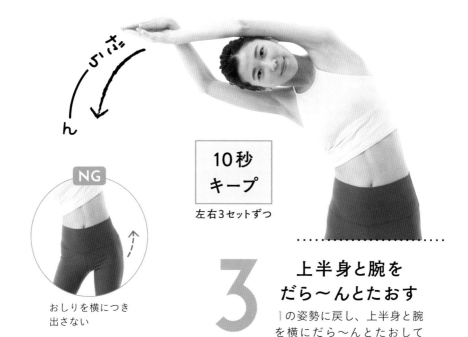

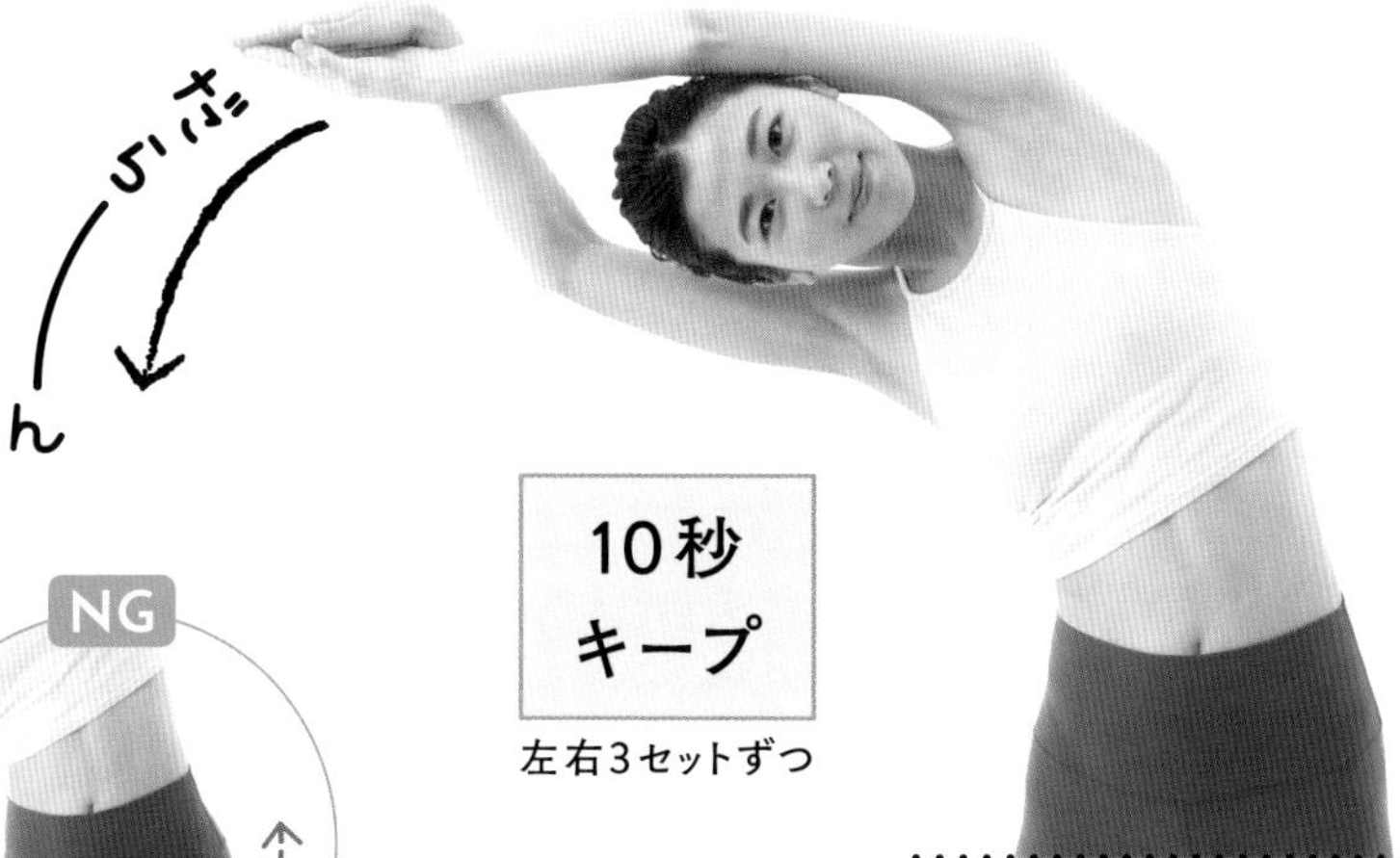

10秒キープ

左右3セットずつ

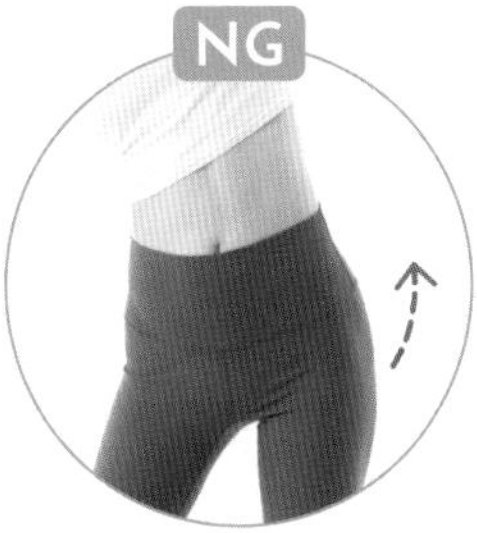

おしりを横につき出さない

3 上半身と腕をだら〜んとたおす

1の姿勢に戻し、上半身と腕を横にだら〜んとたおして10秒キープ

首こりはなぜ起こるの？

肩こりも首こりも、原因はほとんど同じです。ひと言でいえば「姿勢の悪さ」が原因。デスクワークや家事、育児などにより長時間にわたって頭が前傾し、その重い頭を支えるために肩・首まわりの筋肉が縮むことで起こります。このとき、痛みや違和感を覚える部位は人によって異なり、首に感じる場合もあれば、肩に感じる、もしくは両方に感じる場合もあります。痛みがひどい場合は、これから行う首のストレッチとともに、P36〜49の肩のストレッチもいっしょに行うことで痛みが軽減します。ぜひやってみてください。

また、姿勢の悪さにより、首や肩だけでなく背中、腰、腕など体のあちこちの筋肉が硬くなってしまうこともあります。

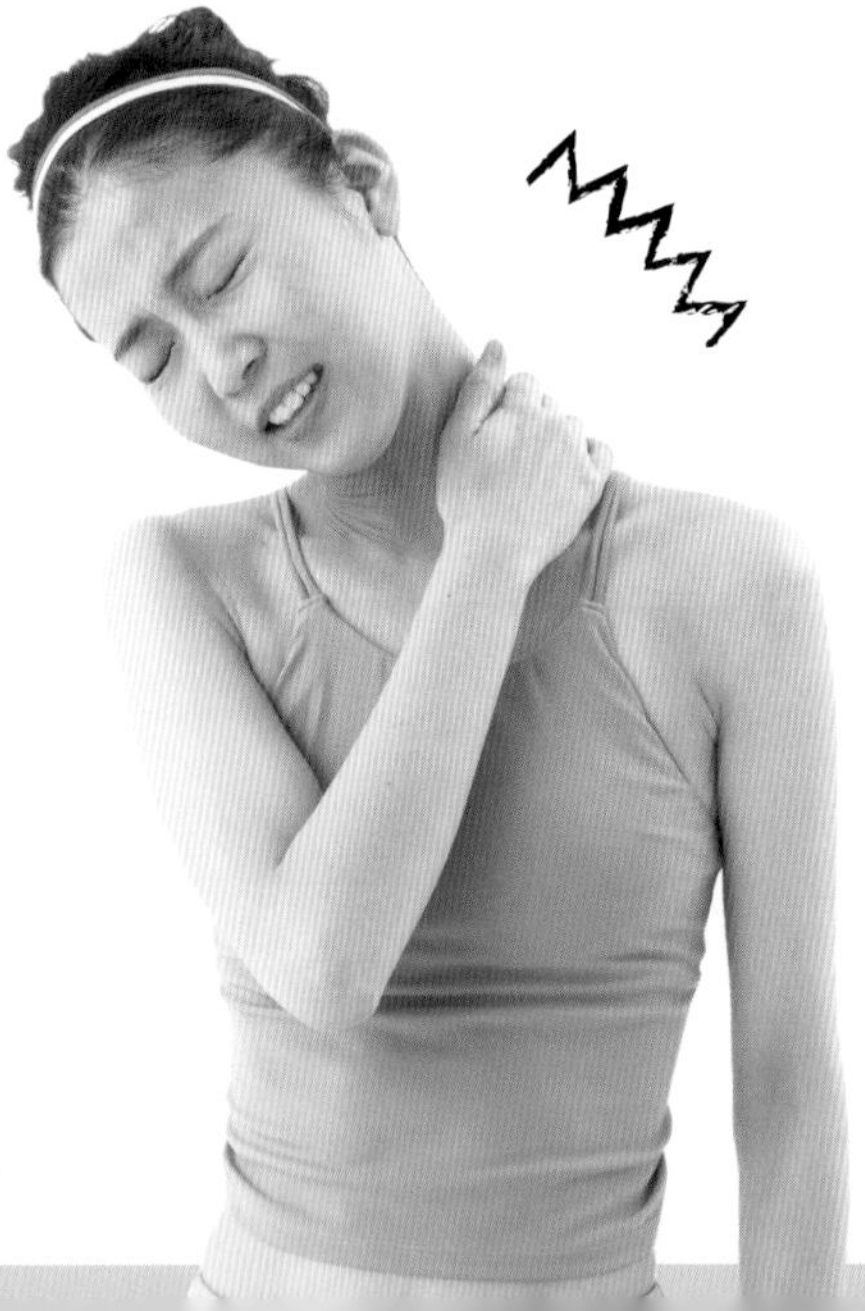

首こりで伸ばすべき筋肉一覧

舌骨筋群《ぜっこつきんぐん》

あごからのどにかけてつながっている筋肉。下を向くときや、ものを飲みこむときに使う

広頚筋《こうけいきん》

あごの横から鎖骨にかけてつながっている筋肉。口角を下げるときに使う

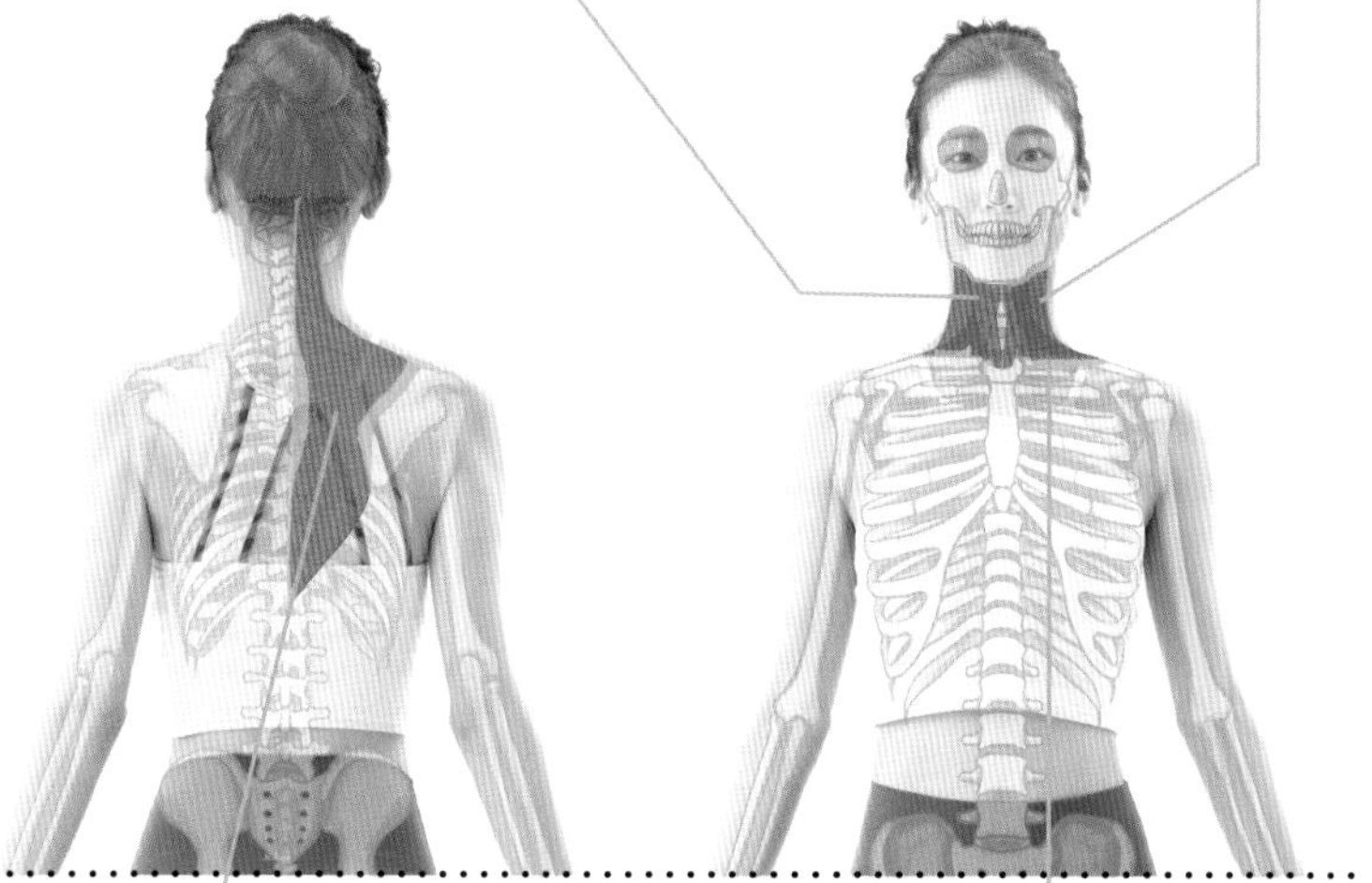

僧帽筋《ぞうぼうきん》（上部）

首から肩、肩甲骨、背中につながっている筋肉。肩を引き上げたり、肩甲骨をいろいろな方向に動かすときに使う

胸鎖乳突筋《きょうさにゅうとつきん》

耳の後ろから鎖骨の中央に向かってついている筋肉。頭を下に向ける、横にたおす、横を向くときなどに使う

Column　首がこらないスマホの角度

近年多くの人が最も「見ている」のは、スマホではないでしょうか？　このスマホを見る角度が首こりの度合いを左右します。頭の重さは4～6kg。まっすぐ立った姿勢から頭を下に60度かたむけると、首への負担は27kg、45度なら22kg、30度なら18kg、15度の角度でも12kgの負担になるのです。この首への負担を最小限にするためには、耳、肩、腰、ひざ、かかとまでを一直線に結び、頭のかたむきを15度以下に抑えるようにスマホの位置を上げることが、スマホによる首の痛み予防になります。

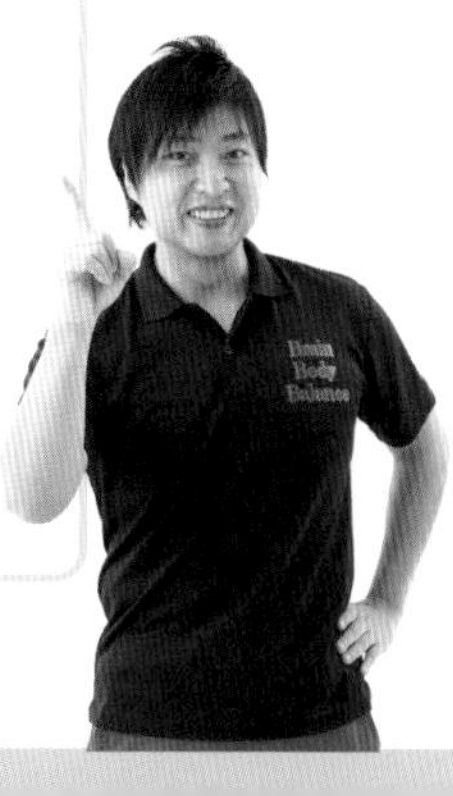

伸ばす部位

僧帽筋上部

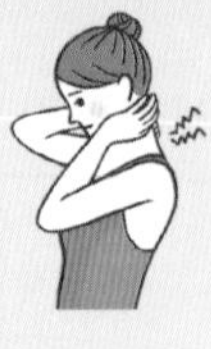

首の後ろのこりをとる

血流が悪くなった首をゆるめる

動画はこちら

首の後ろのこりや痛みは、僧帽筋上部の緊張が原因です。僧帽筋は肩から背中につながっている筋肉で、血流が悪くなると疲労物質がたまりやすくなり、頭痛や目の疲れの原因にもなります。こり固まった僧帽筋の緊張をストレッチでとりのぞきましょう。首の後ろを気持ちよく伸ばして、血流が流れやすい道筋をつくることが重要です。

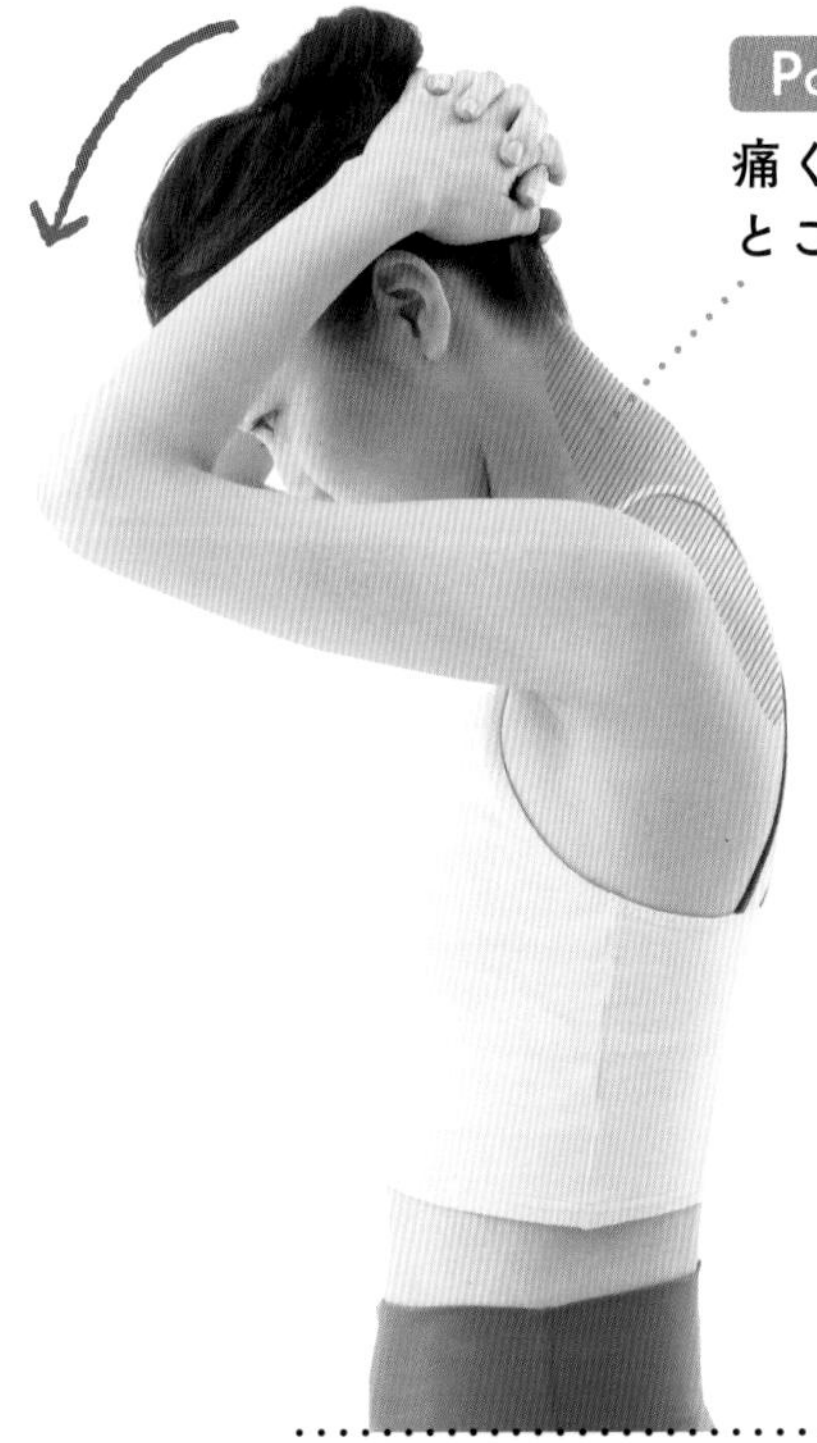

Point

痛くない
ところで止める

1 まっすぐ立ち 頭を下に 向ける

両手を頭の後ろで組み、頭を下に向ける。首の後ろにつっぱりを感じればOK

NG

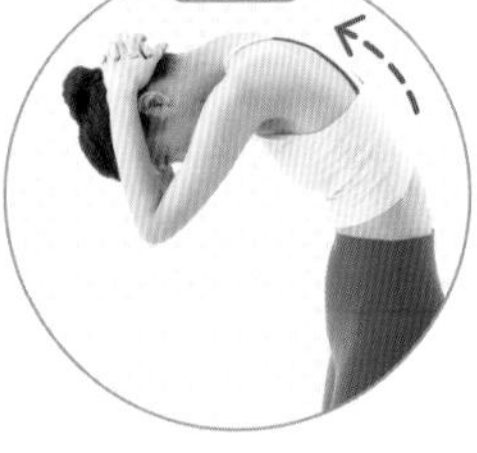

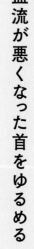

背中は丸めない

ココをゆるめる!

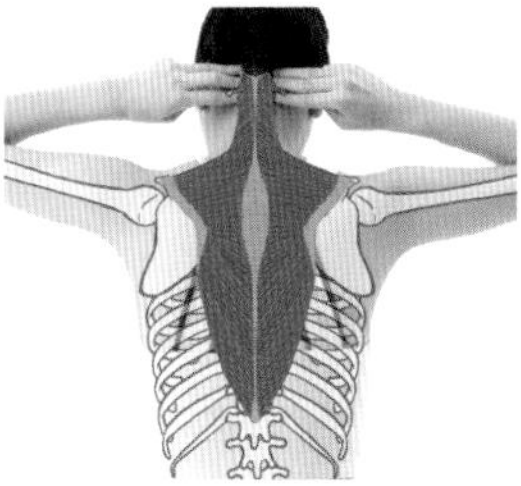

僧帽《そうぼう》筋《きん》上《じょう》部《ぶ》

首から背中にかけて広がっている筋肉。上部は首の後ろから始まり、固まると頭痛や目の疲れの原因にもなります。

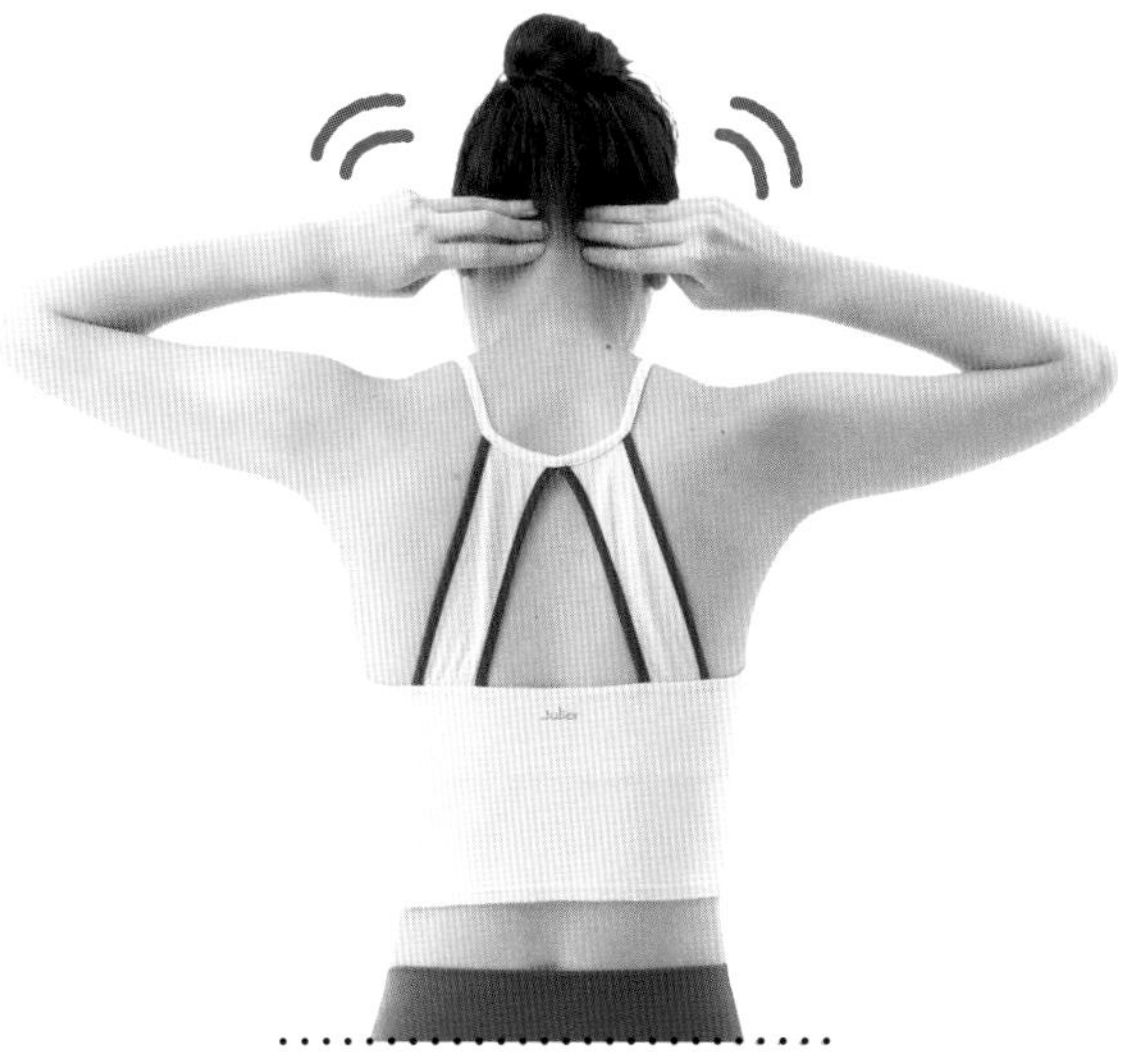

2 首の後ろを もんでゆるめる

首の後ろのつっぱるところを、指の腹で軽くもんでゆるめる

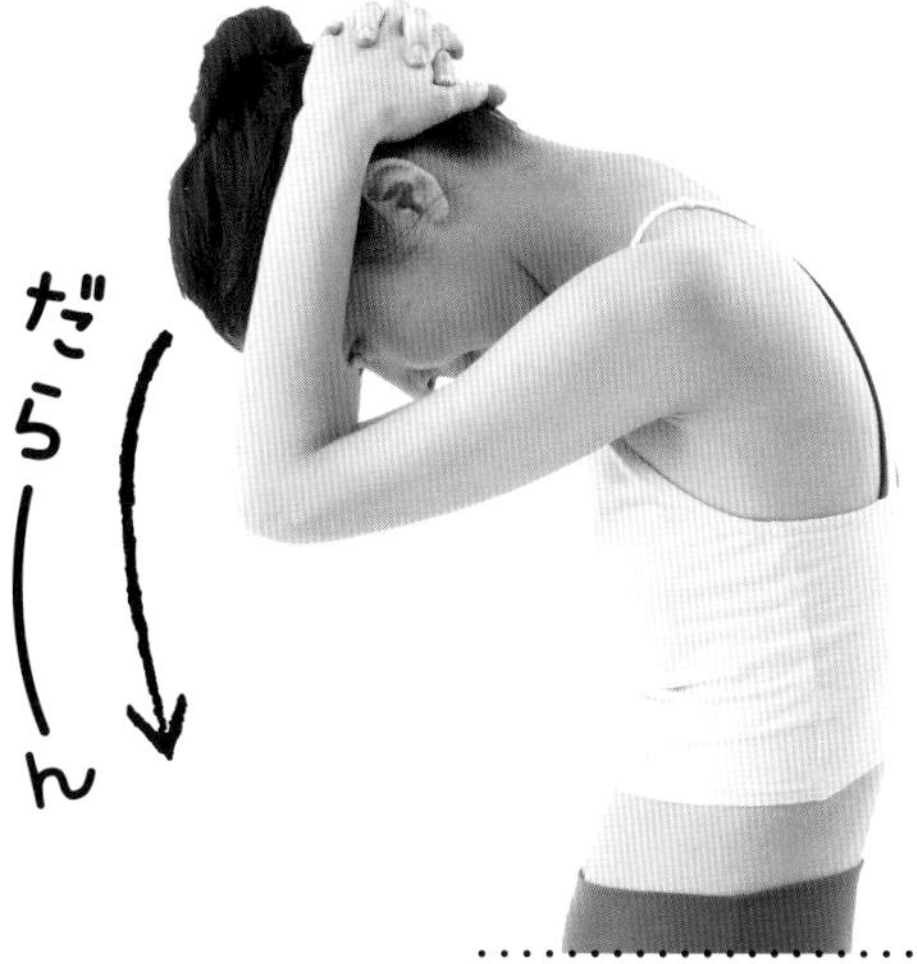

10秒キープ

3セット

3 頭を下に だら〜んとおろす

1の姿勢に戻し、手の重みで頭を下にだら〜んとおろして10秒キープ

Arrange

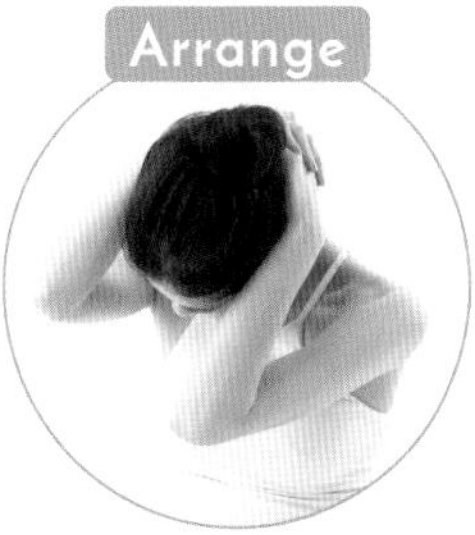

首の角度を変えることで、少しずつ違う部位を伸ばせる

うつむき姿勢を改善する

首にたまった緊張をほぐそう

伸ばす部位

胸鎖乳突筋

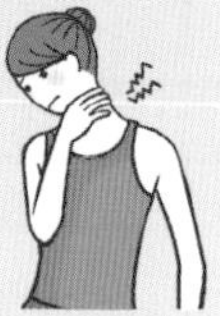

動画はこちら

気づくとつい、うつむきがちになってしまう。そんな人は、首こりや腰痛に悩まされていることが多いです。猫背の上半身を、首や腰の筋肉を縮めて支えていることが痛みの原因です。

首の側面を気持ちよく伸ばすことで、固まった胸鎖乳突筋をしっかり伸ばしましょう。胸を開きやすくなり、気持ちも前向きになります。

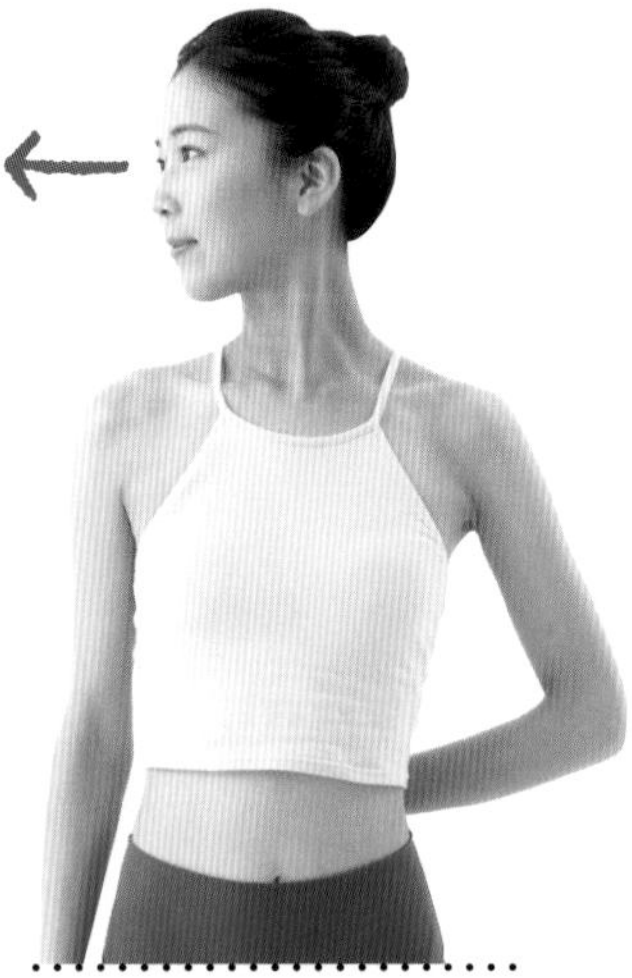

1

顔を横に向ける

まっすぐ立って、顔を横に向ける。
体はひねらないように固定する

Point

痛くない
ところで止める

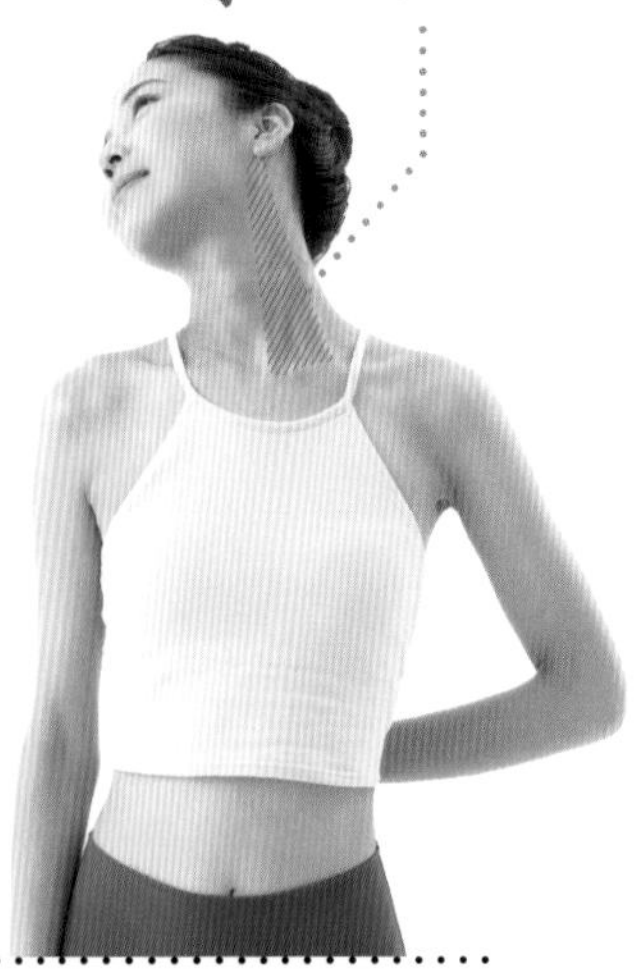

2

頭を後ろにかたむける

横を向いたまま頭を後ろにかたむける。
首の側面につっぱりを感じればOK

ココをゆるめる!

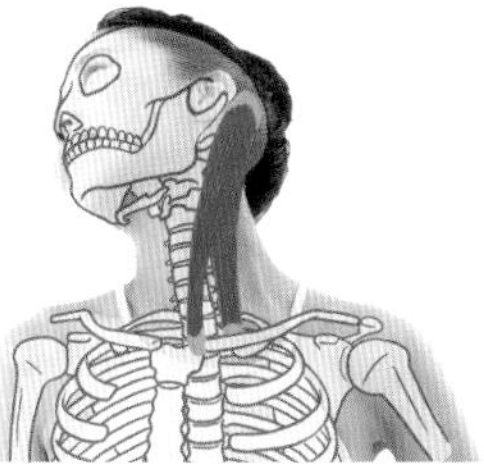

胸《きょう》鎖《さ》乳《にゅう》突《とつ》筋《きん》

首の側面にななめに伸びている帯状の筋肉。首を横にひねったり、頭を安定させるために支えたりする働きがあります。

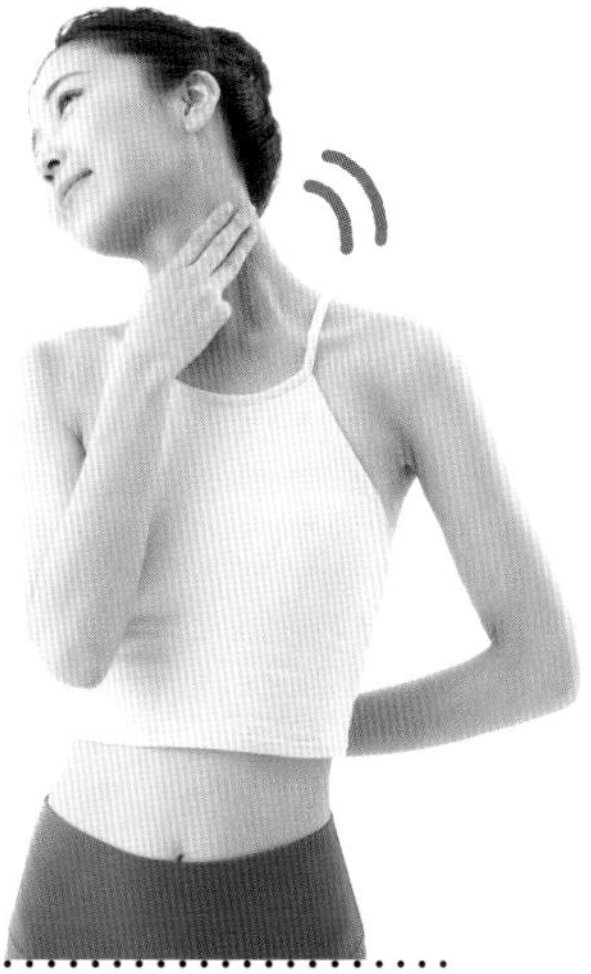

3

首すじをもんでゆるめる

首すじのつっぱるところを、指の腹で軽くもんでゆるめる

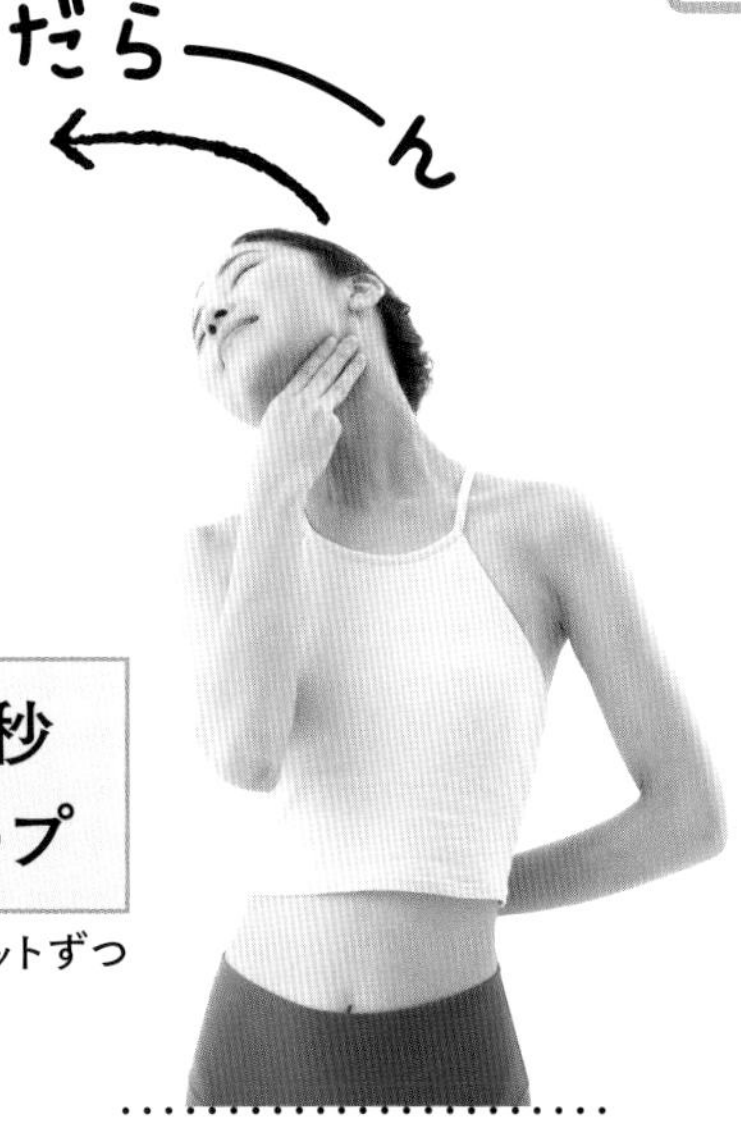

4

頭をななめ後ろにだら〜んとたおす

えらを手で押し上げるようにして、頭をななめ後ろにだら〜んとたおして10秒キープ

10秒キープ

左右3セットずつ

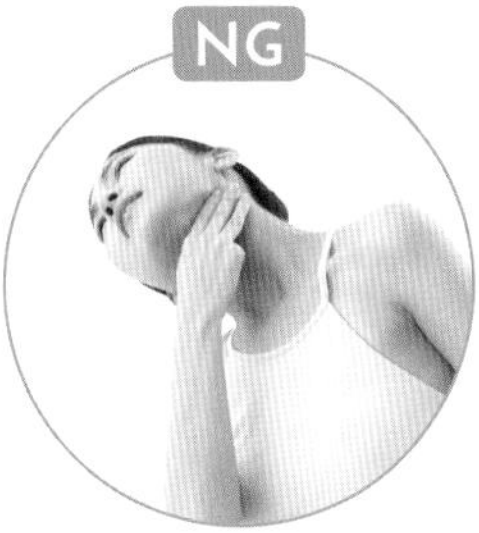

痛くなるほど無理に押さない

伸ばす部位

広頸筋

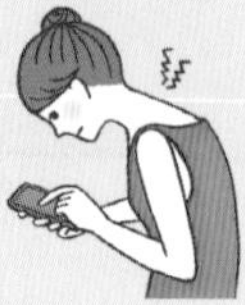

スマホ疲れを改善する

二重あごやフェイスラインのたるみ防止にも

動画はこちら

下を向いてスマホを見すぎると、首こりだけでなく、口角が下がってきたり、フェイスラインがたるんできたりします。これは、あごから鎖骨にかけてつながる広頸筋が縮んで下に引っぱられてしまっているからです。

広頸筋をしっかりほぐせば、たるみやもたつきのない、すっきりとしたフェイスラインを保てます。

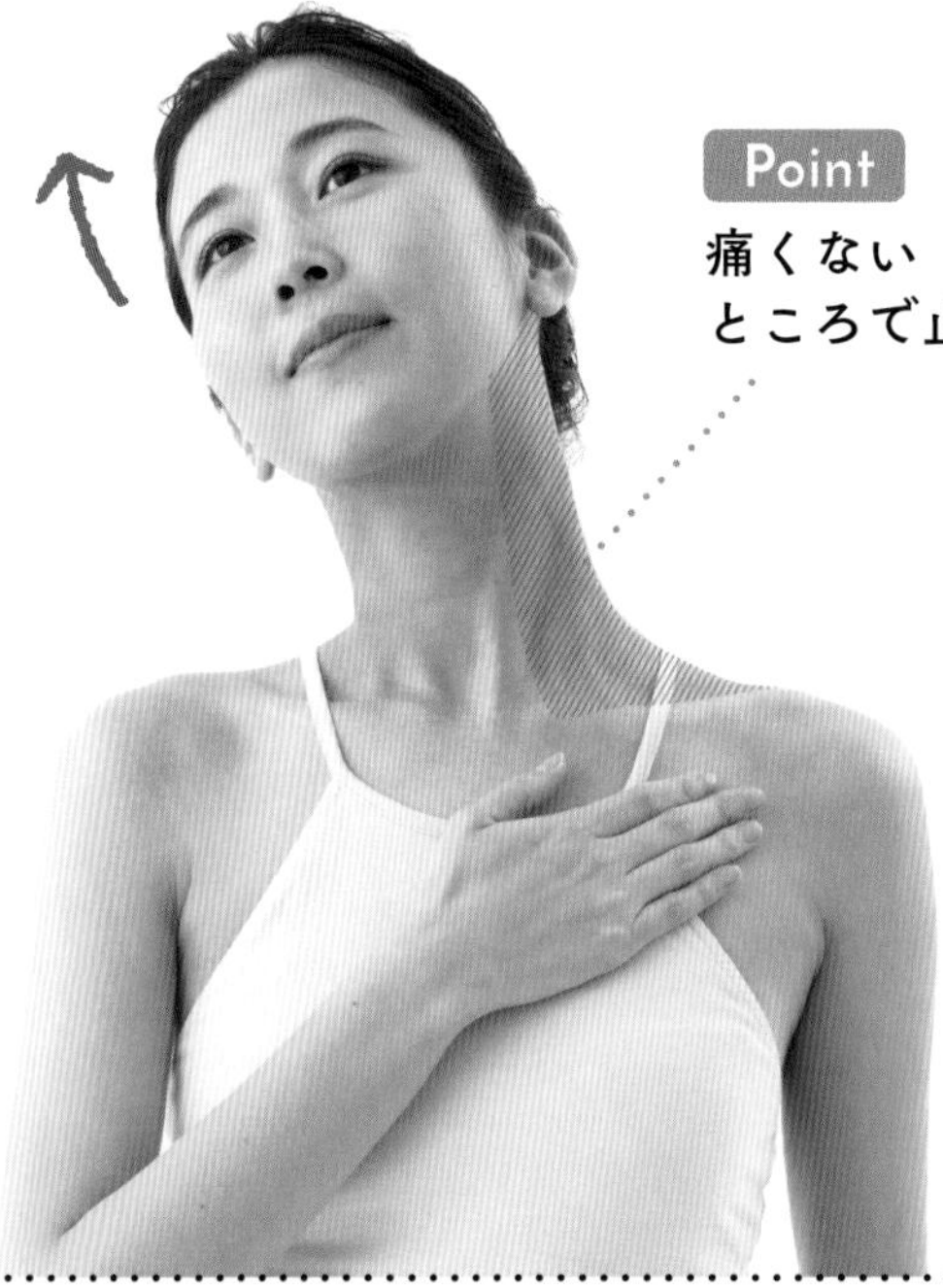

Point

痛くない
ところで止める

1

**ななめ上を
見るように
頭をたおす**

肩がひねらないように鎖骨の下を手で軽く支え、頭をななめ後ろにたおす。
あごのラインにつっぱりを感じればOK

ココをゆるめる!

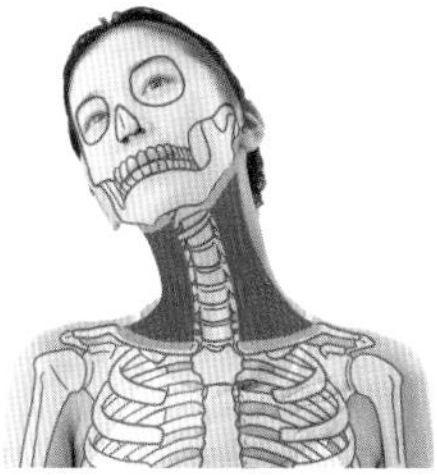

広頚筋《こうけいきん》

首の筋肉のひとつで、あごの横から鎖骨まで広がり、口角の動きを司っています。首こりだけでなく、口元やフェイスラインのたるみにも影響のある筋肉です。

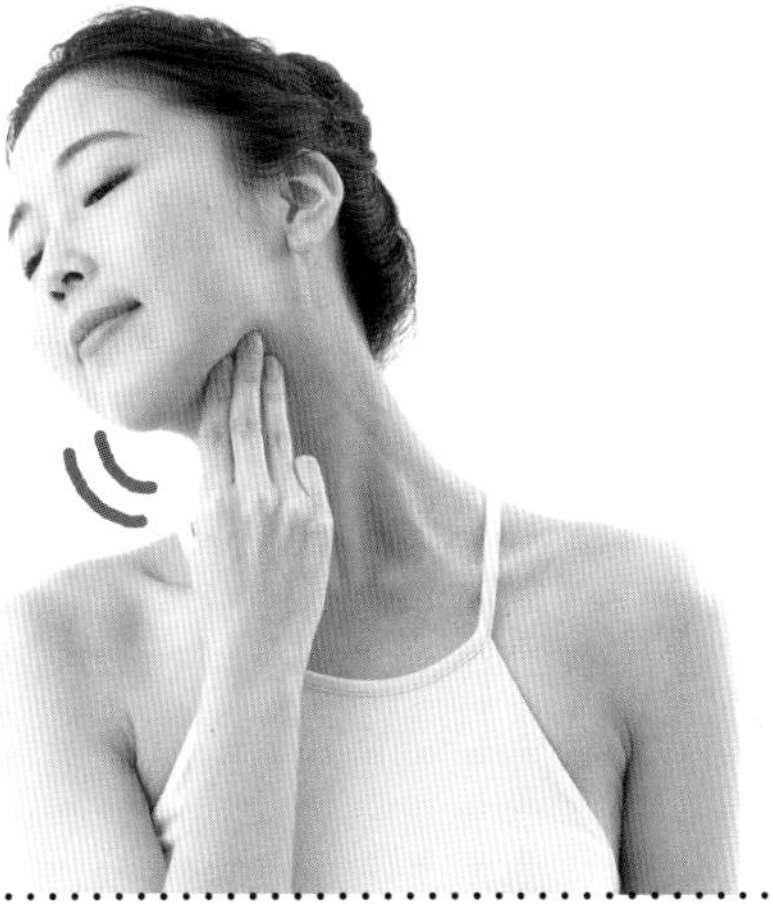

2 あごの下を もんでゆるめる

あごの下から首との境目のつっぱるところを、指の腹で軽くもんでゆるめる

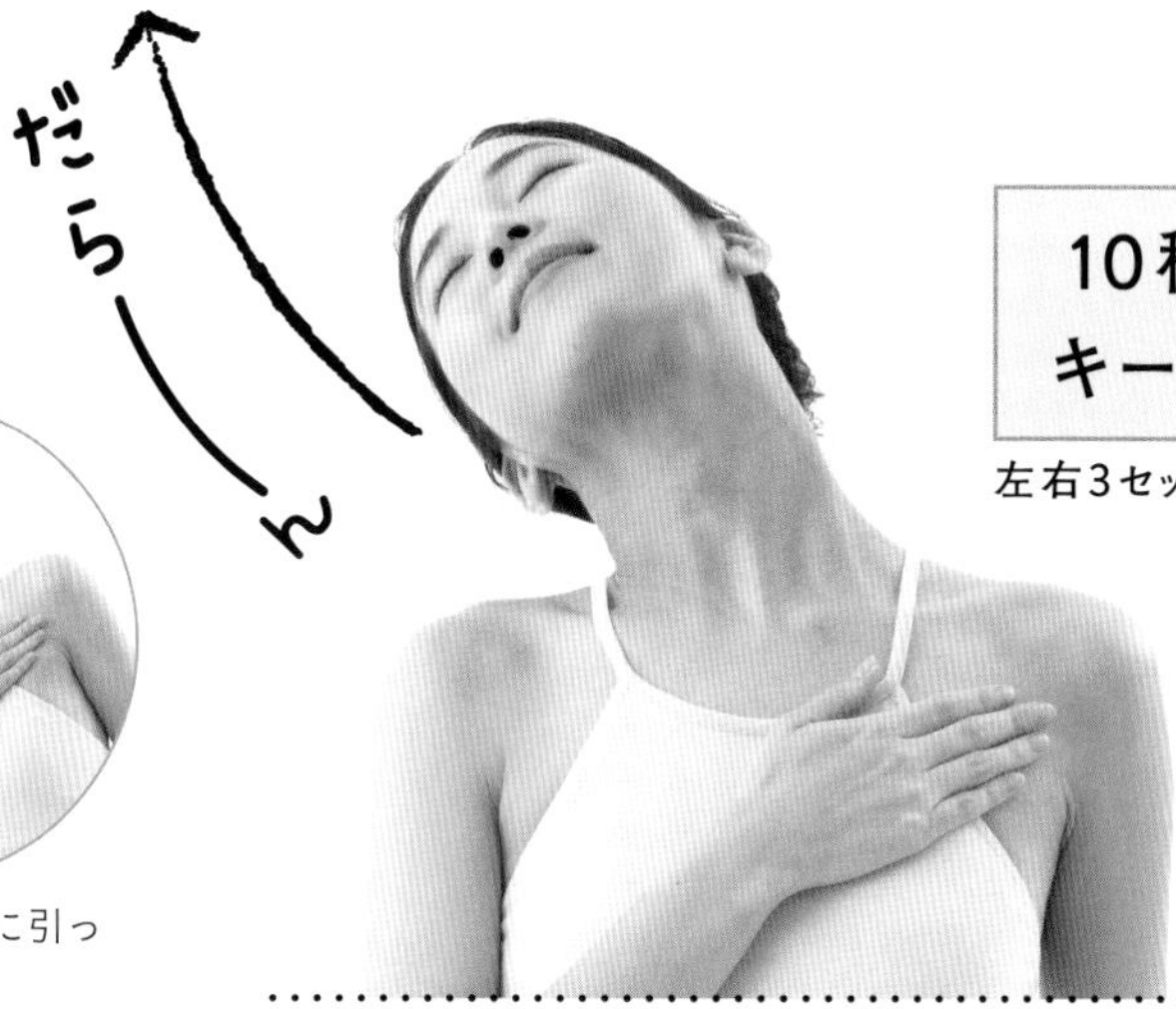

10秒 キープ

左右3セットずつ

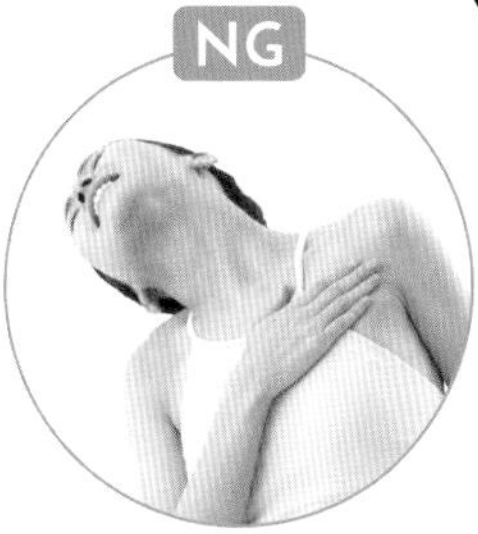

頭を無理に後ろに引っぱらない

3 頭をななめ後ろに だら〜んとたおす

1の姿勢に戻し、かたむけた頭をそのまま後ろにだら〜んとたおして10秒キープ

伸ばす部位

舌骨筋群

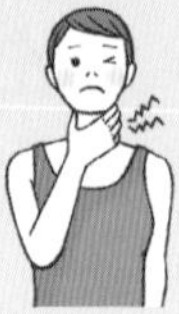

飲みこみにくさを解消する

あごまわりの筋肉をゆるめよう

動画はこちら

猫背になって顔が前に出た状態で、口の閉じ開きをしないでいると、ものを飲みこむときに使う舌骨筋群《ぜっこつきんぐん》が硬くなってしまいます。ここが硬くなると、食事中にむせる、食べ物がのどにつかえるなどの嚥下《えんげ》障害の原因になります。あごまわりの細かい筋群のこわばりをゆるめるストレッチを行って、飲みこみにくさを改善しましょう。

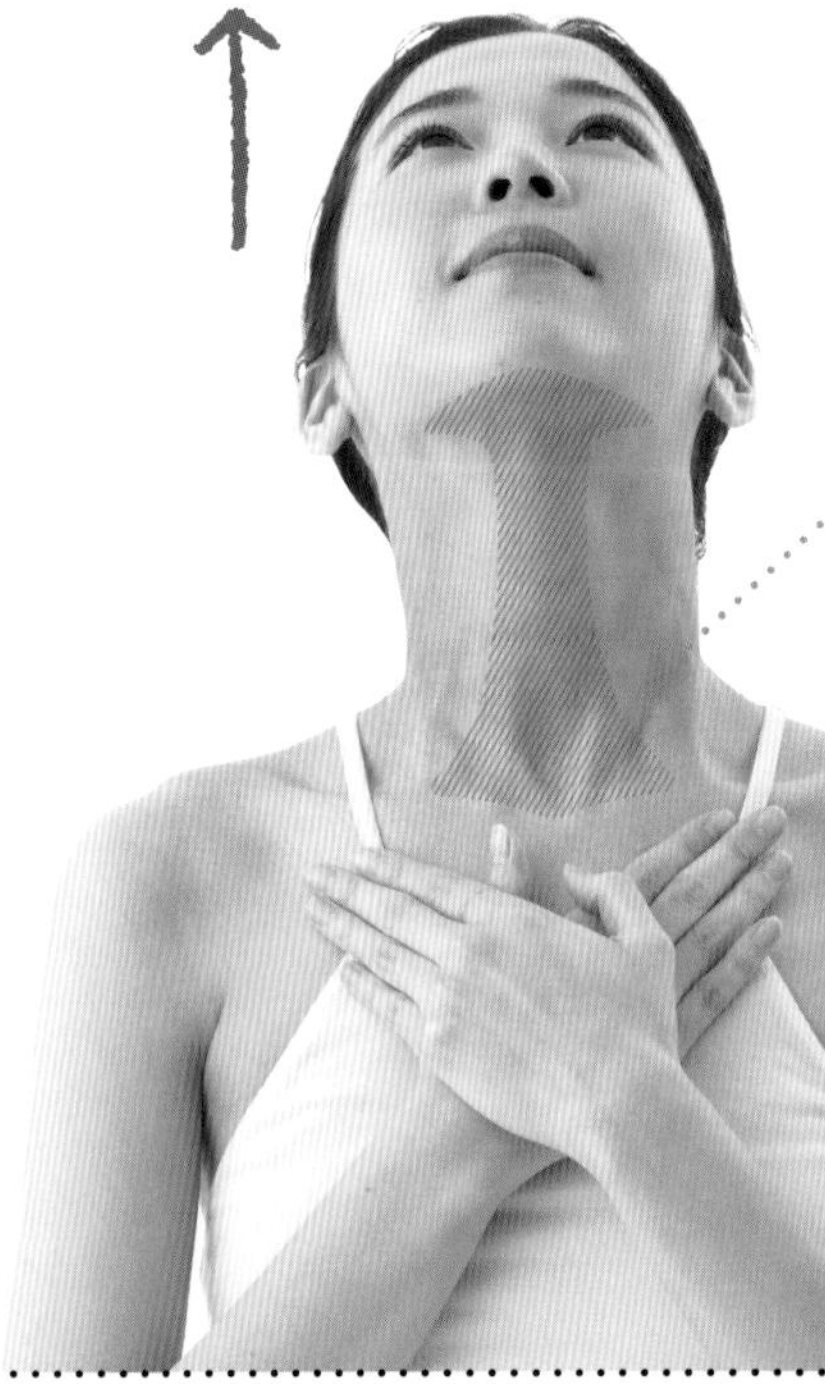

Point

痛くない
ところで止める

1 背筋を伸ばして上を向く

体が反らないように鎖骨の下を両手で支え、上を向く。
あごの下につっぱりを感じればOK

ココをゆるめる！

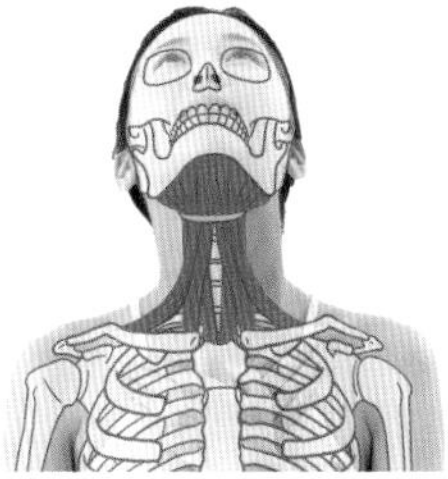

舌骨筋群《ぜっこつきんぐん》

あごの下から鎖骨につながっている筋群で、首を前にたおす、口を開ける、飲みこむときなどに使われます。

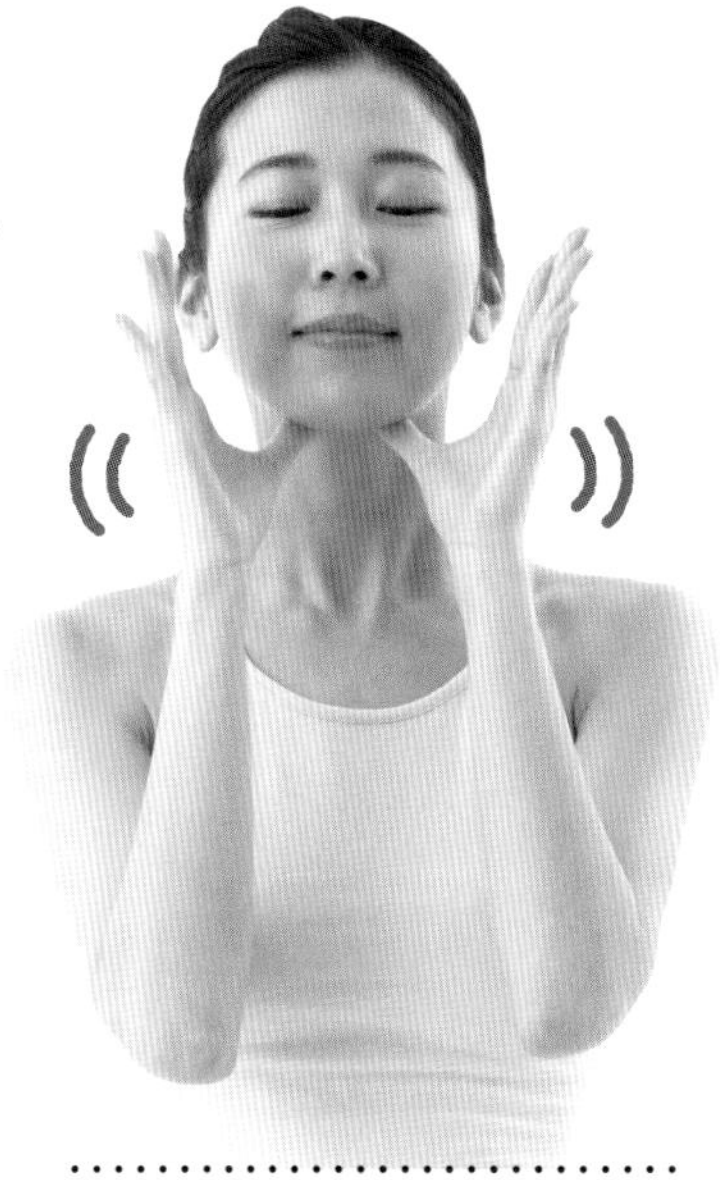

2

あごの下をもんでゆるめる

前を向き、両手の親指をあごの下に入れて、つっぱるところを、指の腹で軽くもんでゆるめる

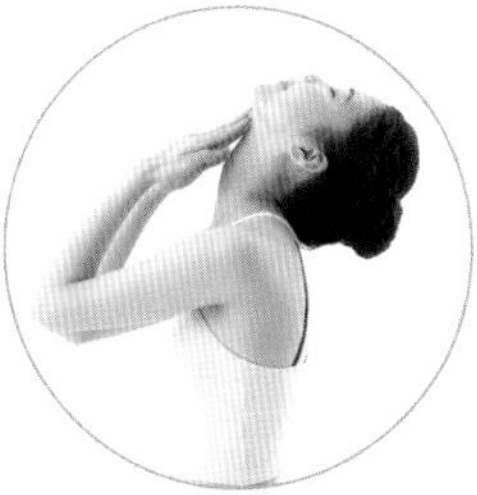

Side

自然に力を抜いてだら〜んとたおす

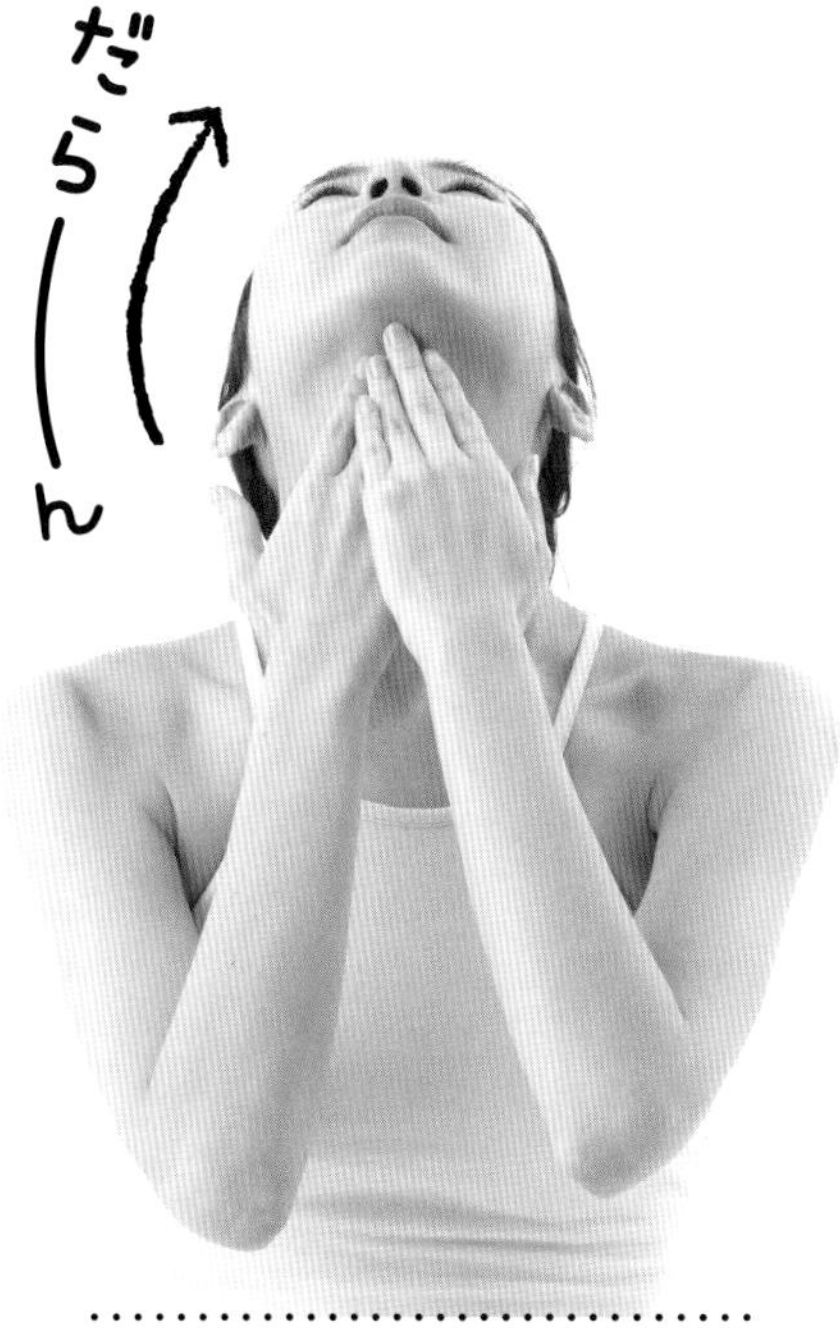

3

頭を後ろにだら〜んとたおす

両手を重ね、あごの下に指の腹を当てて押し、頭を後ろにだら〜んとたおして10秒キープ

10秒キープ

3セット

腰痛はなぜ起こるの？

デスクワークなどで長時間座っていると、おしりやももの裏の筋肉が縮み、腰まわりの筋肉が固まった状態になります。猫背気味の人は、腰が丸まって骨盤が後傾した状態で固まってしまいます。逆に反り腰の人は、骨盤が極端に前傾し、腰が反った状態で固まってしまいます。どちらも骨盤をうまく動かせないため、立ったり座ったり歩いたりするたびに腰の筋肉にストレスがかかって痛みにつながります。

また腰が固まってしまうと、肩を振って歩くようになったり、歩幅が狭くなってすり足で歩くようになったりして、腰だけでなく、背中やひざ、股関節などの痛みにもつながります。

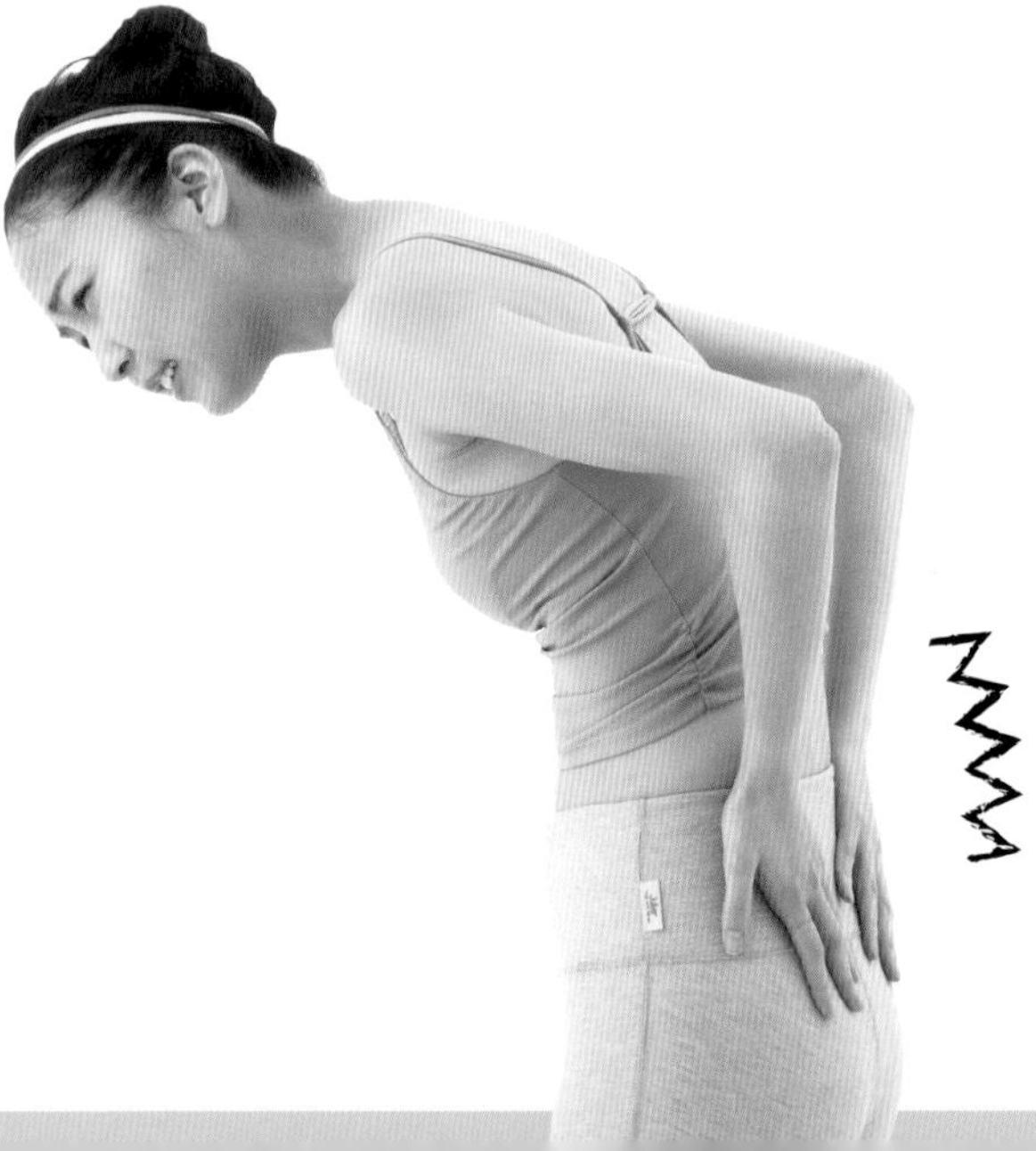

腰痛で伸ばすべき筋肉一覧

脊椎《せきちゅう》起《き》立筋《りつきん》

後頭部から背骨を通り仙骨までつながっている筋肉。腰を反る、体を横にたおすなどに使う

腹斜筋《ふくしゃきん》

肋骨から骨盤にかけてつながっている筋肉。体をひねるときに使う

腹直筋《ふくちょくきん》

おなかの真ん中についている筋肉。起き上がったり、体を前に丸めたりするときに使う

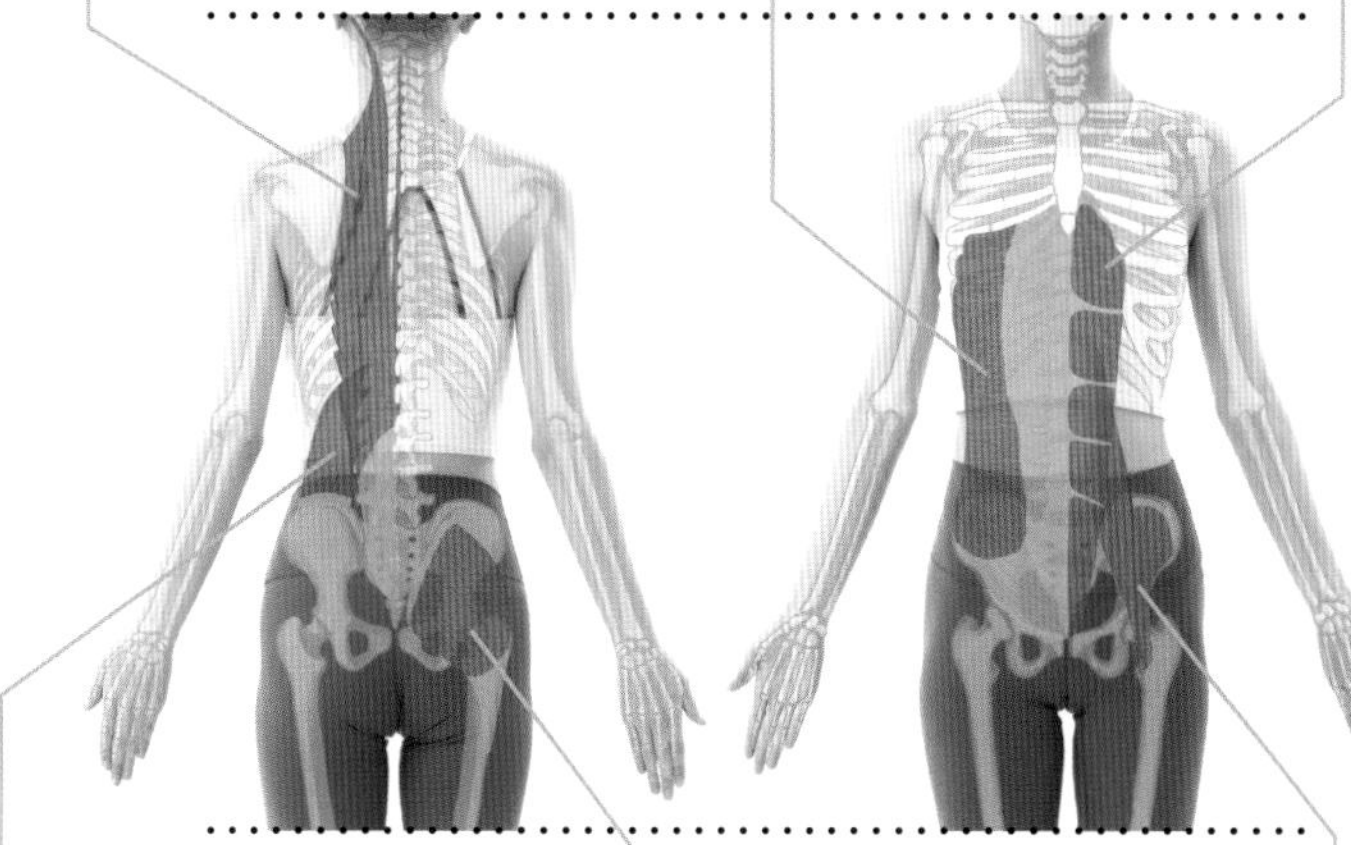

腰方形筋《ようほうけいきん》

肋骨と骨盤をつなぐ腰の筋肉。腰をそらしたり、体を左右にたおしたりするときに使う

大臀筋《だいでんきん》

おしりについている筋肉。脚を後ろに上げるとき、歩行時に脚を蹴るときなどに使う

腸腰筋《ちょうようきん》

股関節の内側から骨盤や腰椎につながっている筋肉の複合体。ひざを引き上げるときに使う

Column ぎっくり腰にならない荷物の持ち上げかた

重い荷物を持ち上げたとき、「ぎっくり腰」になった経験はありませんか？　じつはこのぎっくり腰、重いものだけでなく、軽いものを持ったときでも起こります。ひざを伸ばし、背中を丸めた状態でものを持ち上げると、腰の筋肉が伸びきった状態から力を入れる形になり、また腰の筋肉だけで持ち上げてしまうことから、腰への負担が大きくなります。これがぎっくり腰の原因です。

これを避けるには、荷物を持ち上げる前にひざを曲げて胸を張り、腰を反らして腰の筋肉を縮めて、姿勢を固定しておくことが効果的です。

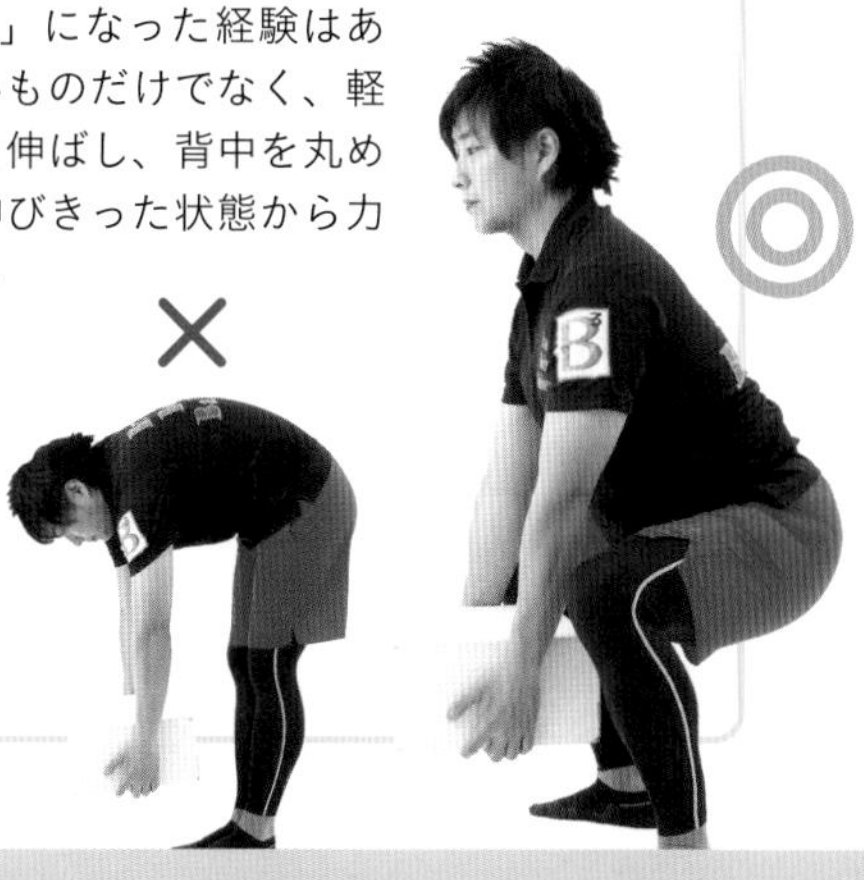

側屈の腰痛を改善する

腰痛のとき、まずはここから

伸ばす部位

腰方形筋

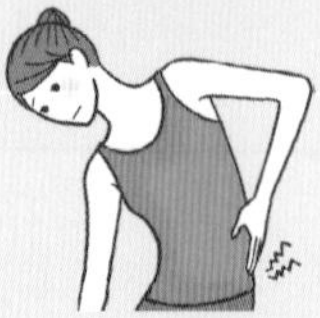

腰痛は、長年の姿勢のくせにより、上半身と下半身をつなぐ多くの筋肉がこり固まって起こる痛みです。

その中でも肋骨と骨盤をつなぐ腰方形筋《ようほうけいきん》は、腰を反らしたり、体を横に曲げたりする大きな動きに影響します。この筋肉をほぐして伸ばすストレッチは、腰を横に曲げるときに痛みを感じる腰痛のケアに効果的です。

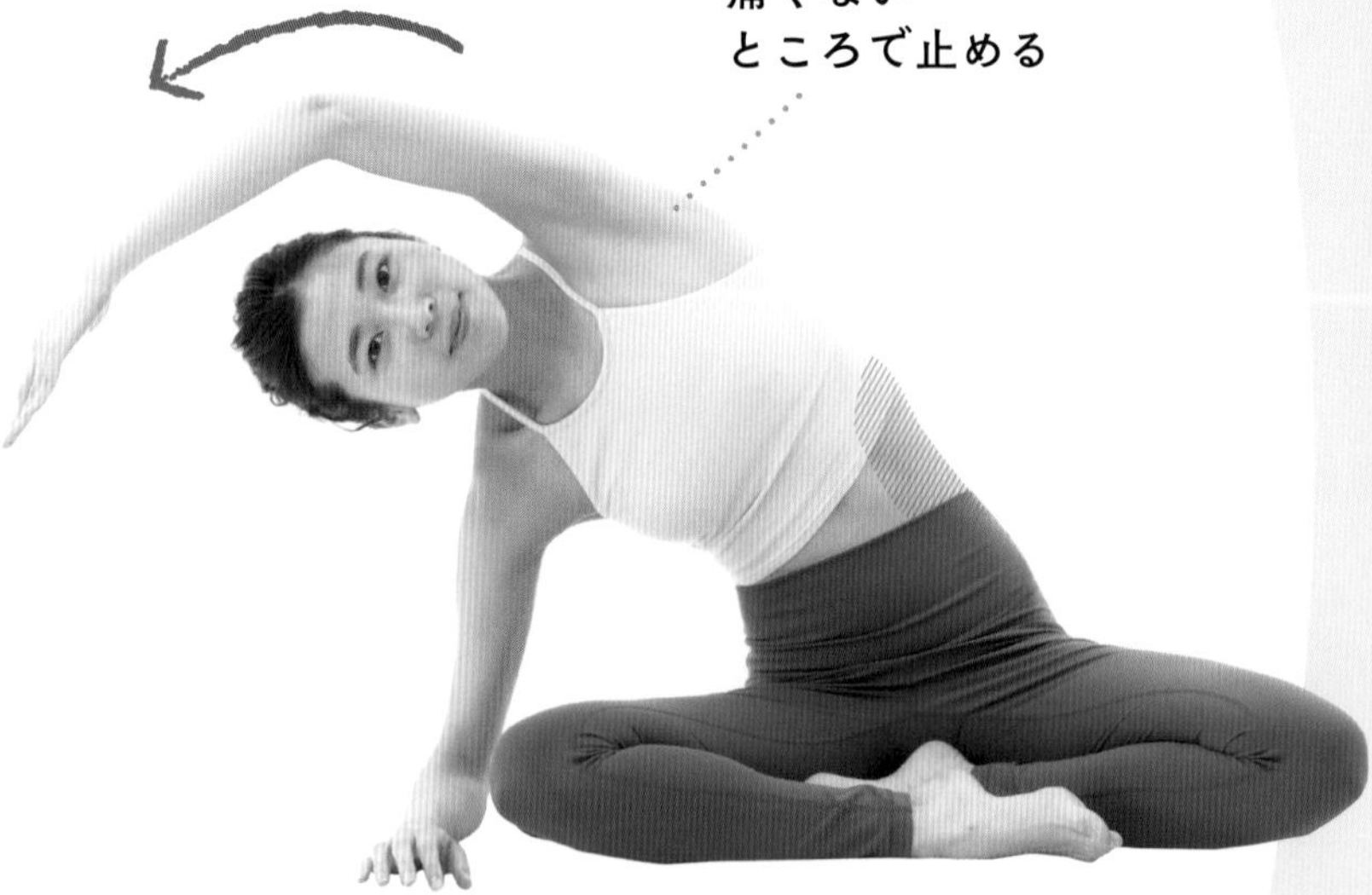

Point

痛くない
ところで止める

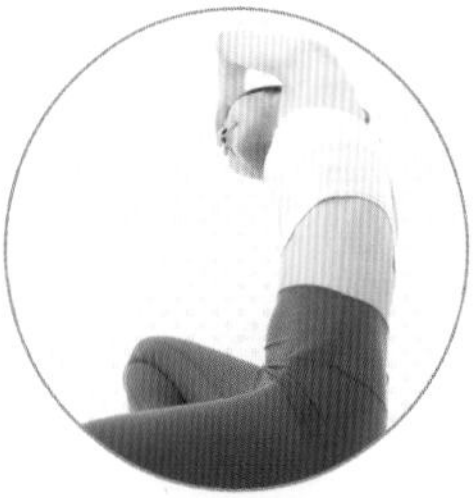

Side

体は真横にたおす

1 床に座り 体を横にたおす

床にあぐらで座り、ひじをつき、もう一方の手を上げて体ごと横にたおす。腰の横につっぱりを感じればOK

動画はこちら

ココをゆるめる！

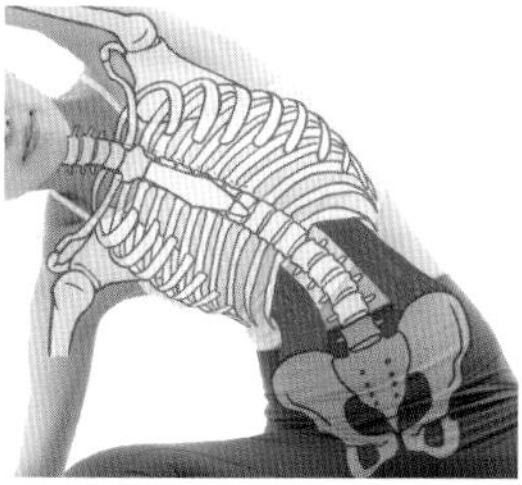

腰方形筋《ようほうけいきん》

腰椎の両脇にあり、骨盤と肋骨をつなぐ長方形の筋肉。腰を反らしたり、体を横に曲げたりする動きで使います。

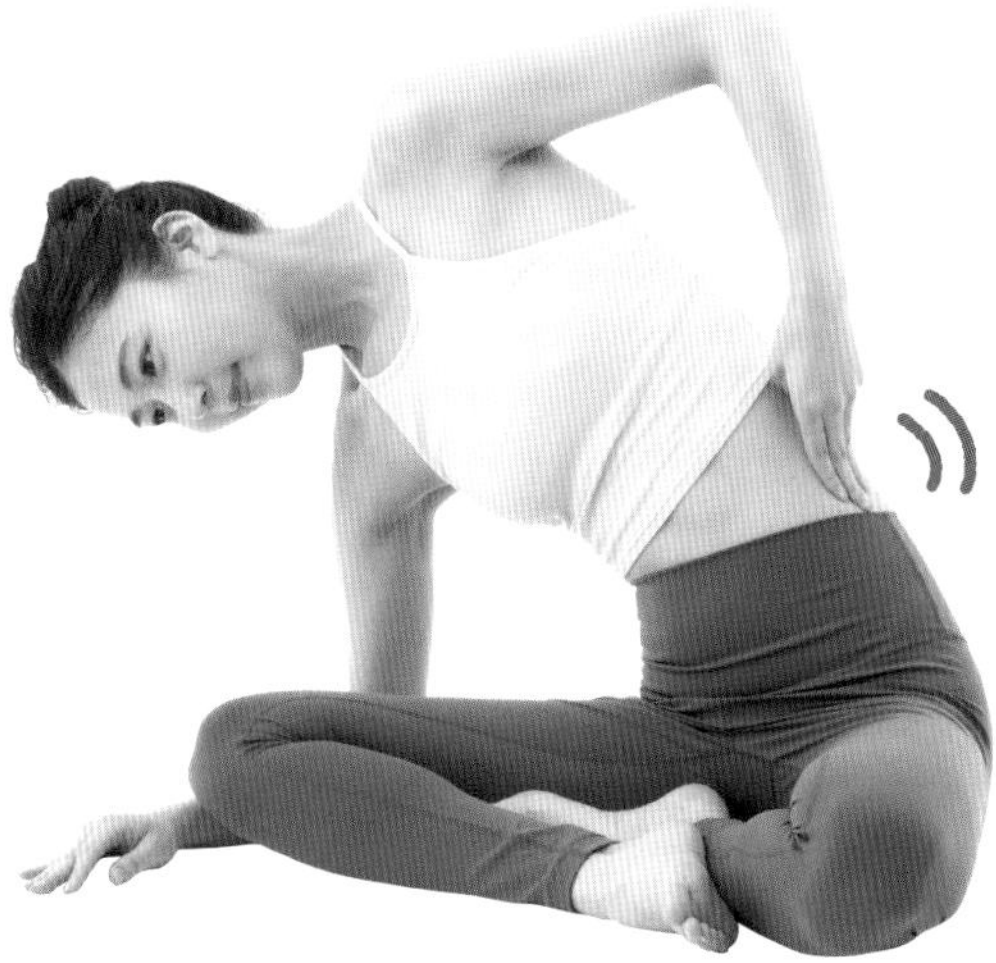

2 肋骨と骨盤のあいだをもんでゆるめる

横にたおした体勢のまま、肋骨と骨盤のあいだのつっぱるところを、指の腹で軽くもんでゆるめる

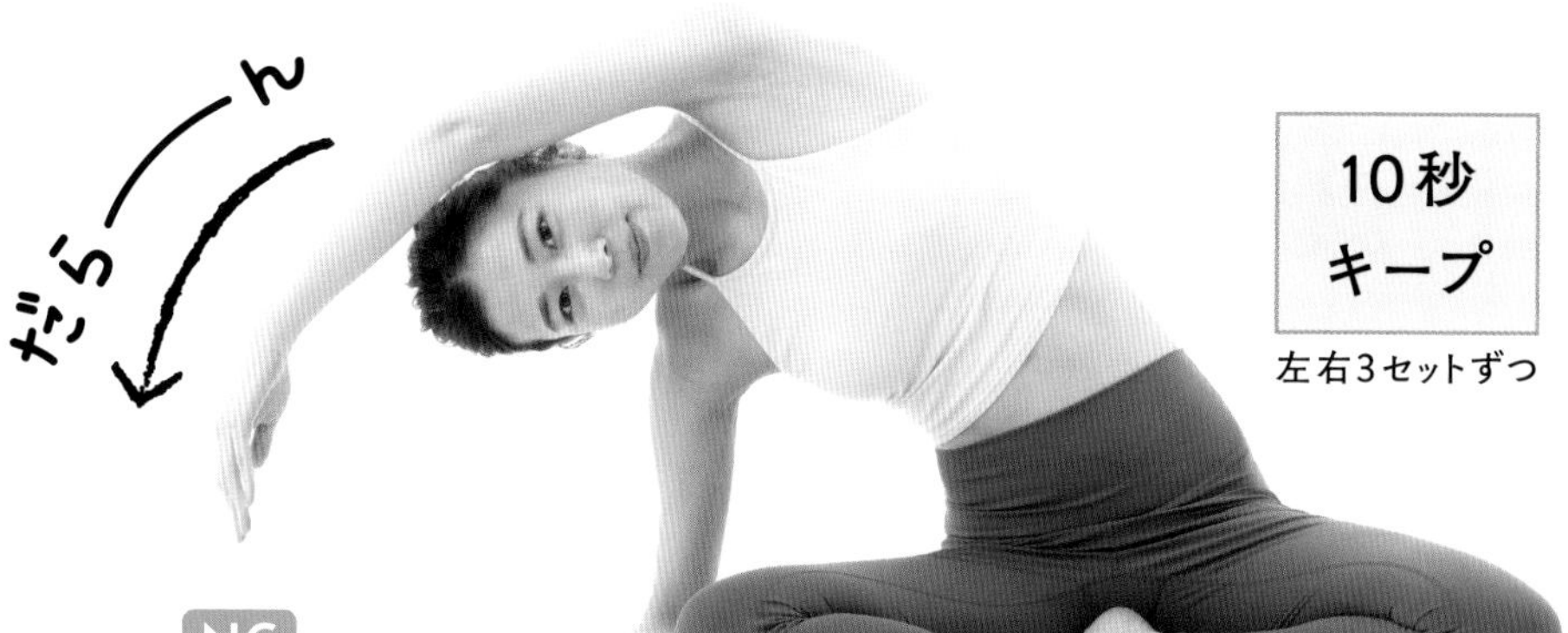

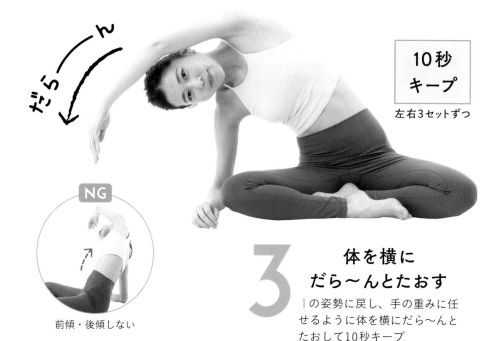

10秒キープ

左右3セットずつ

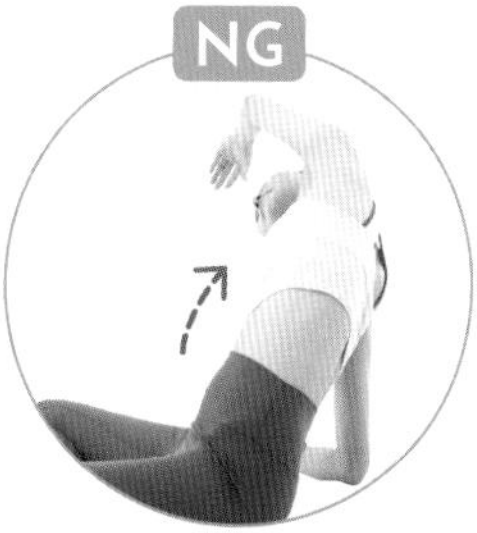

前傾・後傾しない

3 体を横にだら〜んとたおす

1の姿勢に戻し、手の重みに任せるように体を横にだら〜んとたおして10秒キープ

伸ばす部位

脊柱起立筋

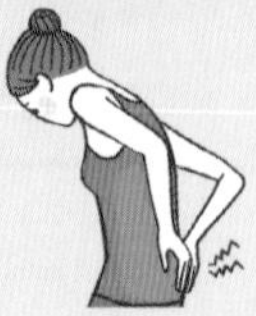

前屈の腰痛を改善する

前かがみになったときに痛い！を解消

イスから立ち上がるときや下に落ちたものを拾うときなど、前かがみになるときに痛みを感じるタイプの腰痛は、脊柱《せきちゅう》起《き》立《りっ》筋《きん》の緊張が原因です。デスクワークや家事、育児など、なにかと前かがみの姿勢を多くとる人が縮みやすい筋肉です。

　無理な姿勢で固まってしまった背中側の筋肉を、しっかりストレッチしてあげましょう。

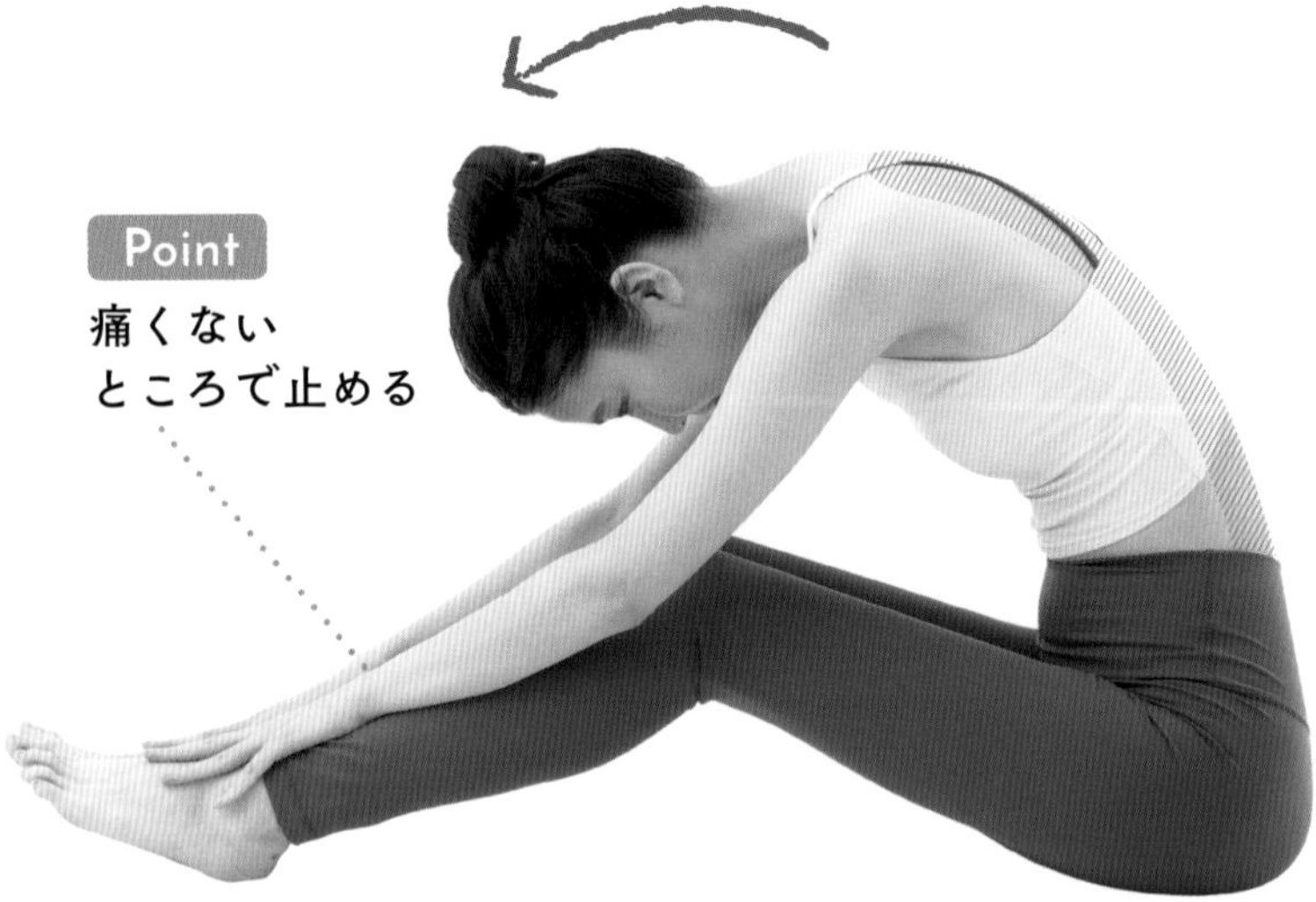

Point

痛くない
ところで止める

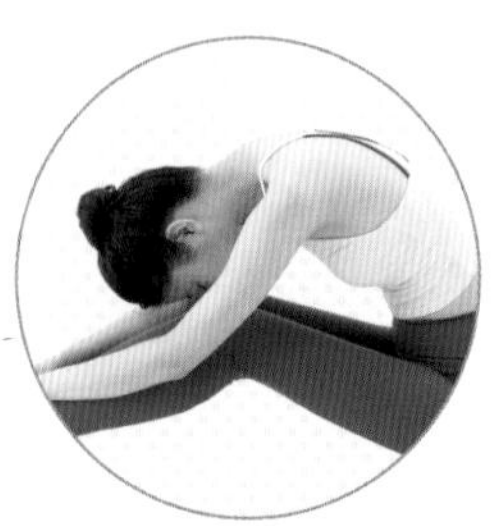

Side

頭を下に向ける

1

床に座り
上半身を前にたおす

ひざを少し曲げた状態で座り、頭を下げ、上半身を前にたおす。
首から腰にかけて背骨のラインにつっぱりを感じればOK

動画はこちら

ココをゆるめる！

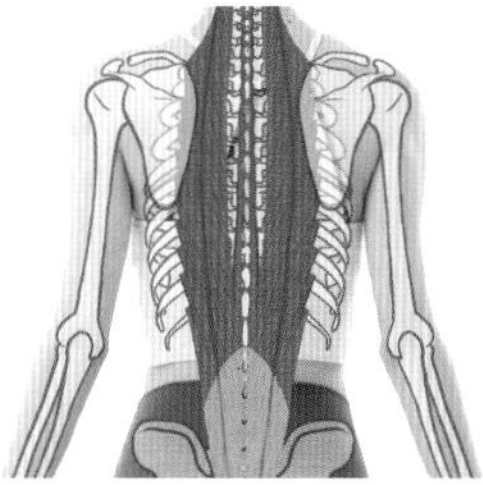

脊柱《せきちゅう》起《き》立筋《りつきん》

脊柱にそって首から骨盤までついている背中側の筋肉。姿勢を保ち、体を安定させるために使う筋肉のひとつです。

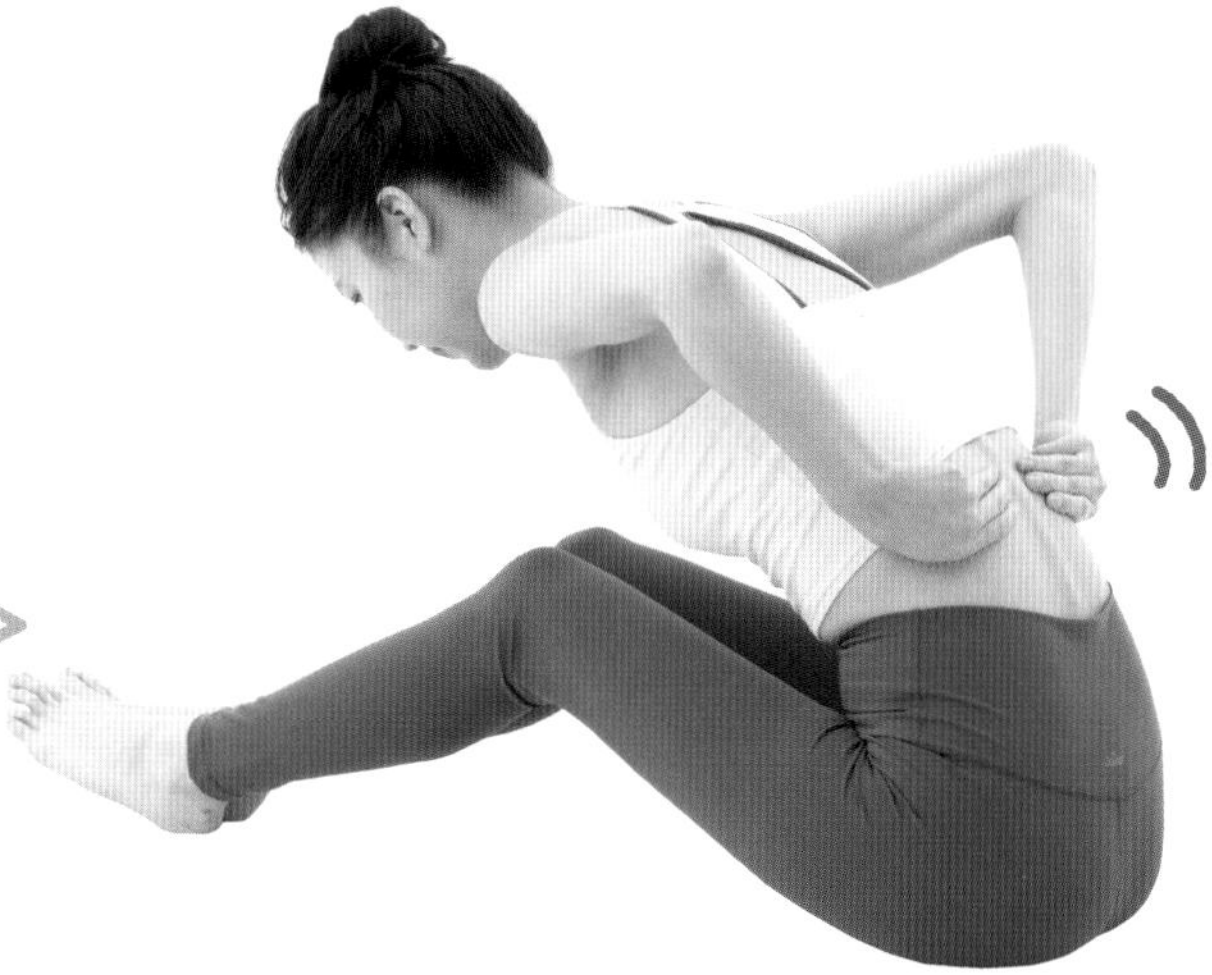

2 背骨の両脇をもんでゆるめる

前傾した姿勢のまま、両手を背中にまわし、つっぱるところを、指の腹で軽くもんでゆるめる

Arrange

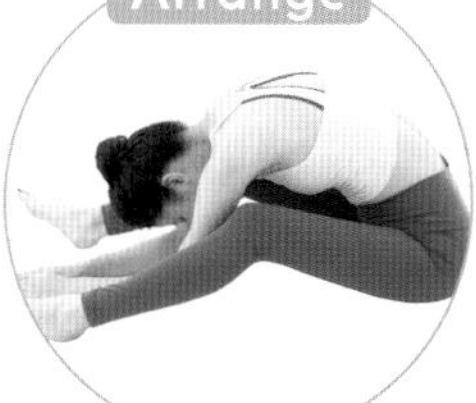

つっぱりをあまり感じなければ、足を開いて体をさらに前にたおしてみて

だら――ん

10秒キープ

3セット

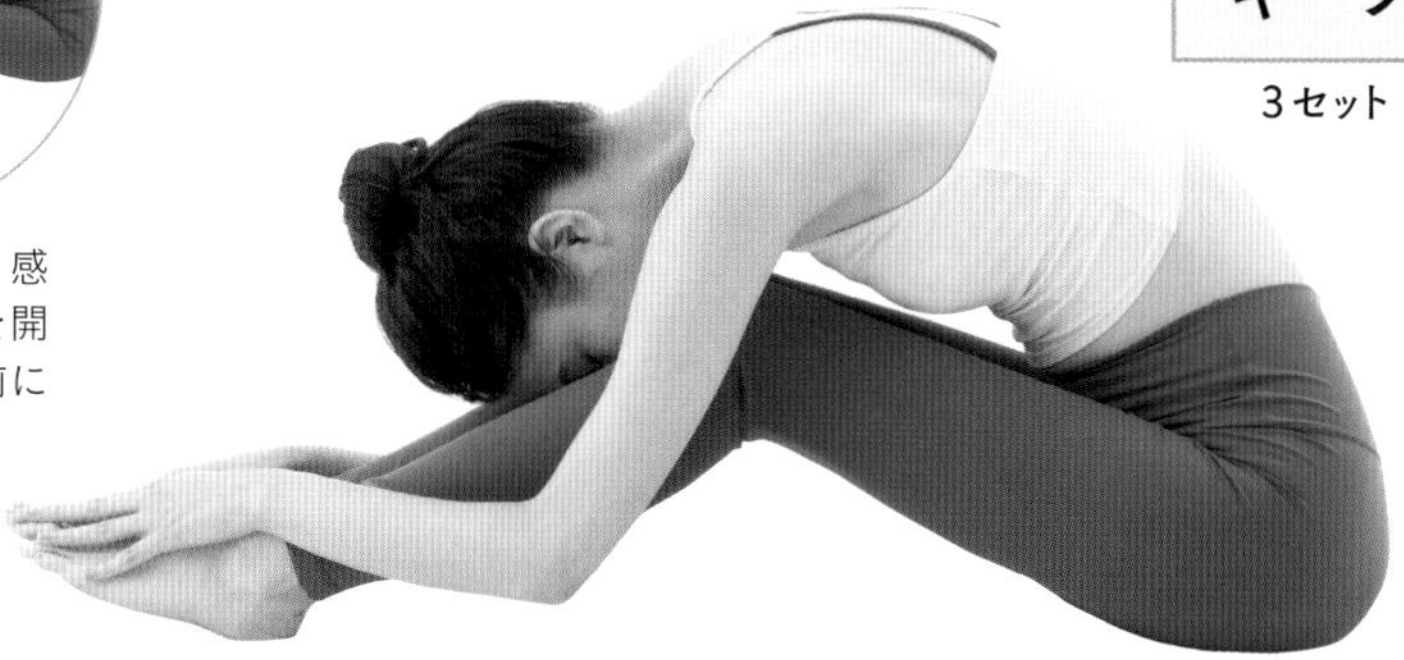

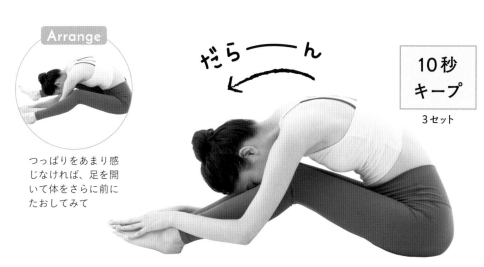

3 上半身を前にだら〜んとたおす

1の姿勢に戻し、背中の重みで上半身を前にだら〜んとたおして10秒キープ

ひねり腰痛を改善する

明日から「見返り美人」に

伸ばす部位

腹斜筋

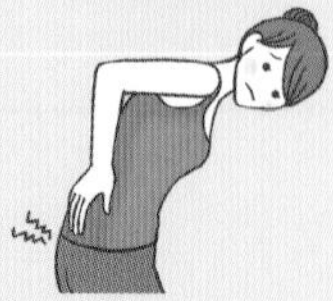

後ろを振り返ったり、久しぶりのスポーツで腰を回旋させたりすると、痛みが走る。そんな人はわき腹をぐるっと支えている「腹斜筋」が固まっている証拠です。痛いからといって動かさないでいると、ますます固まってしまいます。無理に動かすのではなく、腹斜筋を気持ちよく伸ばすこのストレッチを続けることで、痛みが解消します。

Point

ひねられる
範囲で止める

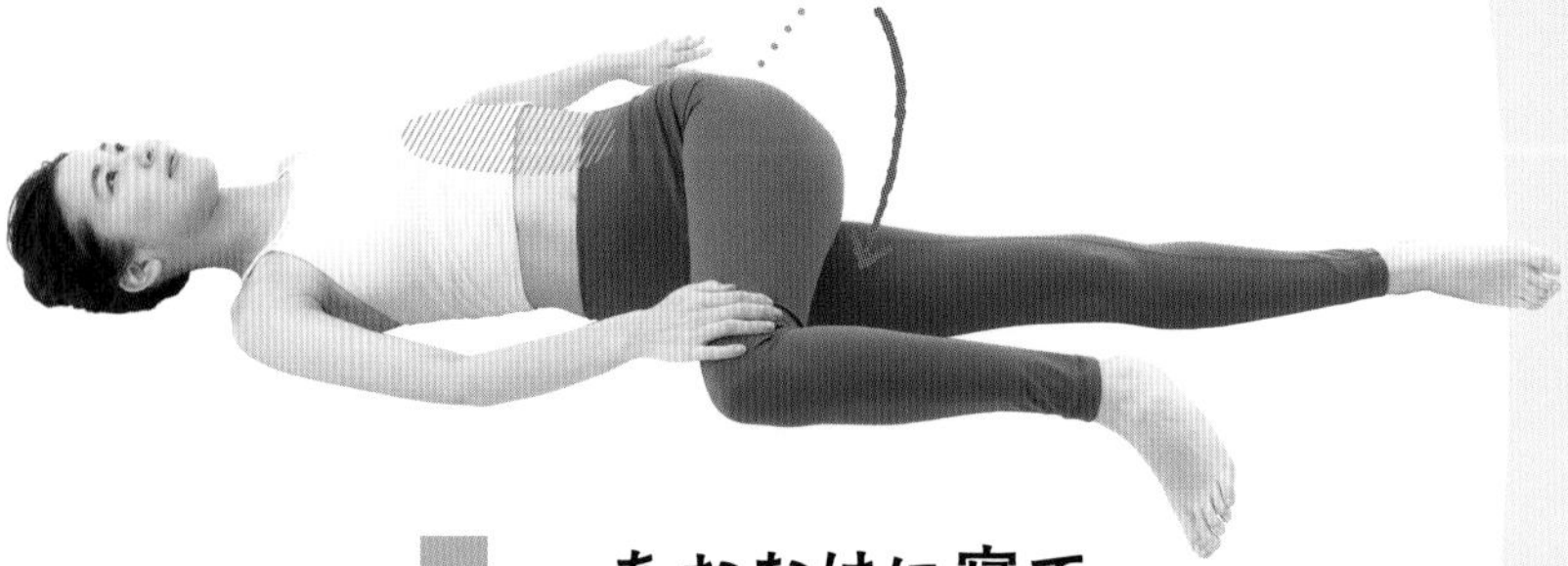

1 あおむけに寝て曲げた脚を反対側にたおす

曲げた脚のひざに手をおき、手の重みで反対側にたおす。おなかがひねられている感覚があれば0K

NG

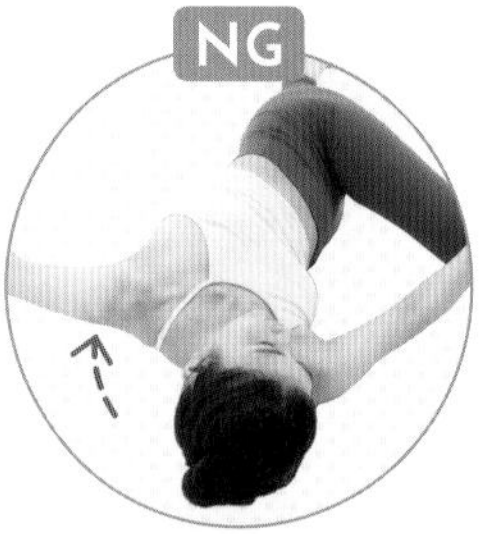

肩を浮かせない

動画はこちら

ココをゆるめる!

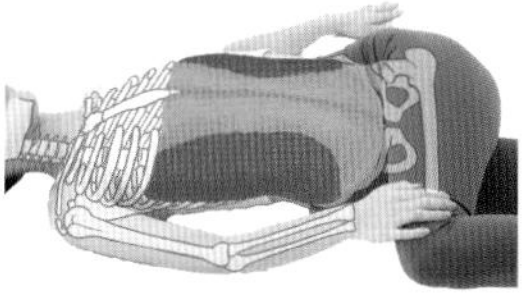

腹斜筋《ふくしゃきん》

わき腹全体に広がる筋肉。外腹斜筋と内腹斜筋は対角の筋繊維で重なります。体をまわす、かたむけるなどの動きに影響します。

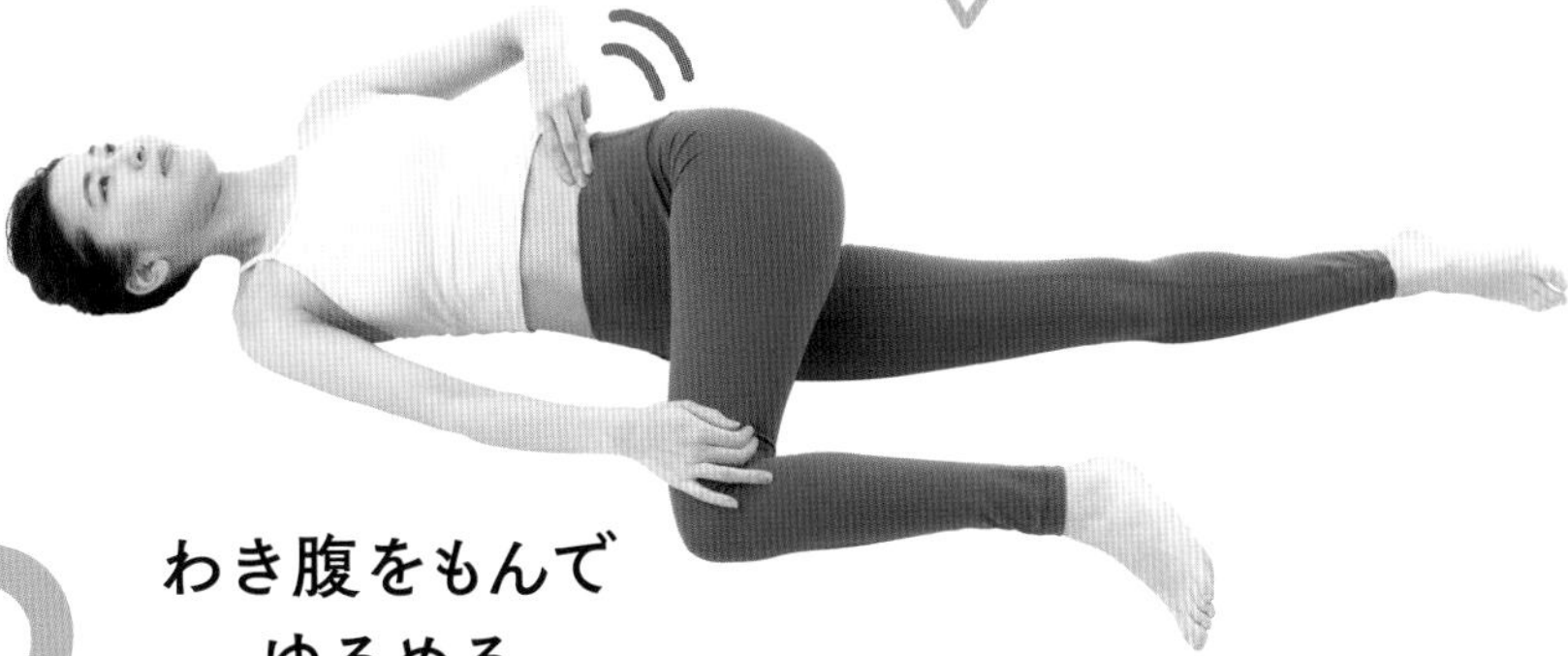

2 わき腹をもんでゆるめる

肋骨から骨盤のあいだのつっぱるところを、指の腹で軽くもんでゆるめる

10秒キープ

左右3セットずつ

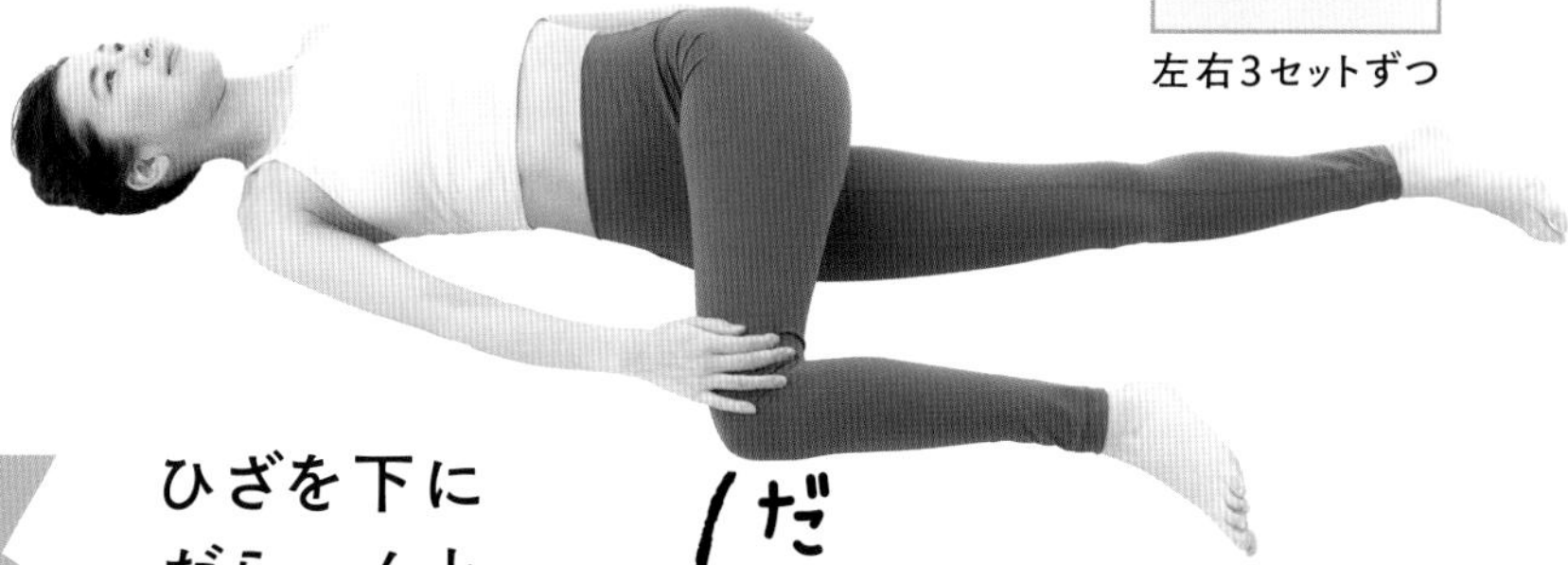

3 ひざを下にだら〜んとおろす

肩を床につけたまま、ひざを自分の脚の重みでだら〜んとおろして10秒キープ

だら〜ん

Arrange

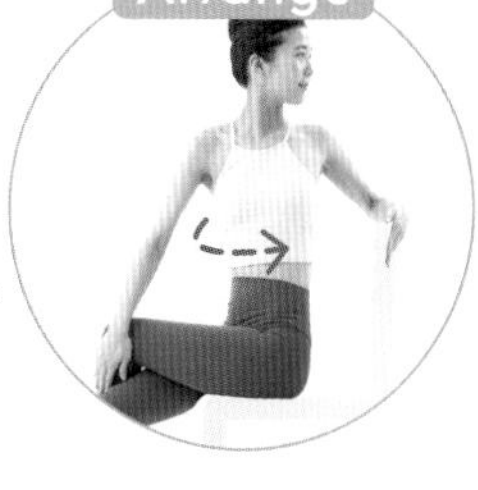

イスに座ってもOK。その場合は、腰をす〜っとまわす

反らし腰痛を改善する

腰の痛みをとって軽やかに動く

伸ばす部位

腹直筋

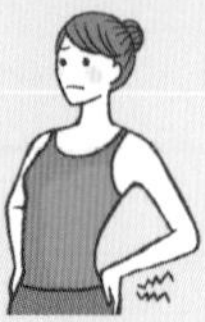

朝起き上がるときや、仕事の合間に体を伸ばそうと大きく反ったときに痛みを感じるタイプの腰痛は、腹直筋が硬くなっているために多く起きます。その結果、無意識に腰を丸めて、猫背になりやすくなります。

腹直筋を伸ばすことで体を反らしやすくなり、猫背をまっすぐに改善できます。ぜひ習慣にしましょう。

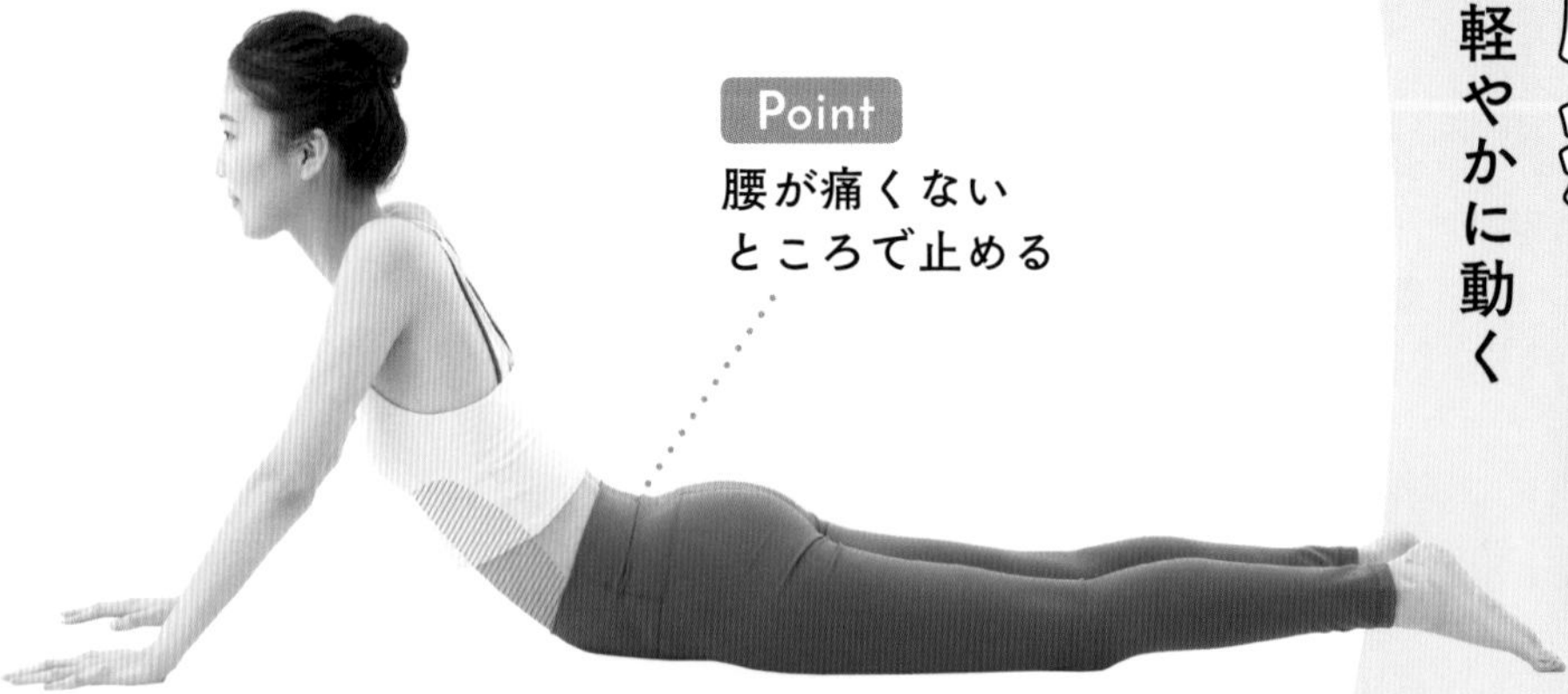

1 うつぶせから上を向いて上半身を起こす

うつぶせになって顔の横に手を置き、ひじを伸ばし、上半身を起こす。
おなかにつっぱりを感じればOK

動画はこちら

ココをゆるめる！

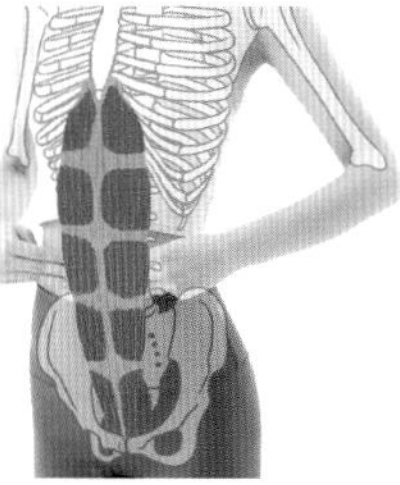

腹直筋《ふくちょくきん》

おなかの真ん中にある、肋骨から恥骨まで縦につながる筋肉。あらゆるスポーツに使い、呼吸や姿勢の維持にも重要です。

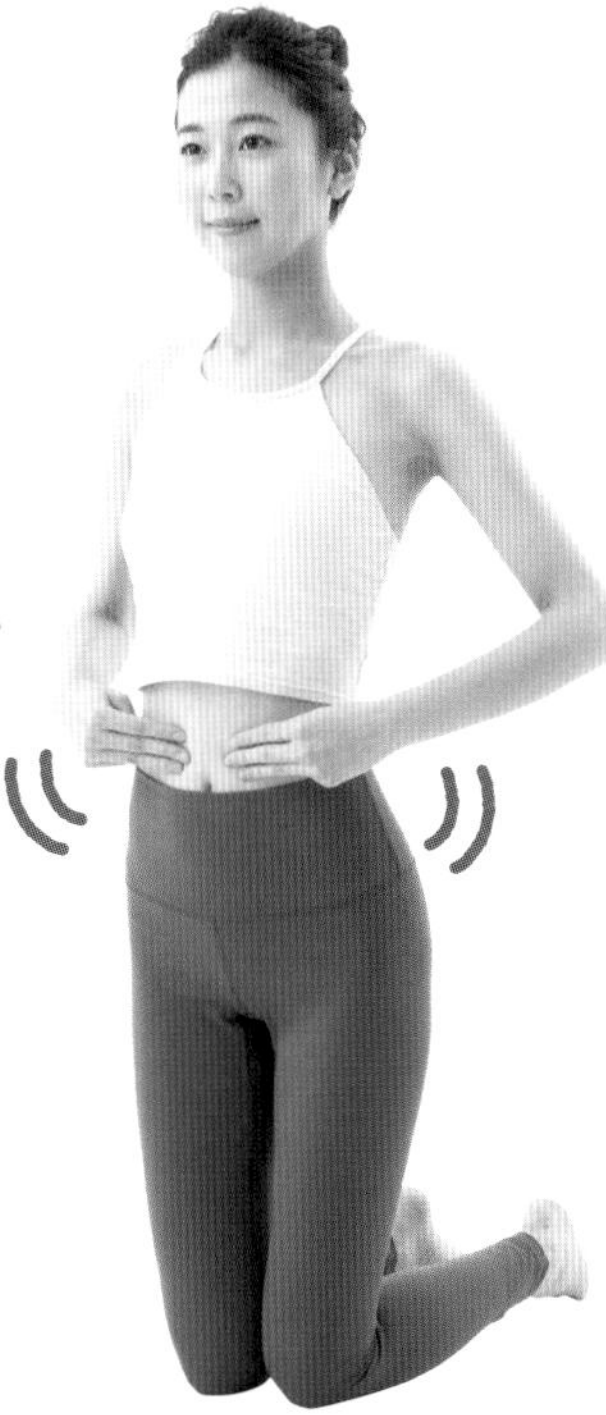

2

ひざ立ちになり おなかの中心を もんでゆるめる

おなかの中心あたりのつっぱるところを、指の腹で軽くもんでゆるめる

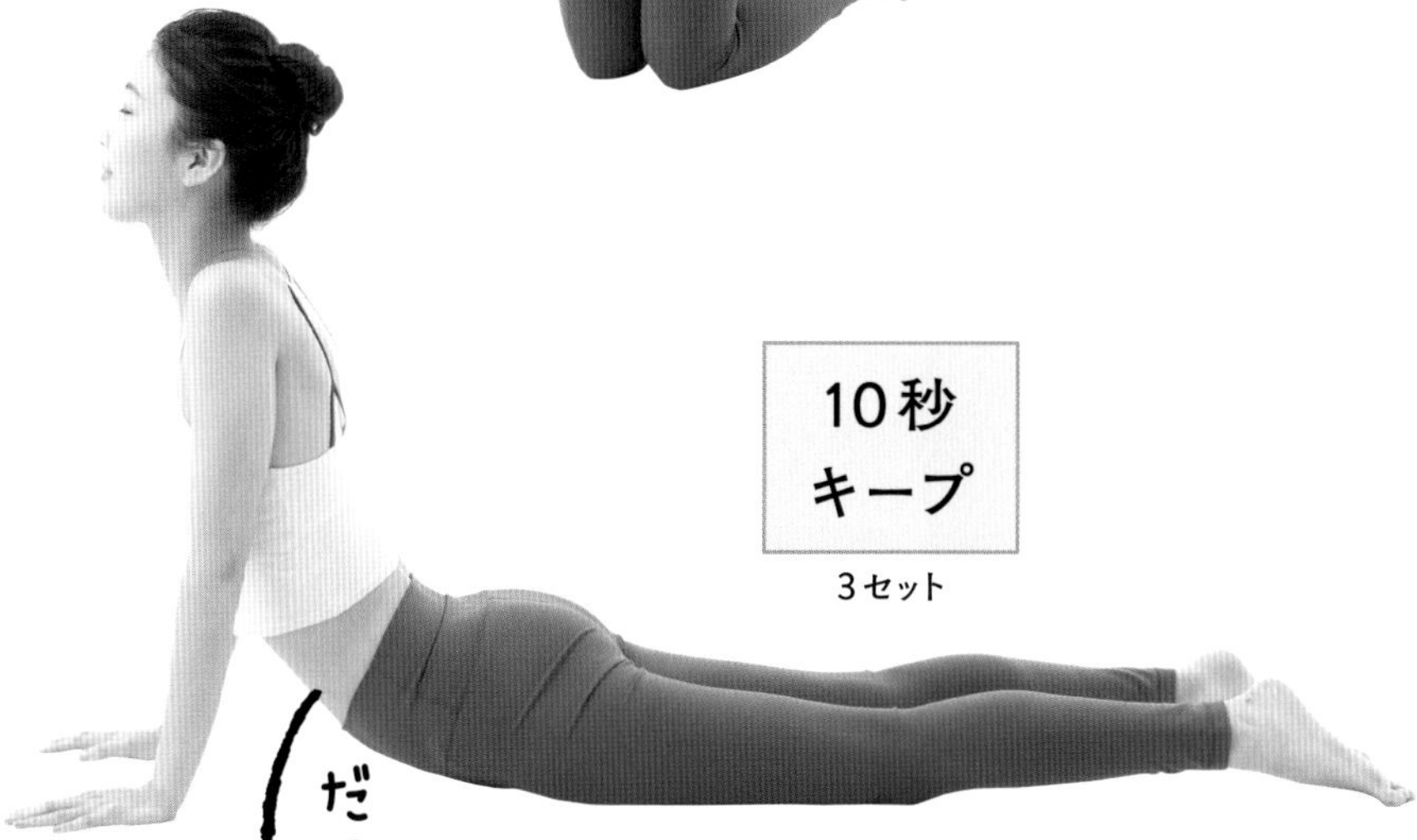

10秒 キープ

3セット

3

おなかを下に だら〜んとおろす

1の姿勢に戻し、ひじを伸ばして、おなかを下にだら〜んとおろして10秒キープ

Arrange

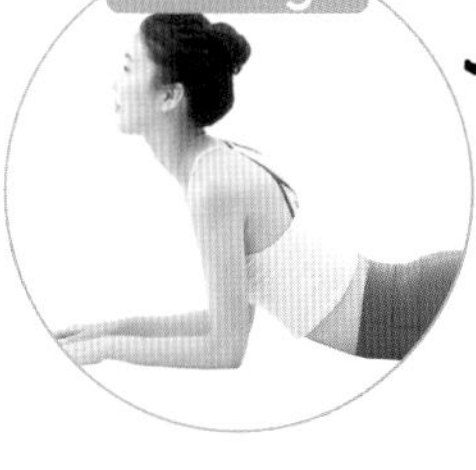

ひじを伸ばすのがつらい人は、ひじを曲げて床につけたままでもOK

伸ばす部位

大臀筋

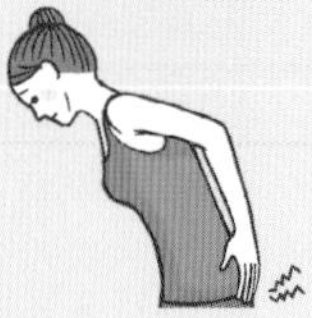

坐骨神経痛を改善する

股関節をまわしやすくし、おしりの疲れを解消

動画はこちら

デスクワークが多くなると、座りっぱなしのためにおしりがイスに圧迫されて硬くなります。おしりの筋肉、大臀筋が硬くなると、片足立ちでバランスがとれなくなったり、坐骨神経痛を引き起こしたりします。

しっかりストレッチすることで痛みが改善するだけでなく、股関節を動かしやすくなり、バランス感覚が向上します。

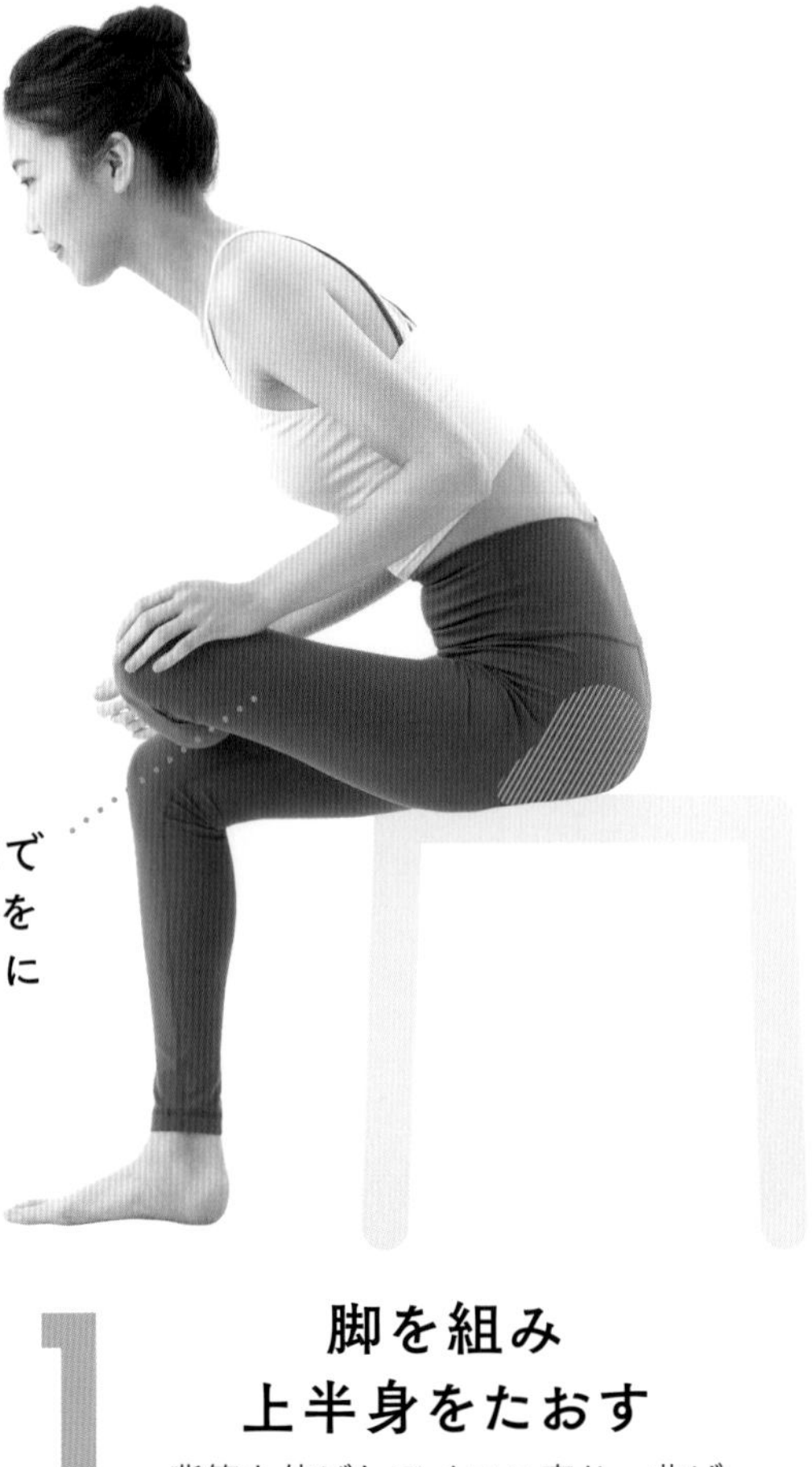

Point

左右の脚で「4」の字を描くように

1 脚を組み上半身をたおす

背筋を伸ばしてイスに座り、曲げたひざの上に足首をのせて上半身を前にたおす。

おしりにつっぱりを感じればOK

ココをゆるめる！

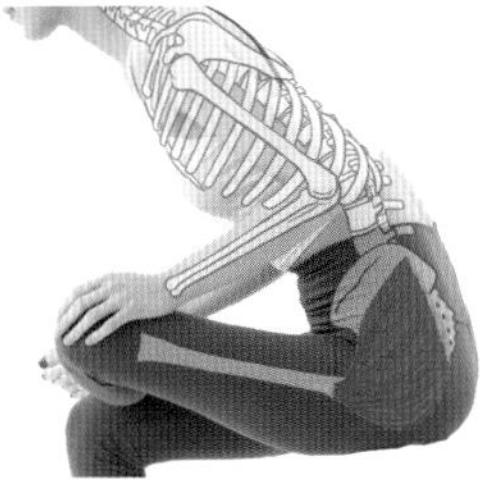

大臀筋《だいでんきん》

脚を後ろに上げるときや歩行時に脚を蹴るときに使います。また片脚立ちなどバランスをとるときにも必要な筋肉です。

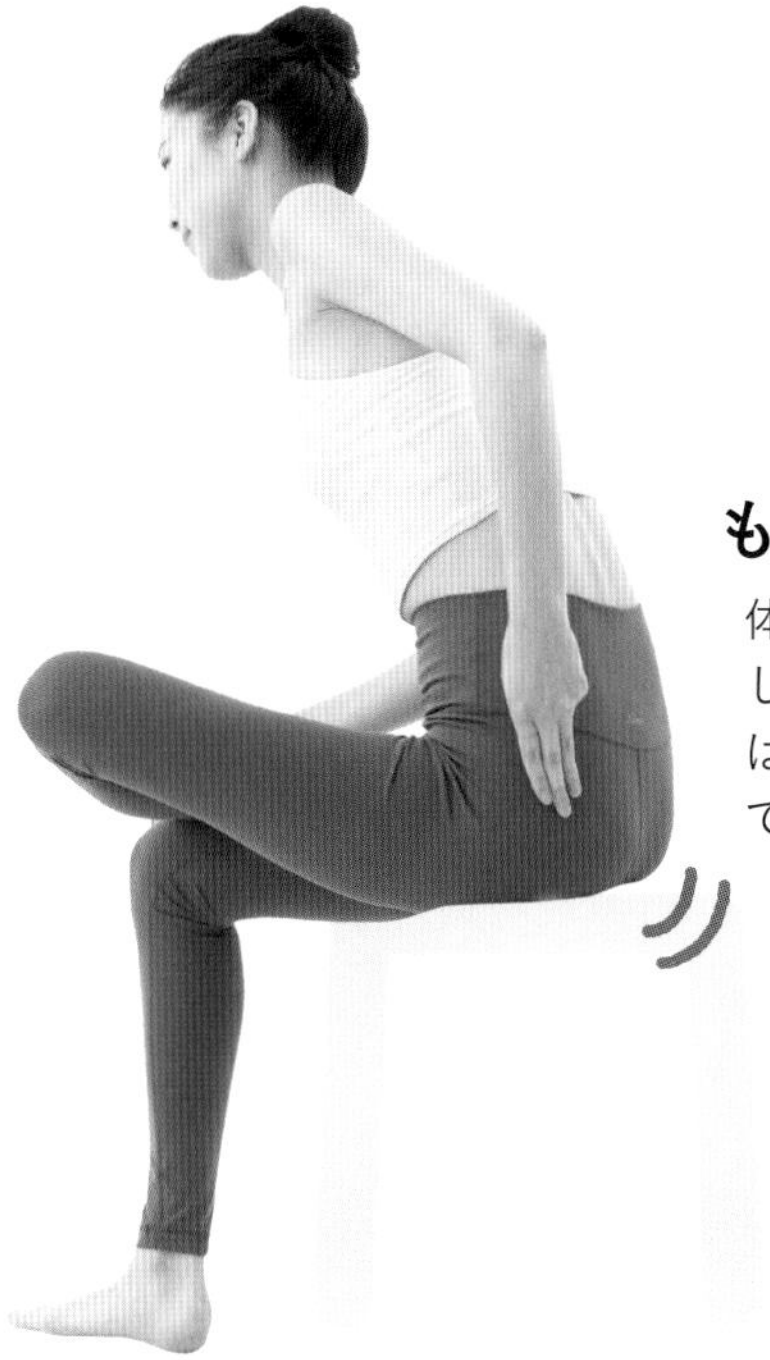

2 おしりをもんでゆるめる

体を横にかたむけておしりを持ち上げ、つっぱるところを、指の腹で軽くもんでゆるめる

3 上半身を前にだら〜んとたおす

1の姿勢に戻し、背中の重みで体をだら〜んと前にたおして10秒キープ

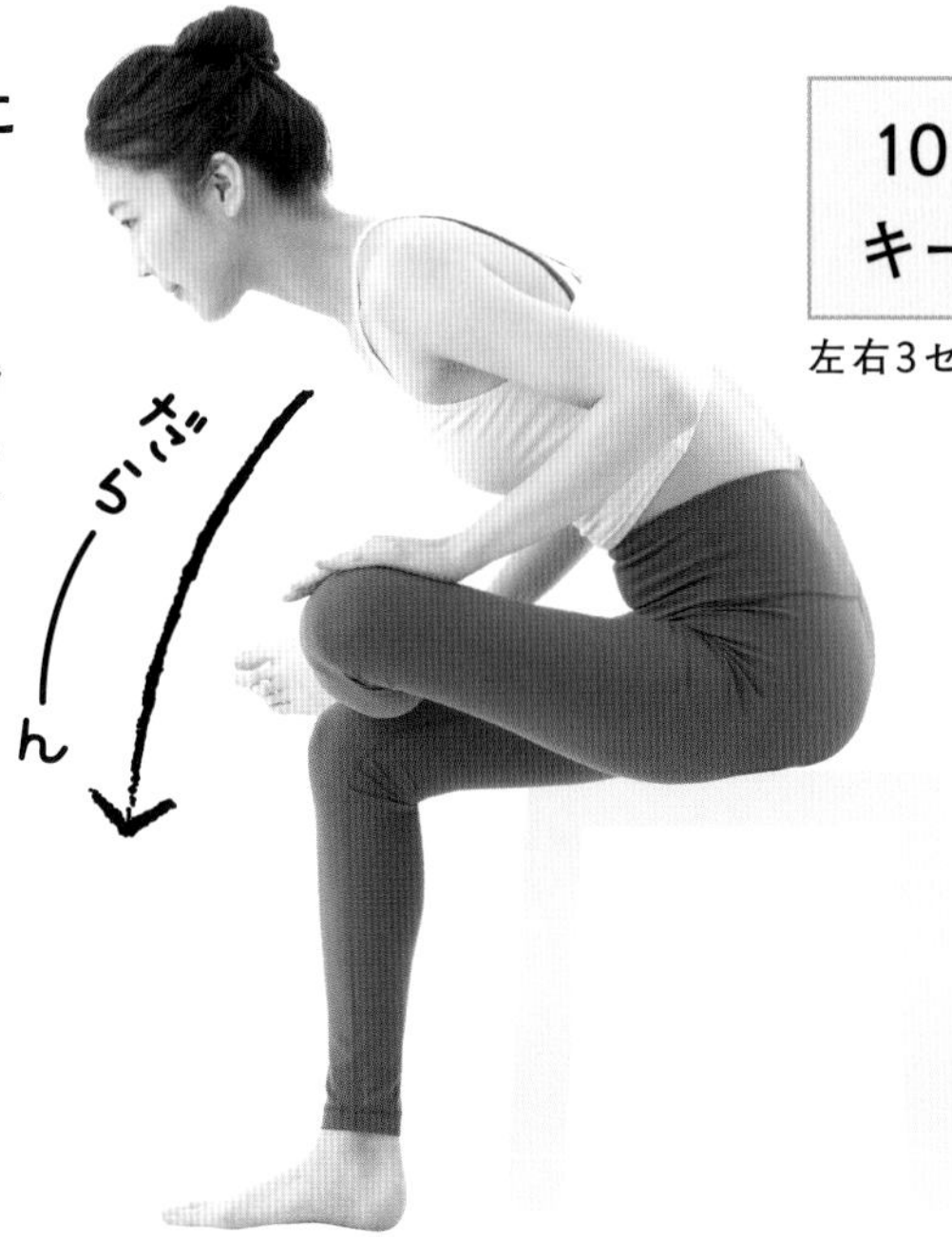

10秒キープ

左右3セットずつ

NG

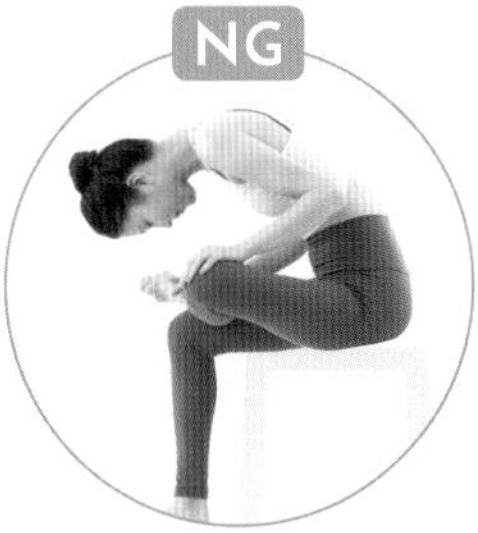

背中を丸めない

伸ばす部位
腸腰筋

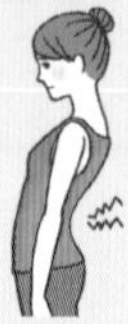

反り腰を改善する

腰痛だけでなく、ぽっこりおなかの原因に

反り腰は、背骨から骨盤までをつなぐ「腸腰筋」が縮んで硬くなっていることが原因です。骨盤が腸腰筋に引っぱられて前傾し、バランスをとるために上半身が後ろにたおれることで腰が反ってしまいます。その姿勢が続くと腰の一部に負担がかかって腰痛の原因に。

回復には腸腰筋をしっかり伸ばすことがポイントです。

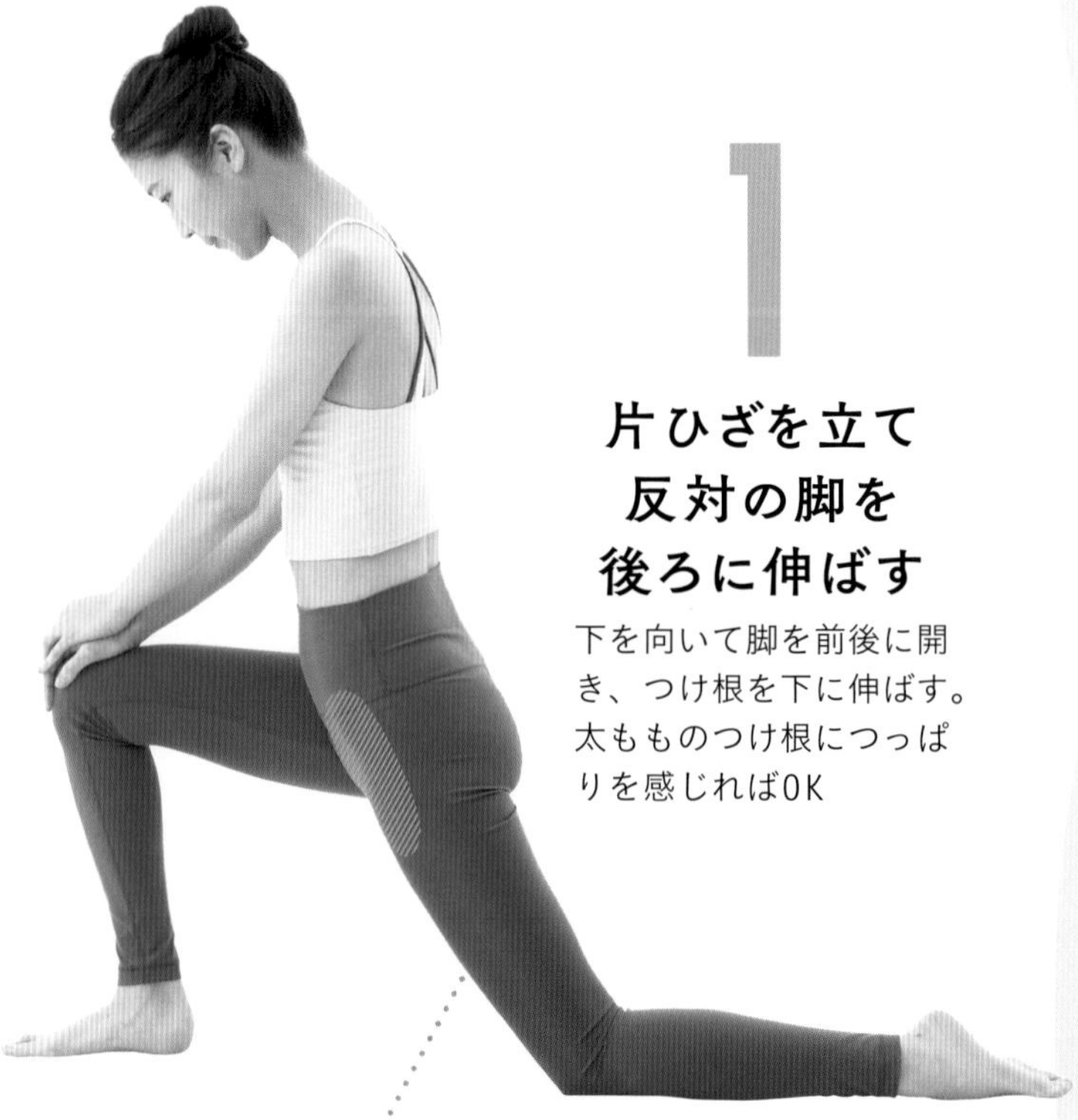

1 片ひざを立て反対の脚を後ろに伸ばす

下を向いて脚を前後に開き、つけ根を下に伸ばす。太もものつけ根につっぱりを感じればOK

Point
脚は無理のない程度に前後に開く

動画はこちら

2

脚のつけ根をもんでゆるめる

後ろ脚のつけ根のつっぱるところを、指の腹でもんでゆるめる

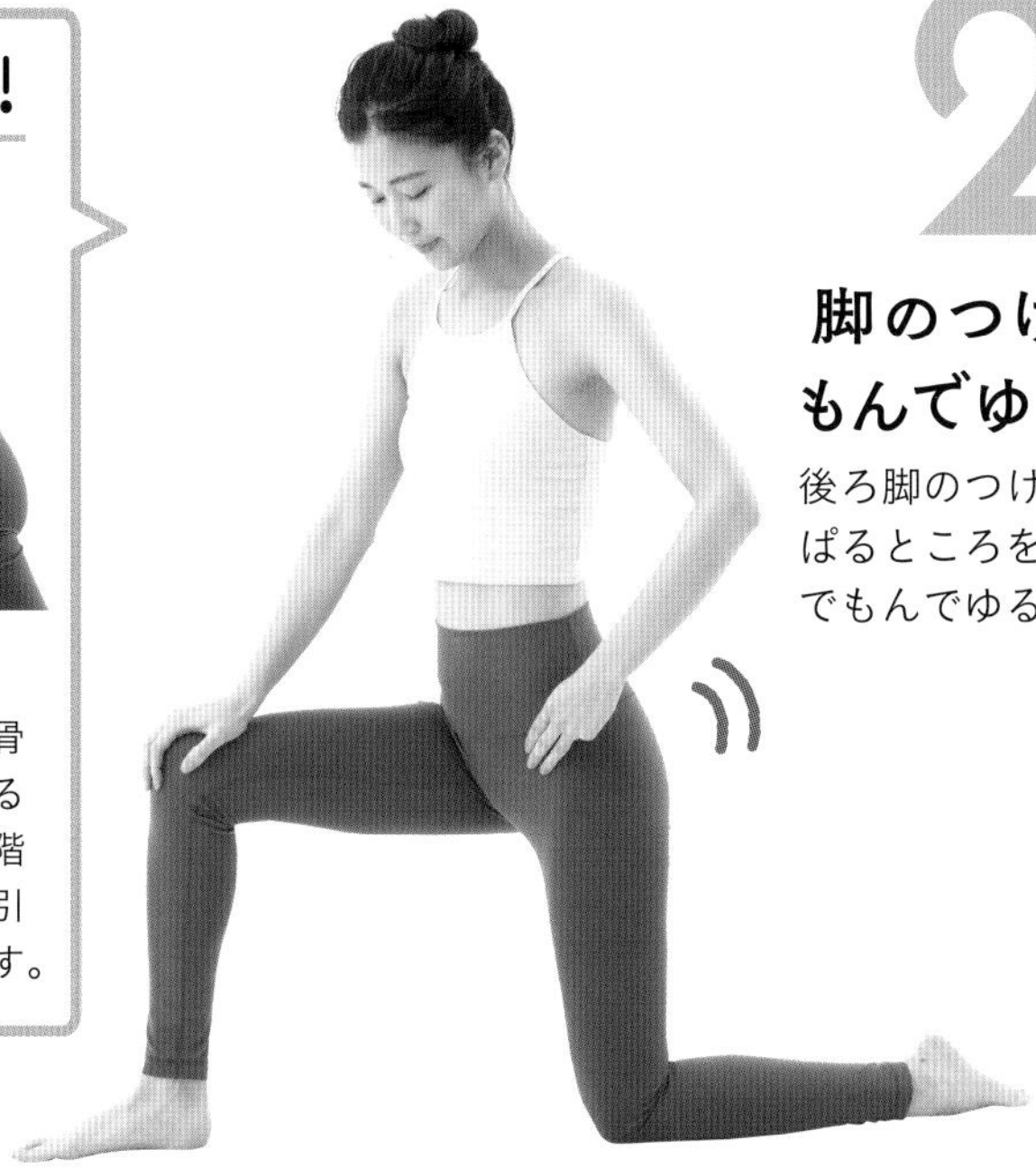

ココをゆるめる！

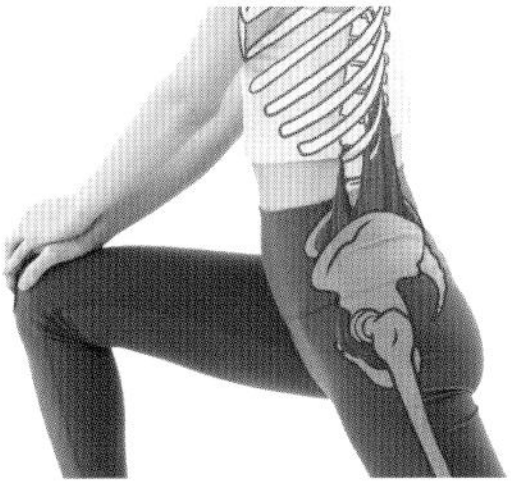

腸腰筋《ちょうようきん》

背骨から腰をつなぐ腸骨筋と大腰筋などからなる筋肉の複合体。歩く、階段を登るなど、ひざを引き上げるときに使います。

3

脚のつけ根を下にだら〜んとおろす

立てひざを前に移動させて体の位置を下げる。
脚のつけ根をだら〜んとおろして10秒キープ

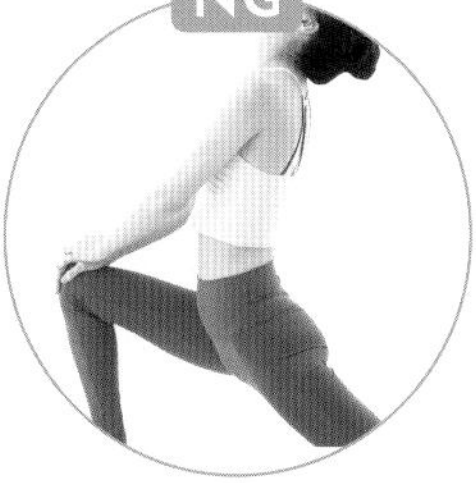

NG

背中は反らない

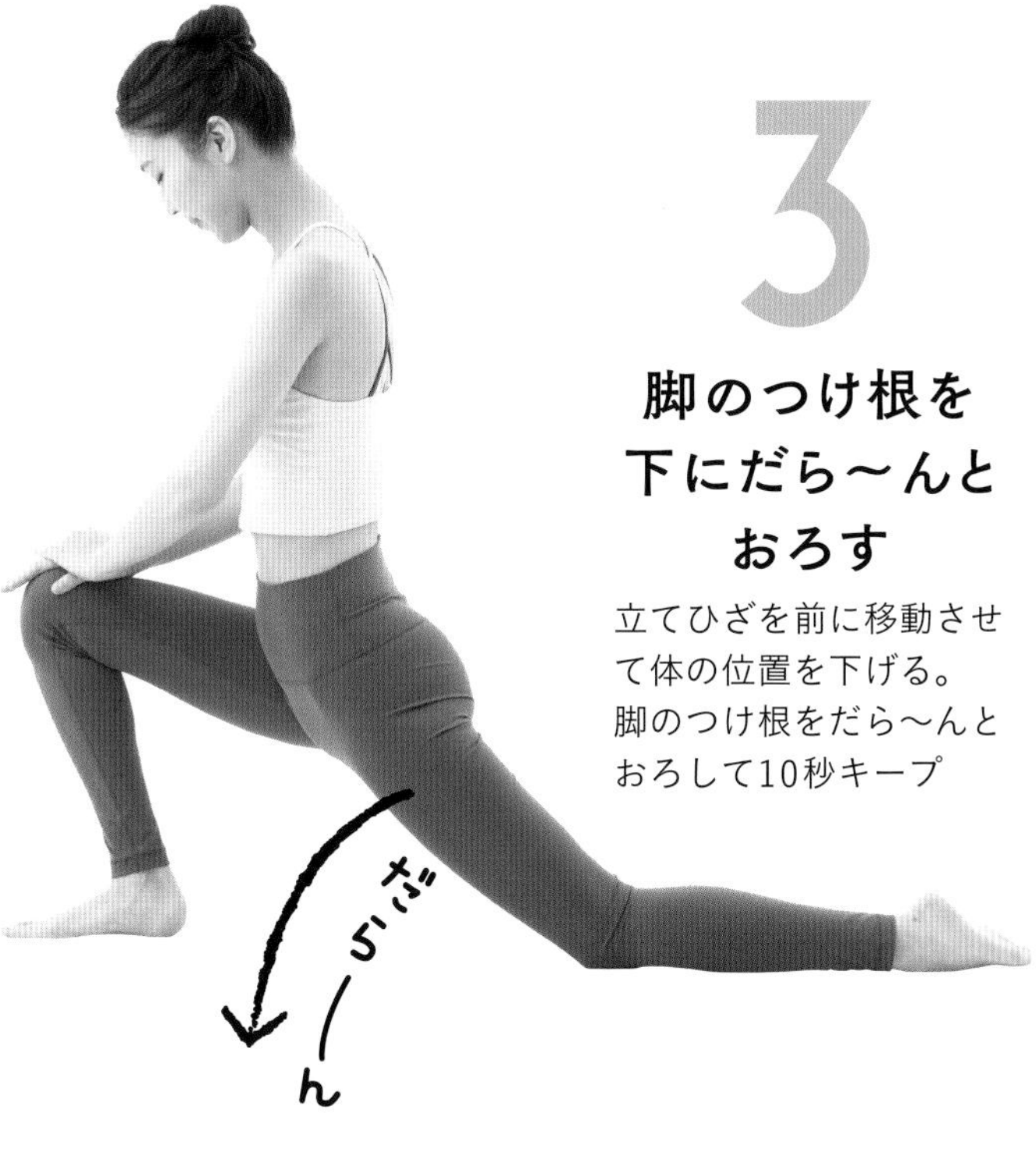

10秒キープ

左右3セットずつ

腕・指の不調はなぜ起こるの？

知らず知らずにだるさや痛みを引き起こしがちな腕や指。パソコン操作、文字を書く、調理、楽器演奏など、細かく手を動かす動作を続けて行うとき、筋肉を想像以上に酷使しています。その結果、筋肉が疲労して縮こまってしまい、だるさや痛みを引き起こします。痛みは、腱鞘炎、テニスひじ、ゴルフひじ、野球ひじなどいろいろな呼ばれかたをしますが、原因や構造はいずれも同じ場合が多いです。

いっぽう、高齢の人は、手先を使わなさすぎて筋力が衰え、ペットボトルのふたを開けにくくなったり、指の閉じ開きがしづらくなったりすることもあります。使いすぎ、使わなさすぎ、どちらの場合もストレッチでケアすることで、痛みや動かしにくさを軽減できます。

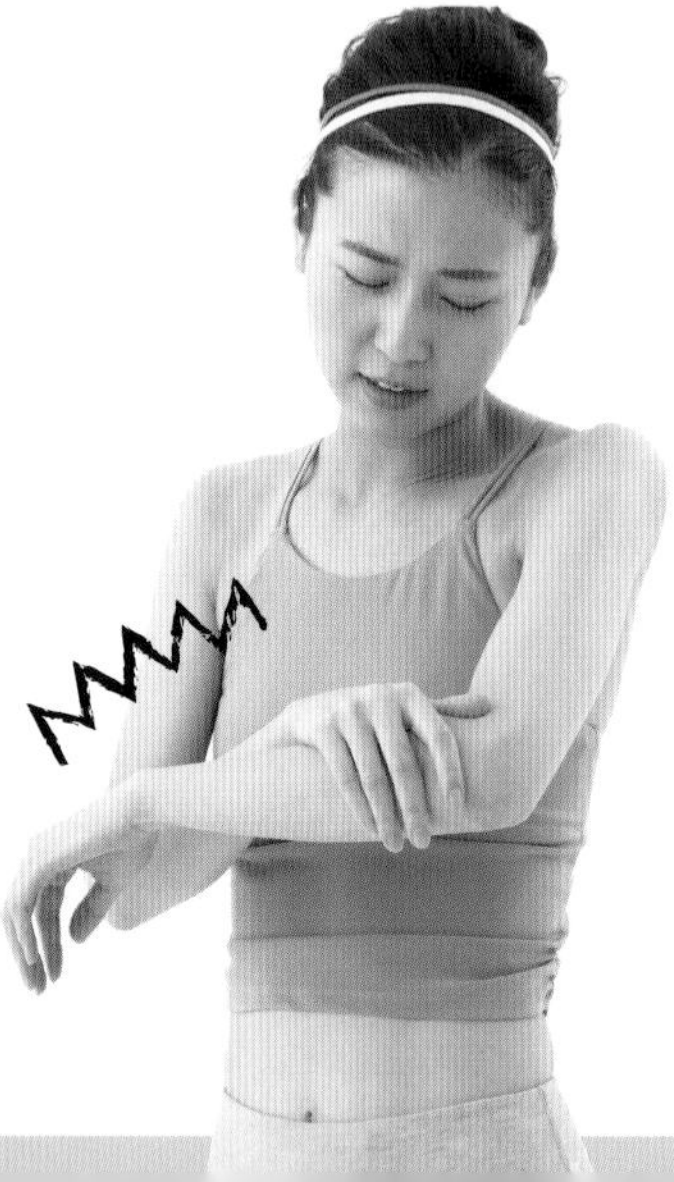

腕・指の不調で伸ばすべき筋肉一覧

上腕三頭筋《じょうわんさんとうきん》

上腕の後ろ側、肩からひじまでをつなぐ大きな筋肉。ドアや重いものを押すとき、ものを投げるときなどひじを伸ばす動きで使う

上腕二頭筋《じょうわんにとうきん》

ひじから肩を通って鎖骨までつながり、「力こぶ」をつくる筋肉。荷物を持ち上げたり、ふたをひねって開けたりするときに使う

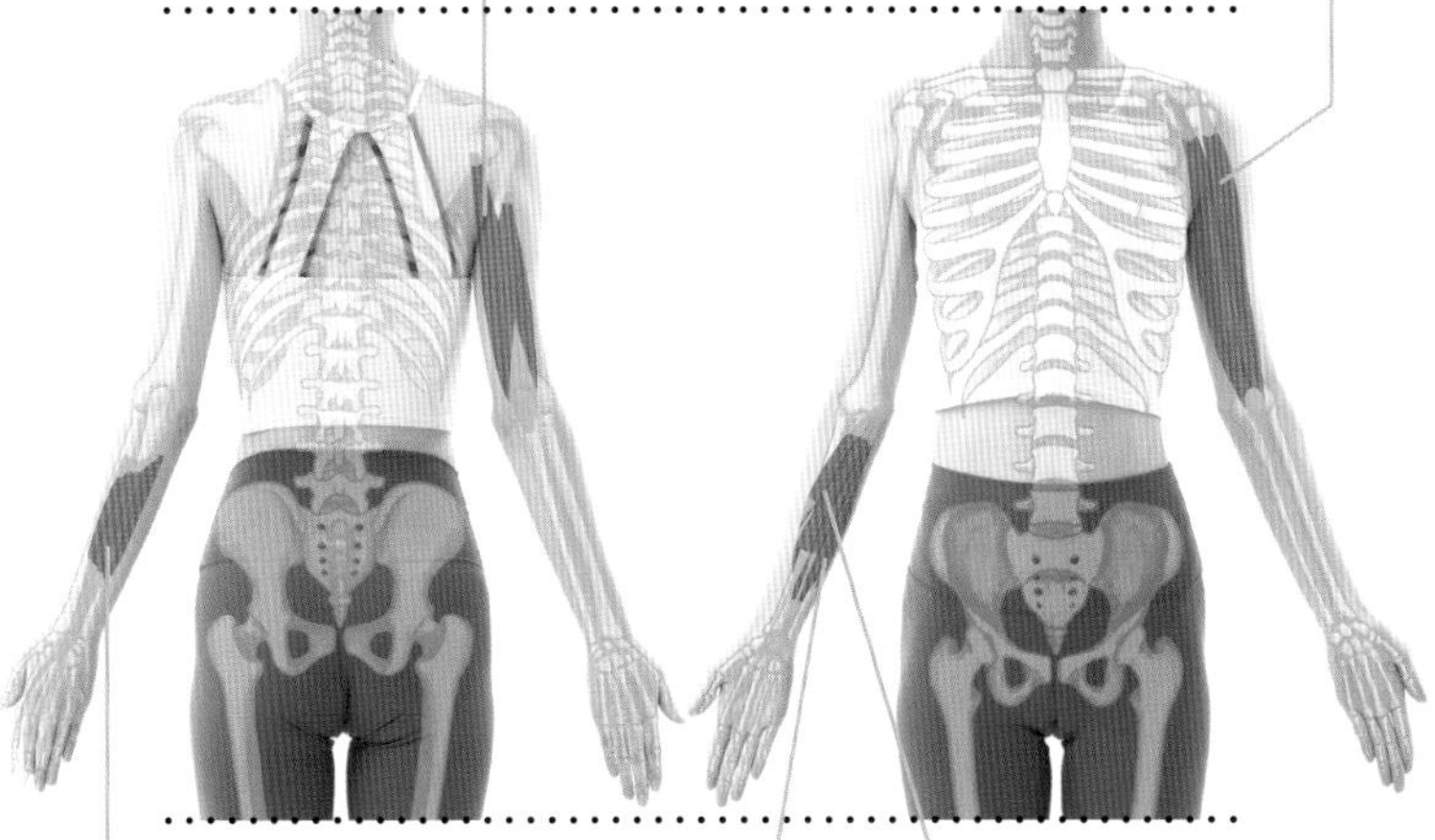

前腕伸筋群《ぜんわんしんきんぐん》

ひじの外側から始まり、前腕の外側・手の甲を通って指先につながる筋肉。ここを使いすぎるとひじの外側に痛みが出る

浅指屈筋《せんしくっきん》

親指以外の４本の指先から始まり、１本になってひじ付近までつながる筋肉。なにかを握ったりつかんだりするときに使う

前腕屈筋群《ぜんわんくっきんぐん》

ひじの内側から始まり、前腕の手のひら側を通って指先につながる筋肉。ここを使いすぎると、ひじの内側に痛みが出る

Column

部屋をきれいにすると体がやわらかくなる

部屋づくりに、じつは脳科学の要素が含まれていることを知っていますか？　たとえば、リゾートホテルの広い部屋に泊まると、体がリラックスして楽になった感じがしますよね。これは、部屋に余分なものがないため、手足を伸ばしてもぶつからないと脳が認識し、安心して体を大きく動かせるから。逆に散らかっていると、ものにぶつからないようにと無意識に動きが小さくなり、常に緊張状態になってしまいます。健康のためにも、ぜひ片づけをおすすめします。

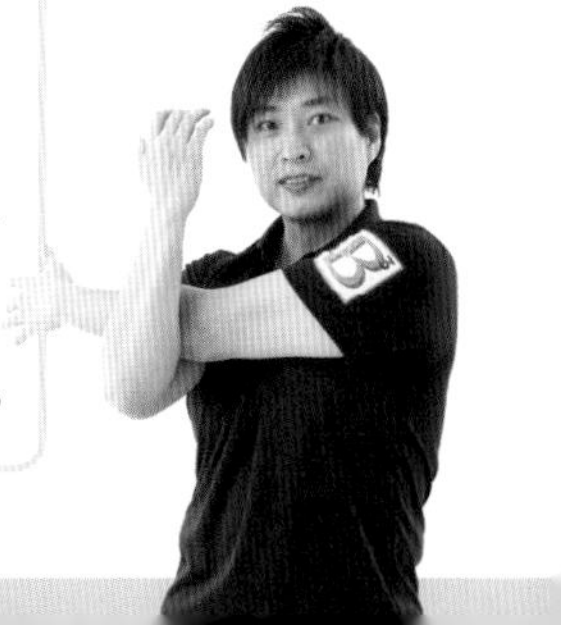

伸ばす部位
前腕屈筋群

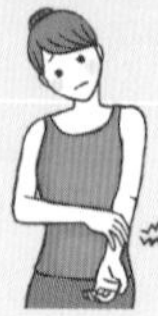

前腕の内側のだるさに

「握る動作」が原因の痛みを解消する

「テニスひじ」という言葉があります。これはなにかを強く握って力をこめる動作で発生する腕のトラブルのことです。同様の症状はテニスをしていなくても起こります。フライパンをあつかう人、重い荷物を持つ人、手のひらを上に返す習慣のある人は、前腕の内側にしびれやだるさを感じることがあります。前腕を伸ばすストレッチで解消を。

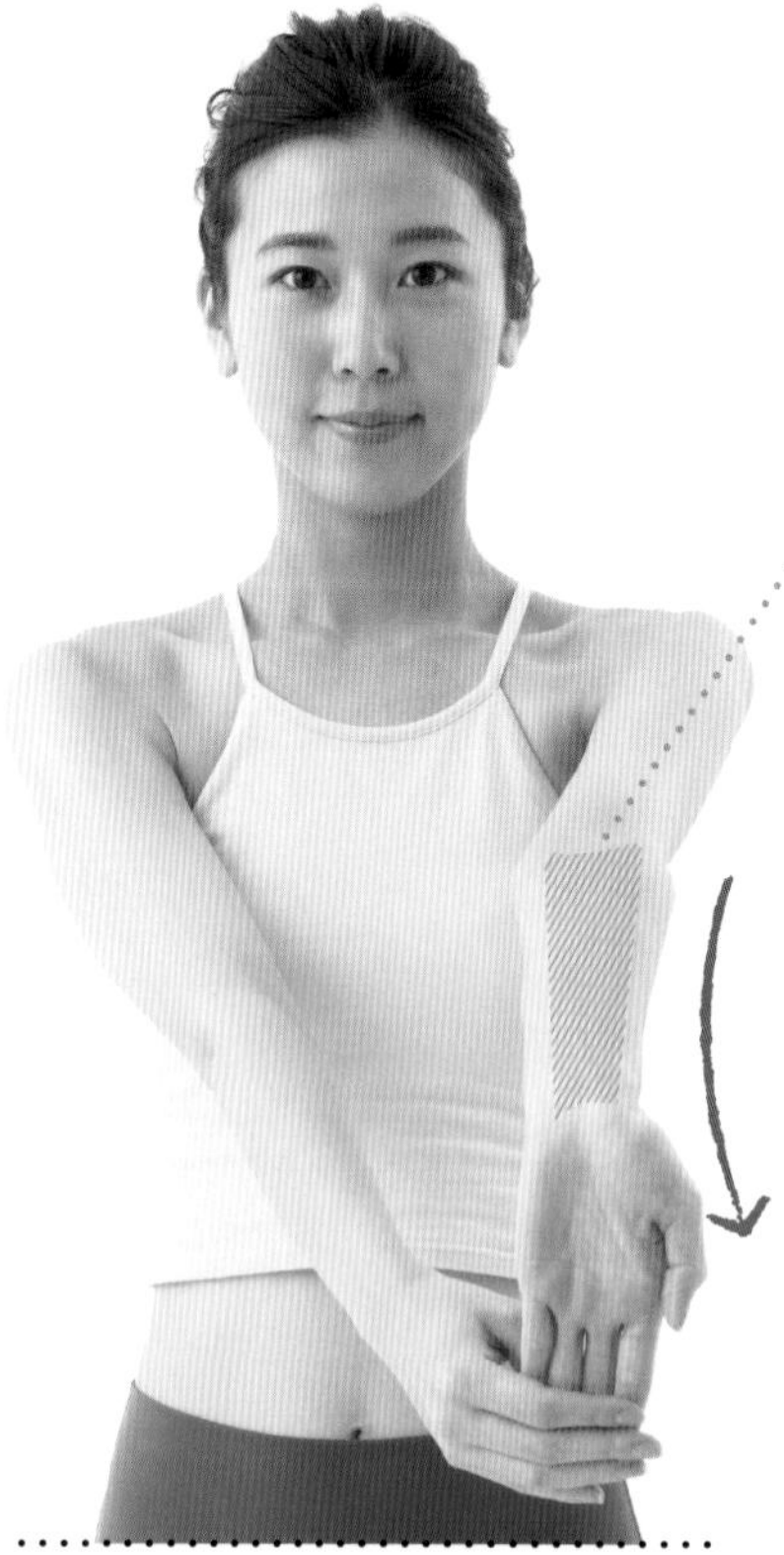

Point
ひじはピンと伸ばして

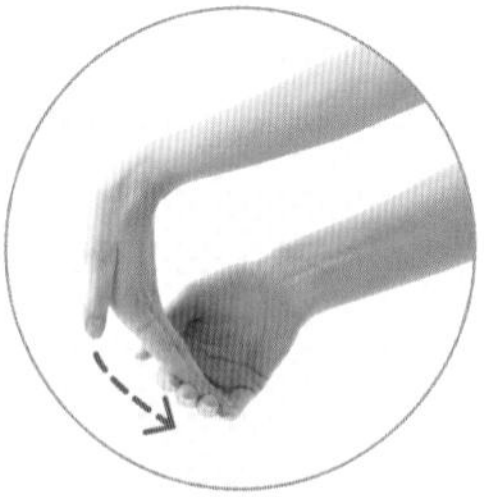

Side
手のひらをしっかり反らせる

1 腕を伸ばし 手のひらを反らせる

腕を伸ばし、もう一方の手で指を持って、手のひらを外に反らせる。
前腕の内側につっぱりを感じればOK

動画はこちら

ココをゆるめる！

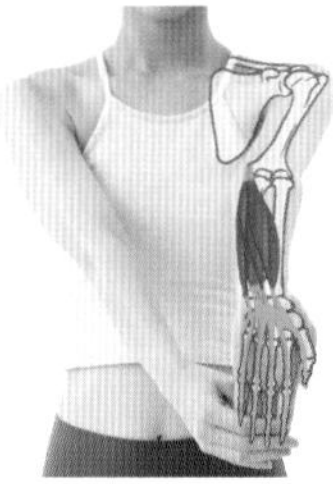

前腕屈筋群《ぜんわんくっきんぐん》

ひじの内側から始まり、前腕の手のひら側を通って指先につながる筋肉。使いすぎると、ひじの内側に痛みが出ます。

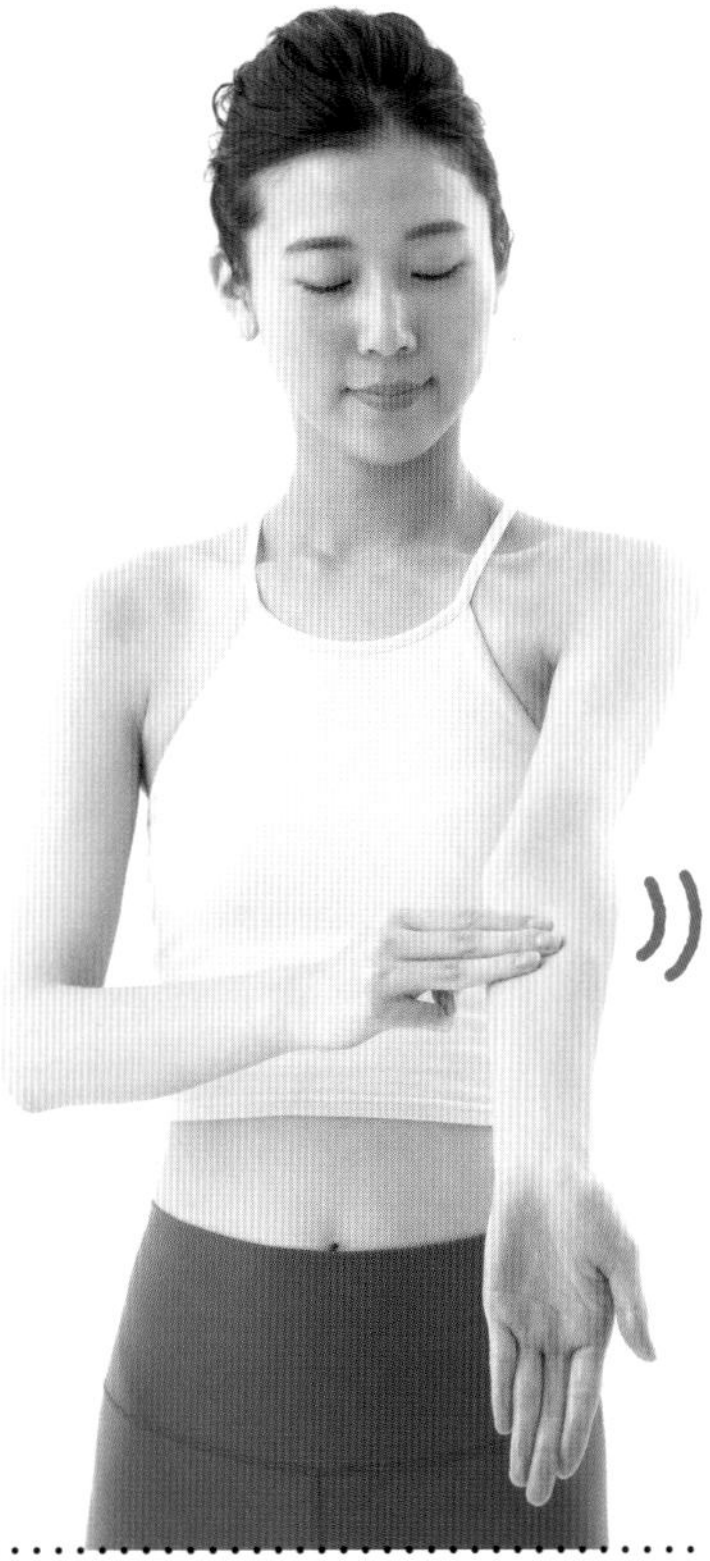

2 前腕の内側をもんでゆるめる

前腕の内側のつっぱるところを、指の腹で軽くもんでゆるめる

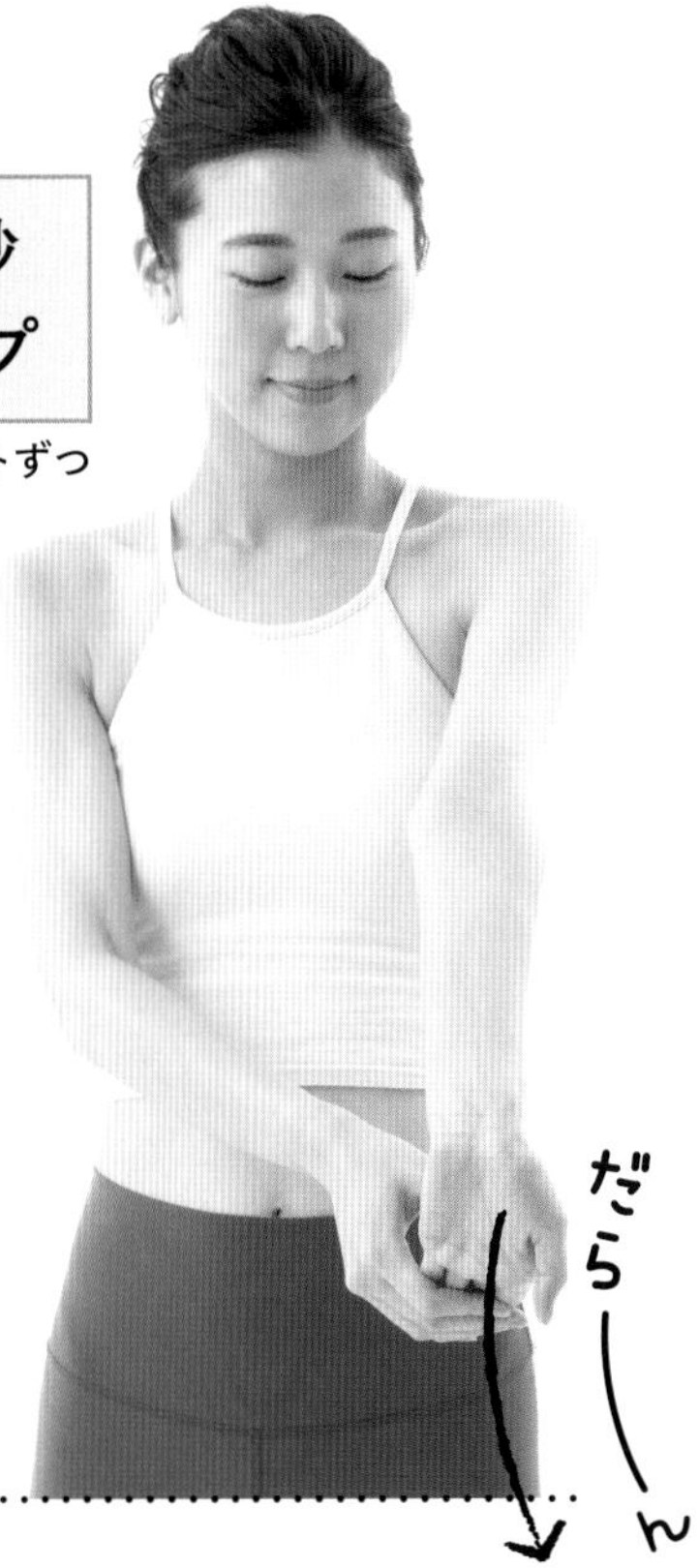

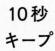

10秒キープ

左右3セットずつ

3 手のひらを下にだら〜んと下ろす

再び手を軽くそえ、手のひらを下にしてだら〜んとおろして10秒キープ

伸ばす部位

前腕伸筋群

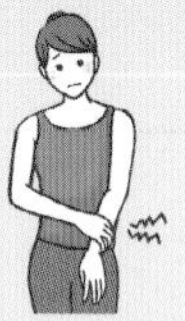

前腕の外側の疲労回復に

パソコン作業やデスクワークをする人に多いトラブル

動画はこちら

前腕の外側に張りや重さ、だるさを感じる人も多いと思います。これは前腕伸筋群といって、パソコン作業やピアノ演奏など手のひらを下に向けて細かい作業をする人に多いトラブルです。

　とはいえ、前腕伸筋群と前腕屈筋群（P76）の痛みはしばしば関連しているので、どちらの不調でもセットでストレッチするといいでしょう。

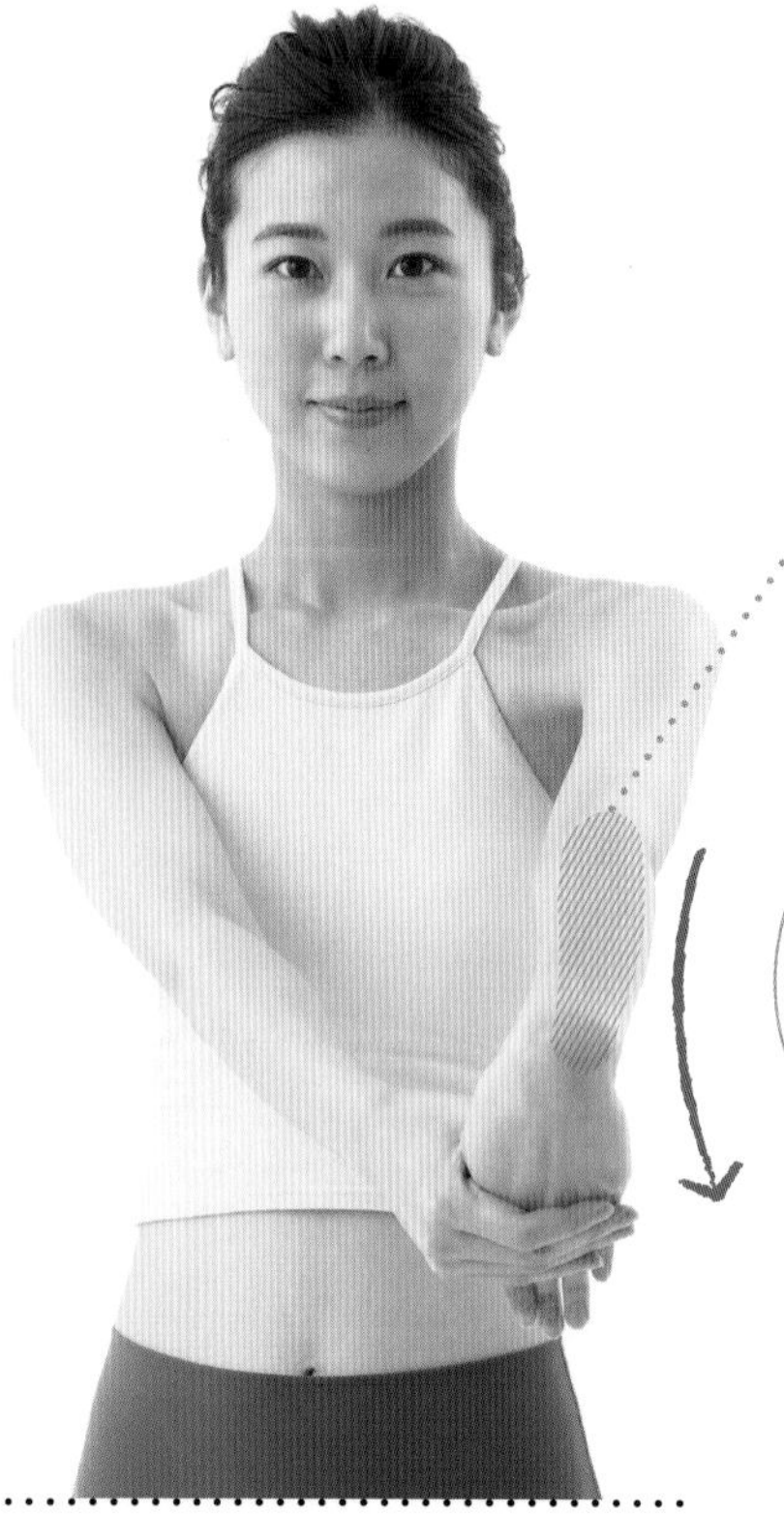

Point

ひじはピンと
伸ばして

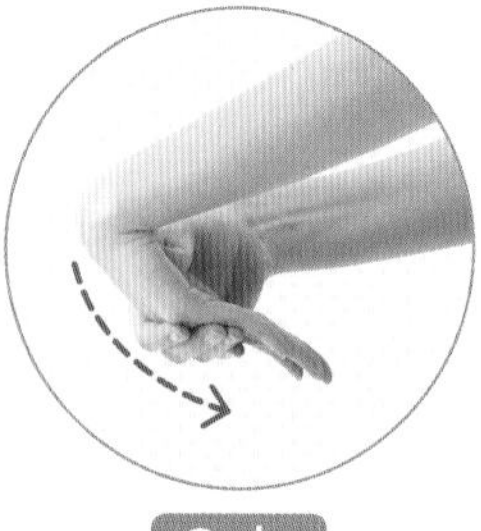

Side

手首をしっかり
手前に曲げる

1 腕を伸ばし手の甲を上にして手前に曲げる

腕を伸ばし、もう一方の手で手の甲を持って、手前に曲げる。前腕の外側につっぱりを感じればOK

ココをゆるめる！

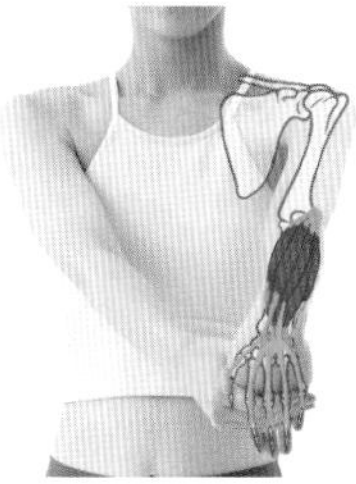

前腕伸筋群《ぜんわんしんきんぐん》

ひじの外側から始まり、前腕の外側、手の甲を通って指先につながる筋肉。使いすぎるとひじの外側に痛みが出ます。

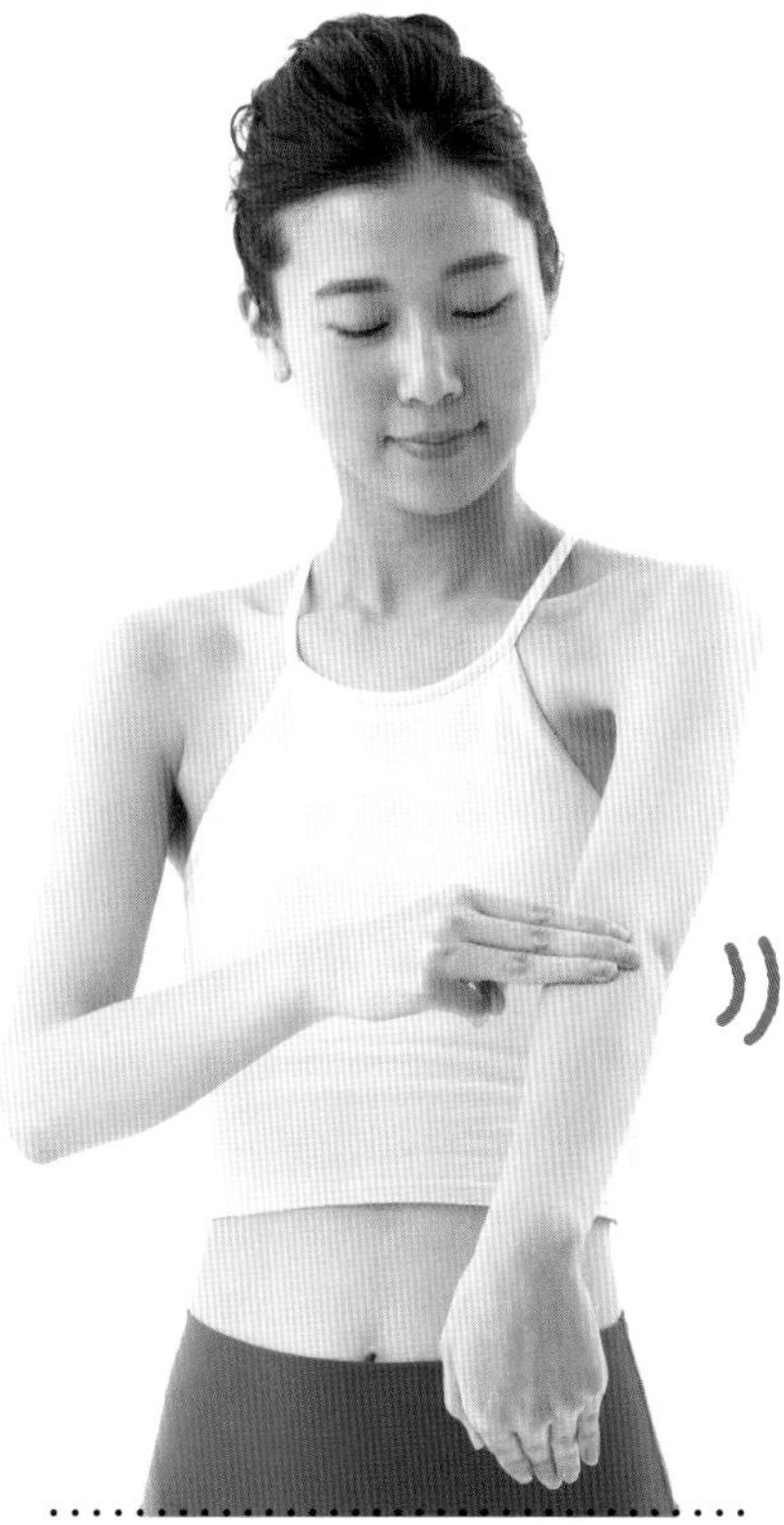

2 前腕の外側をもんでゆるめる

前腕の外側のつっぱるところを、指の腹で軽くもんでゆるめる

10秒キープ

左右3セットずつ

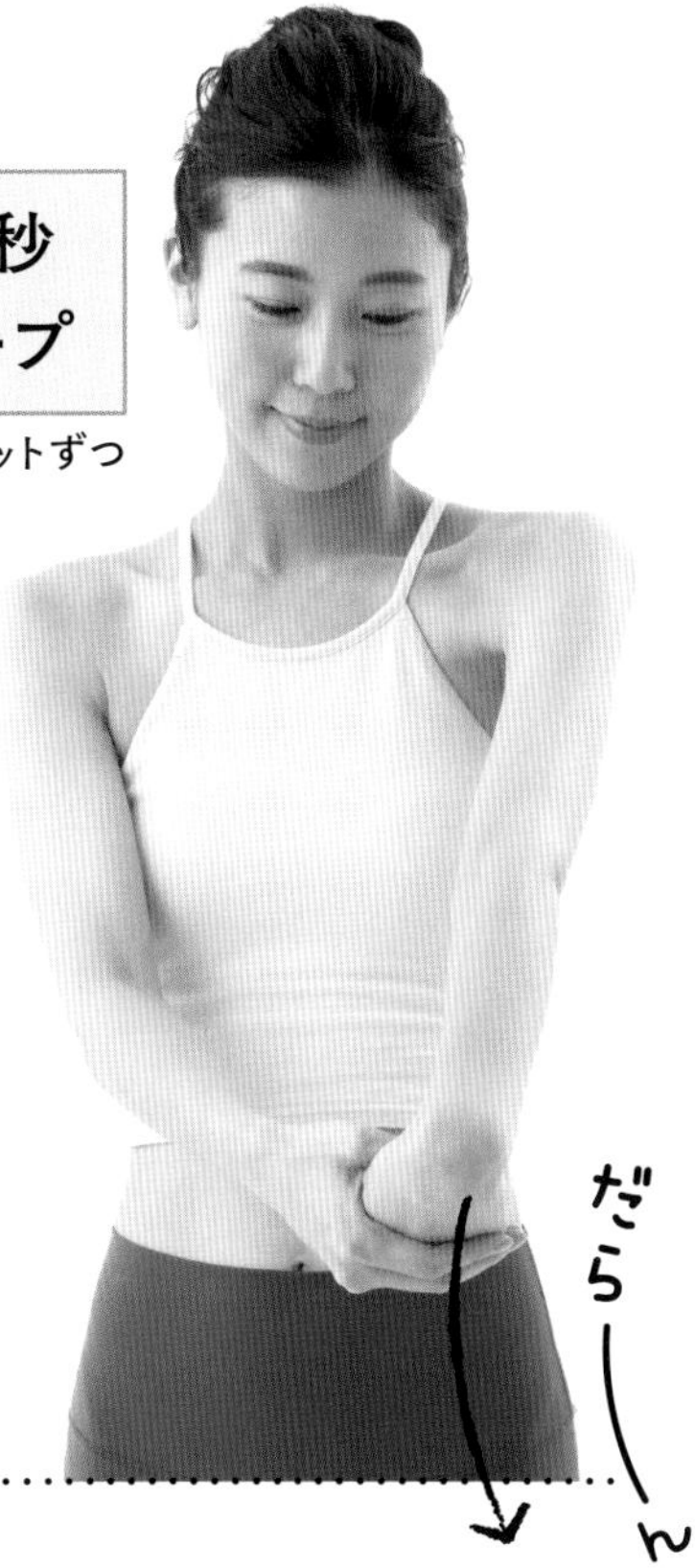

3 手の甲を下にしてだら〜んとおろす

再び手を軽くそえ、手首を下にしてだら〜んとおろして10秒キープ

伸ばす部位

浅指屈筋

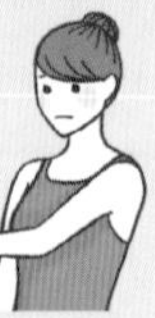

握力を回復させる

だるさを解消して「使える」手に

指先を使う細かい作業が続くと、腕がだるくて動かしづらくなったり、力が入りにくくなったりすることがあります。こういうとき、腕のストレッチだけでなく、指のストレッチもあわせて行うと効果的です。

指を動かす筋肉はひじまでつながっています。腕のだるさを感じたとしても原因は指かもしれませんよ。

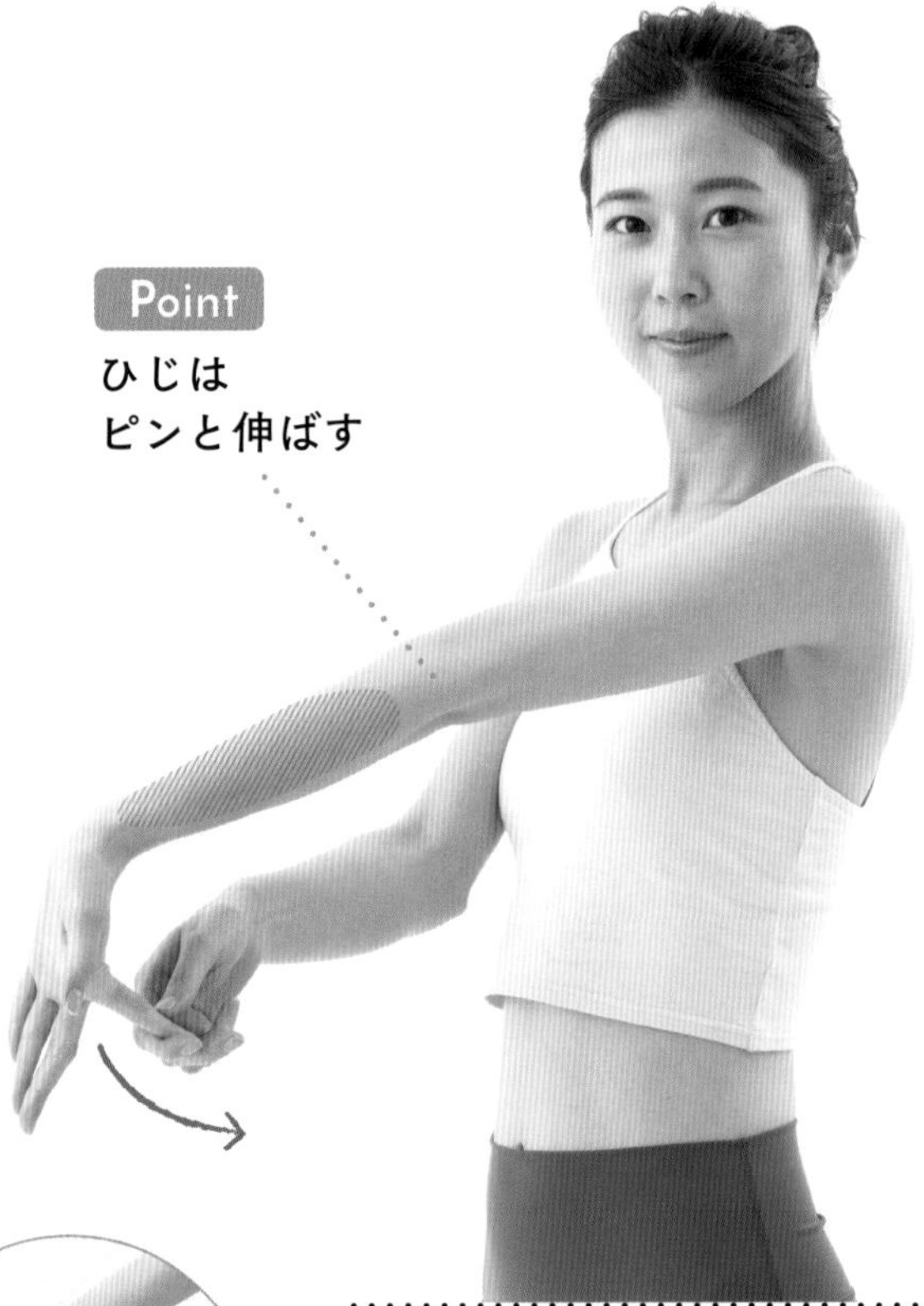

Point

ひじは
ピンと伸ばす

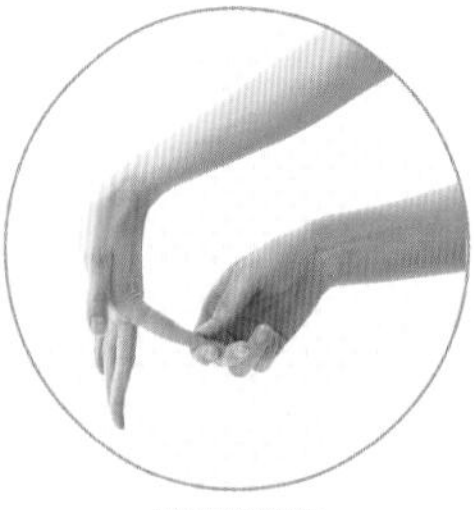

Side

指先は伸ばす

1 腕を伸ばし指先を反らせる

腕を伸ばし、もう一方の手で親指以外の指の先端を順番に持ち、反らせる。
前腕につっぱりを感じればOK

動画はこちら

ココをゆるめる！

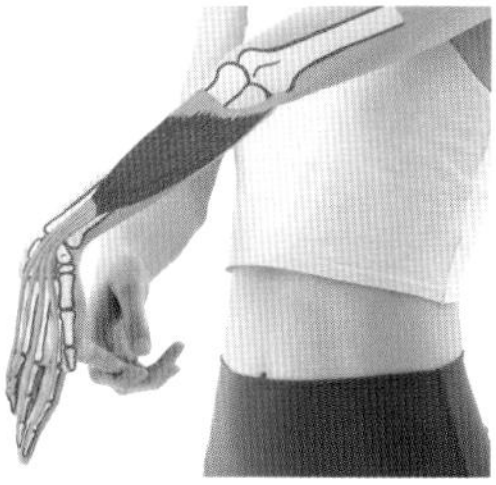

浅指屈筋《せんしくっきん》

親指以外の４本の指から始まり、１本になってひじ付近までつながる筋肉。何かを握ったりつかんだりするときに活躍します。

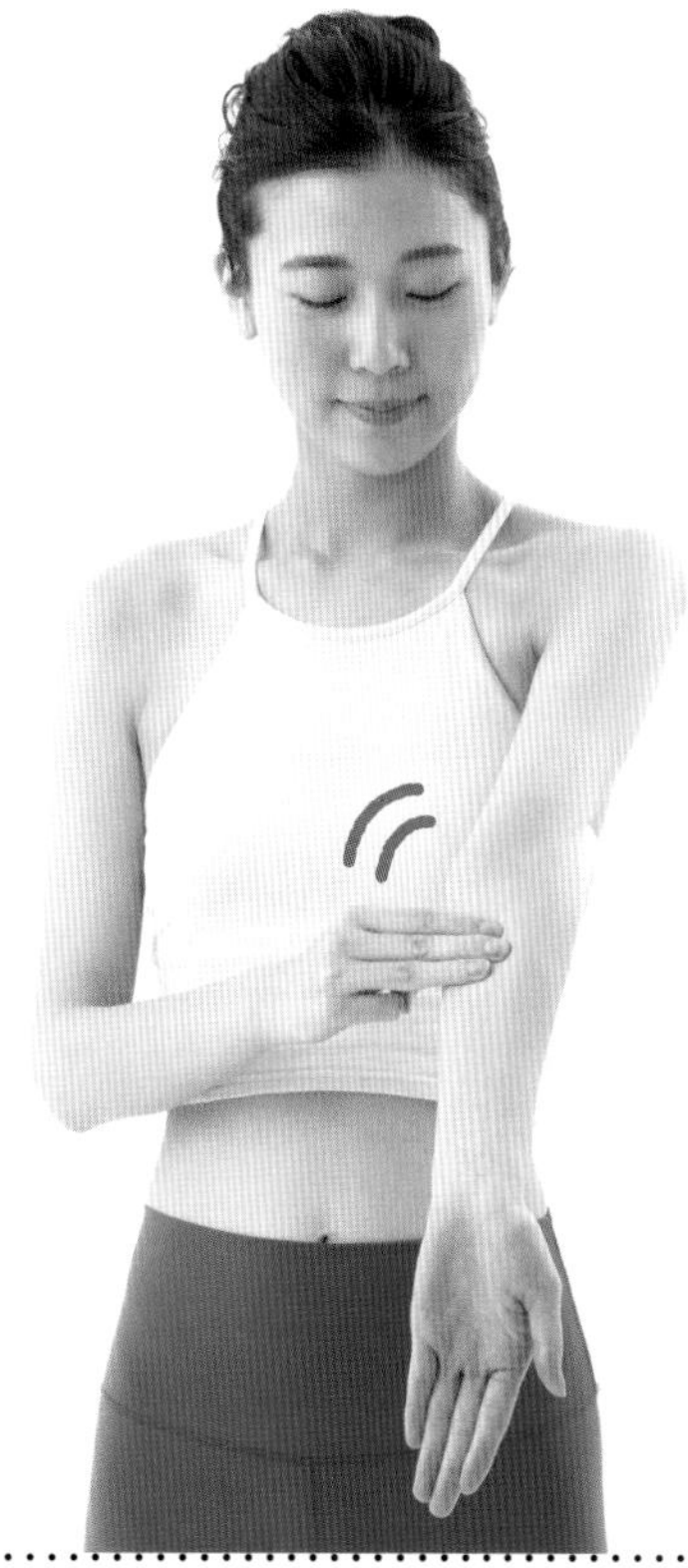

2 前腕の内側をもんでゆるめる

前腕の内側、ひじの少し下のつっぱるところを、指の腹で軽くもんでゆるめる

10秒キープ

左右3セットずつ

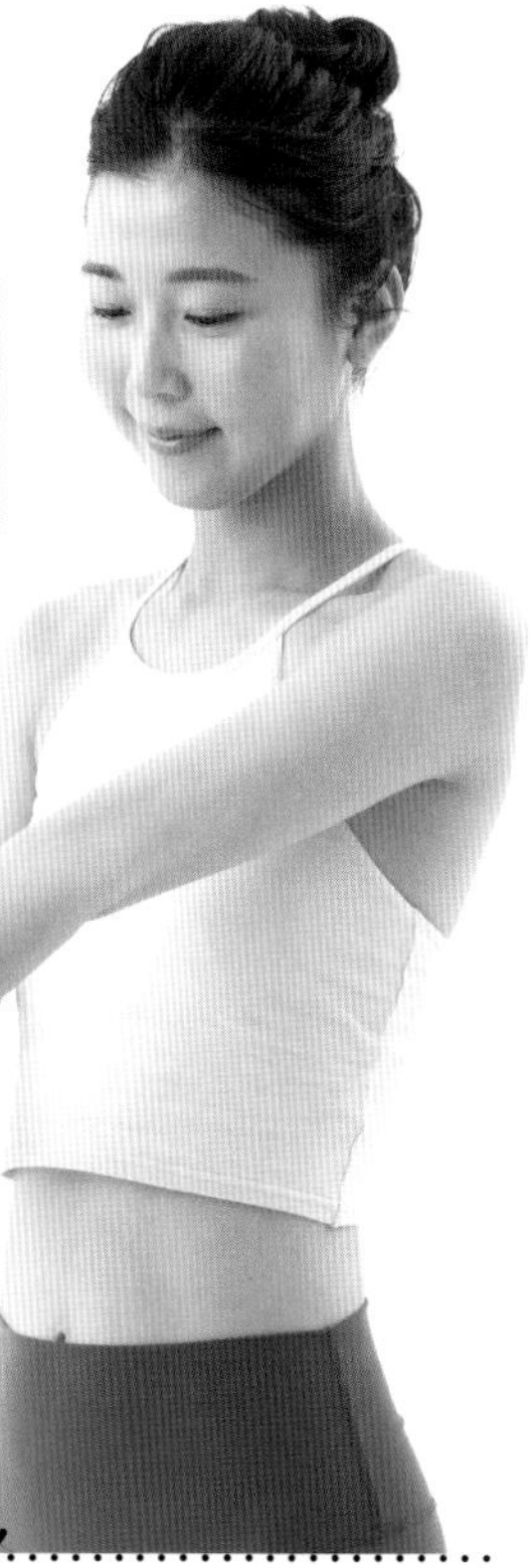

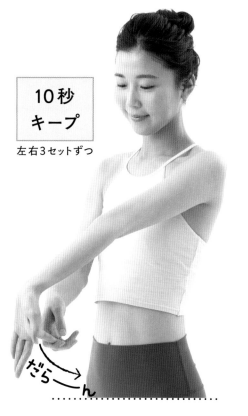

3 指を下にしてだら〜んとおろす

親指以外の指を１本ずつ反対の手で反らせる。
指を下にしてだら〜んとおろして10秒キープ

腕のだるさをとる

休憩のたびに行う習慣をつけよう

伸ばす部位

上腕二頭筋

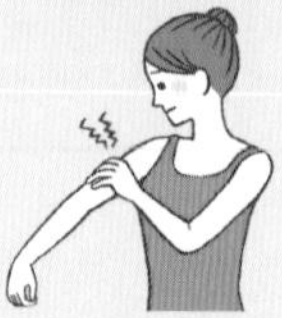

パソコンやスマホの操作、料理や楽器演奏、荷物を持つ、ジョギングの腕振りなど、日常のあらゆるシーンで使うのが、「力こぶ」ができる場所にある上腕二頭筋。ここが固まると腕にだるさを感じ、ものを持ち上げるときに力が入りづらくなります。日頃から空き時間に壁を使ってさっとストレッチすることを習慣にしましょう。

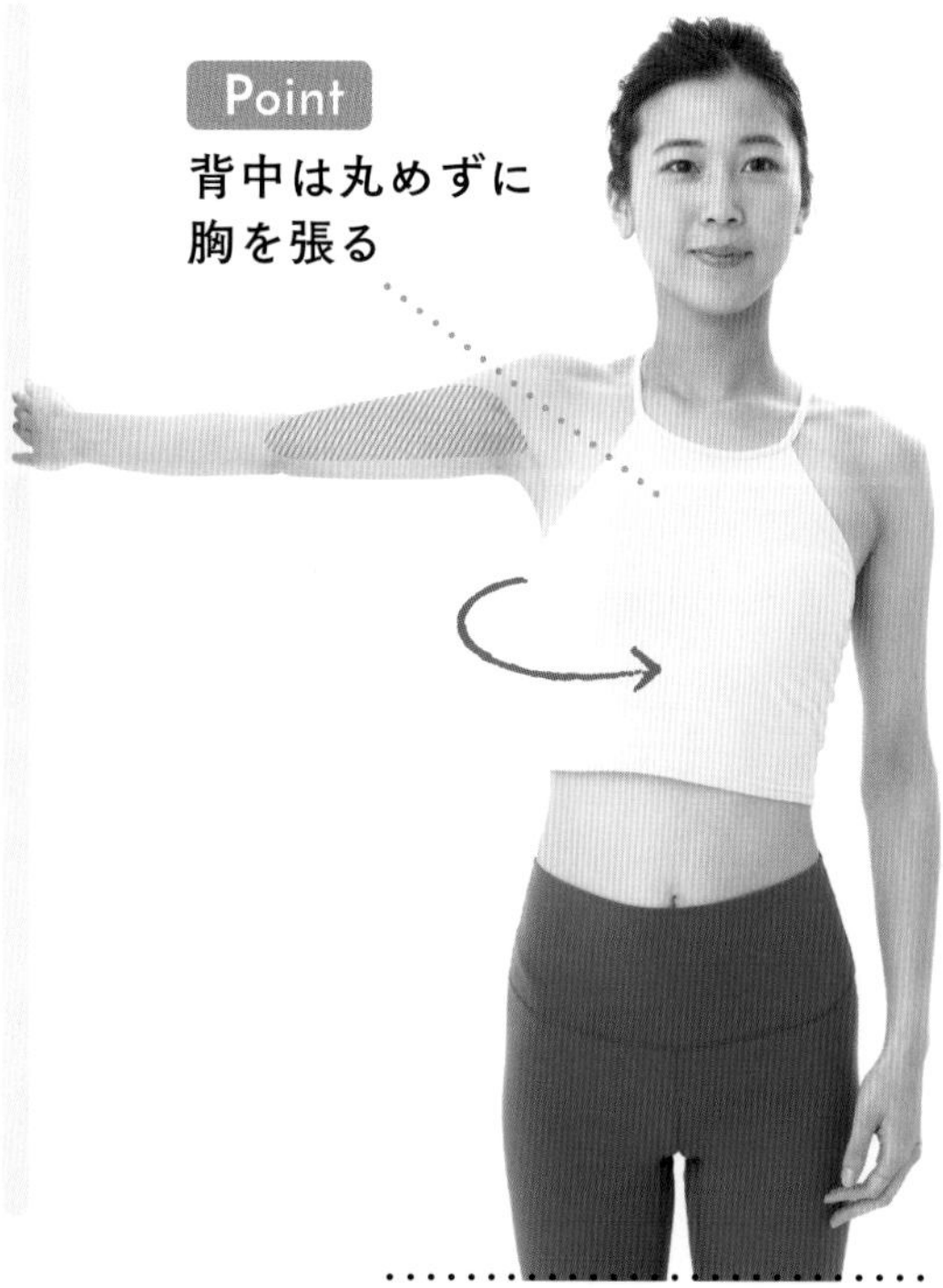

Point

背中は丸めずに胸を張る

1 壁に手をつき体を軽くひねる

壁に手のひらをついて、体を外側に軽くひねる。
力こぶにつっぱりを感じればOK

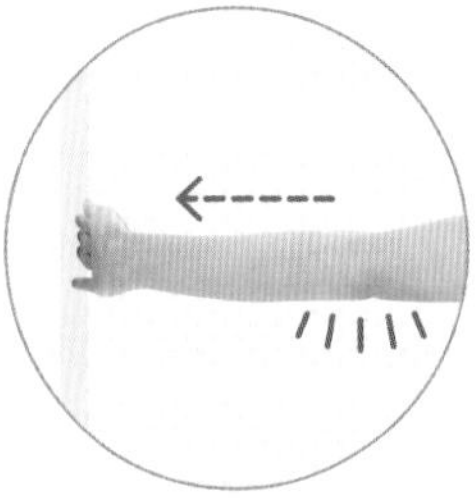

Side

ひじは伸ばして

動画はこちら

ココをゆるめる！

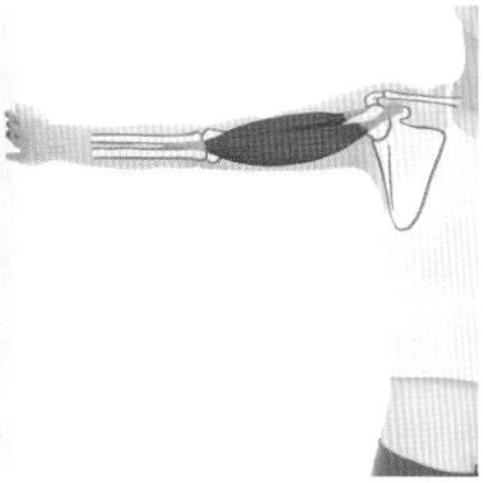

上腕《じょうわん》二《に》頭筋《とうきん》

ひじから肩を通って鎖骨までつながる、「力こぶ」を作る筋肉。ひじを曲げて荷物を持ち上げる動作などで使います。

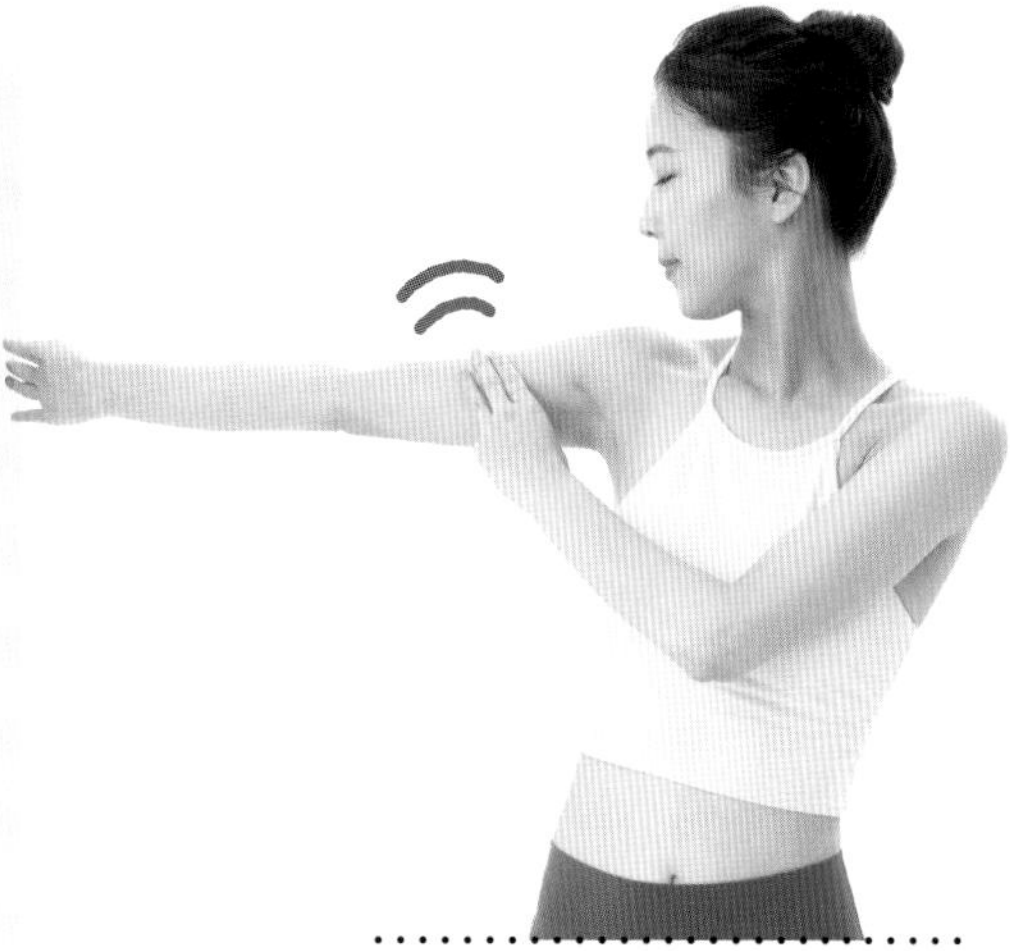

2 二の腕の内側をもんでゆるめる

二の腕の内側のつっぱるところを、指の腹で軽くもんでゆるめる

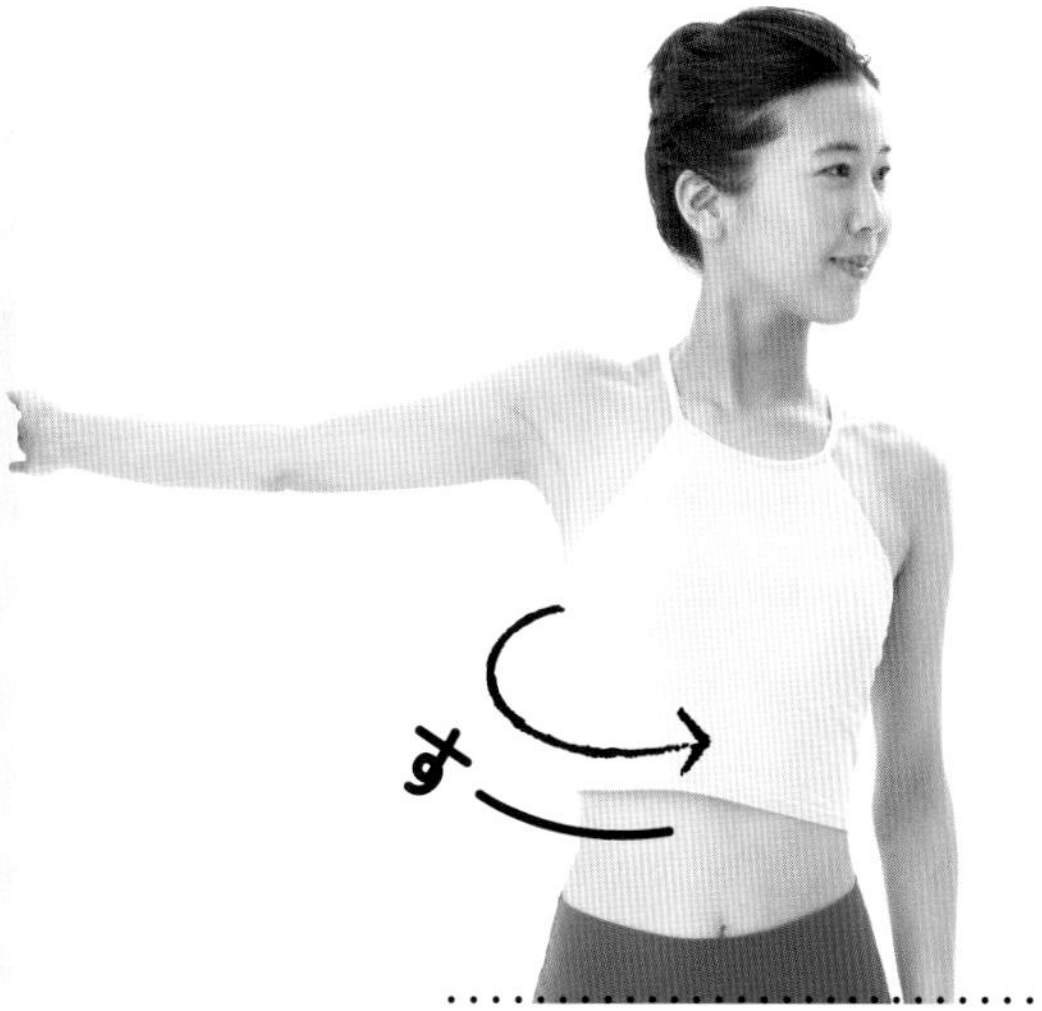

10秒キープ

左右3セットずつ

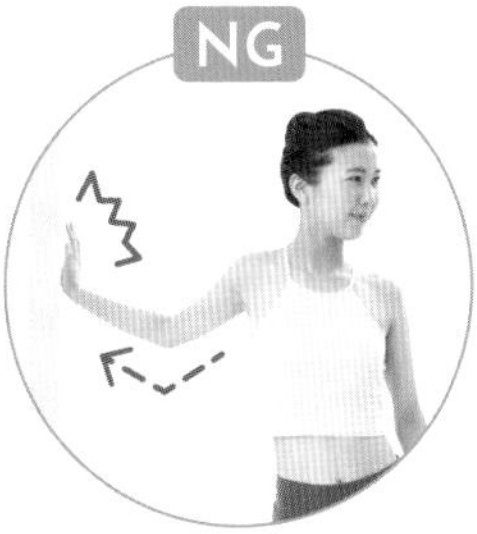

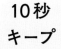

ひじを曲げて壁に手を押しつけない

3 体を外側にす～っとひねる

壁に手をつけたまま、上半身を外側にす～っとひねって10秒キープ

伸ばす部位

上腕三頭筋

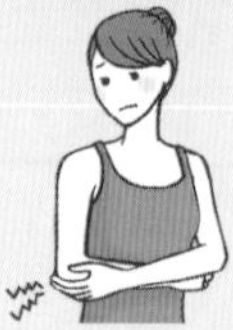

ひじの痛みを改善する

ひじを伸ばすときに使う、じつは大事な筋肉

机に手をついて作業しているとき、人は腕で体を支えています。そのあいだずっと固定しているのが、二の腕の外側にある上腕三頭筋。ひじを伸ばすときに使う筋肉なので、日常生活のほか、テニスやゴルフ、野球などスポーツのしすぎも痛みの原因に。放っておくと肩・首こりの原因にもなるので、早めにケアしましょう。

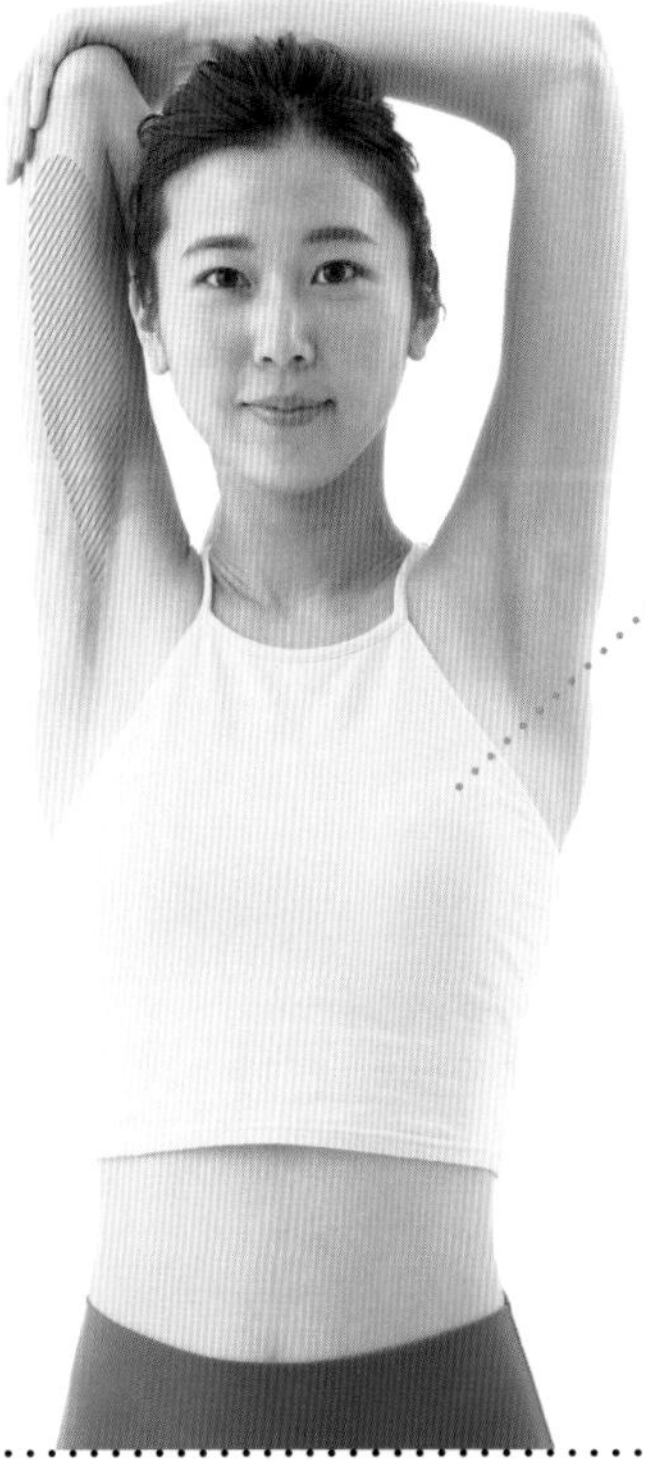

Point

上半身は曲げない

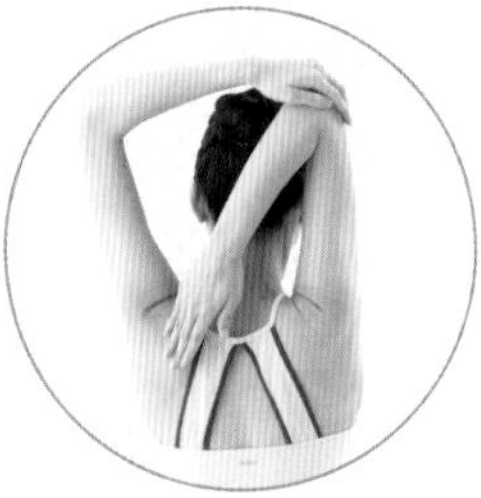

Back

手のひらを反対の肩にあてる

1 ひじを上げ反対の手で引き寄せる

まっすぐ立ってひじを上げ、体がたおれないようにひじを内側に引き寄せる。二の腕のつっぱりを感じればOK

動画はこちら

ココをゆるめる！

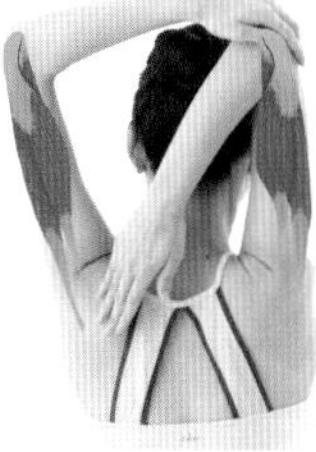

上腕三頭筋《じょうわんさんとうきん》

二の腕の外側、肩からひじまでをつなぐ筋肉。ひじを伸ばし、腕立てふせのような、ものを押す動作で使います。

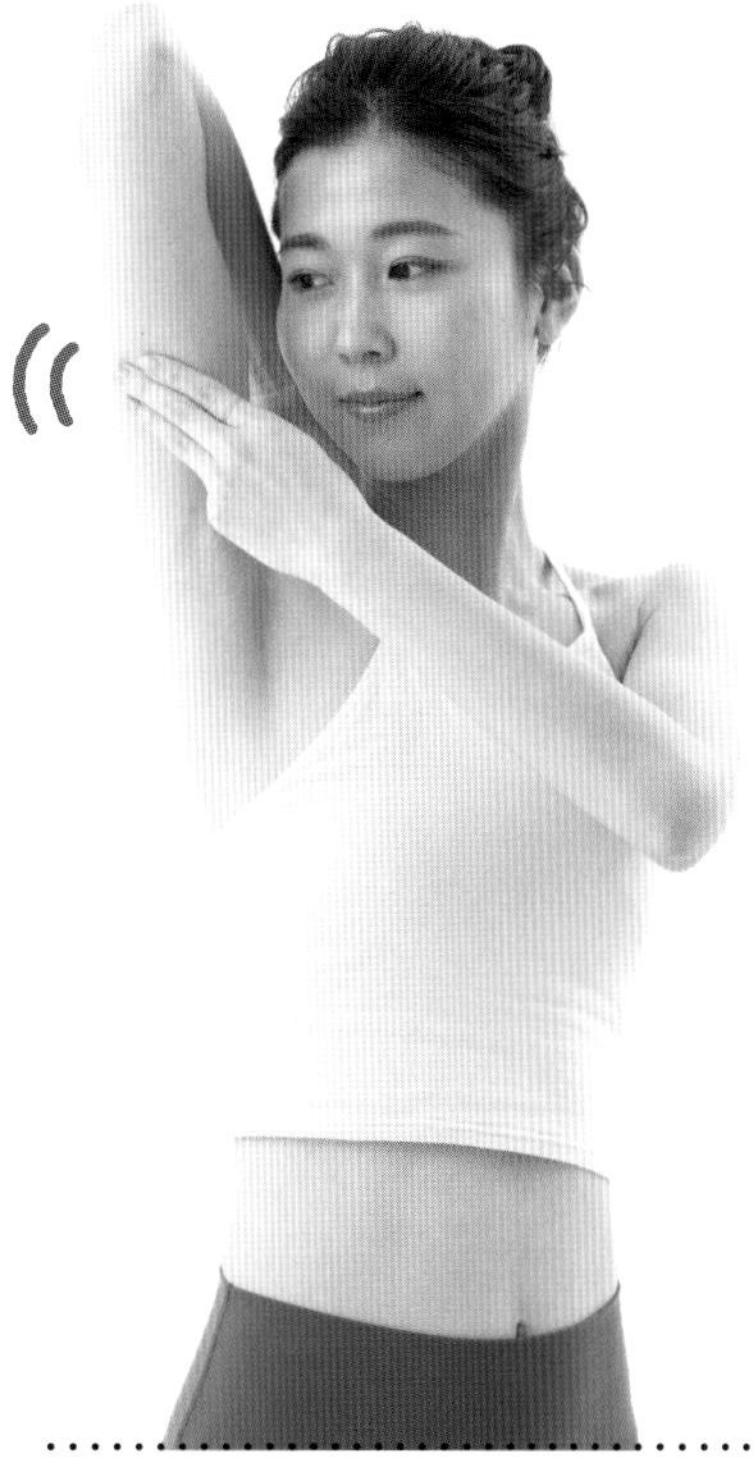

2 二の腕の外側をもんでゆるめる

二の腕の外側のつっぱるところを、指の腹で軽くもんでゆるめる

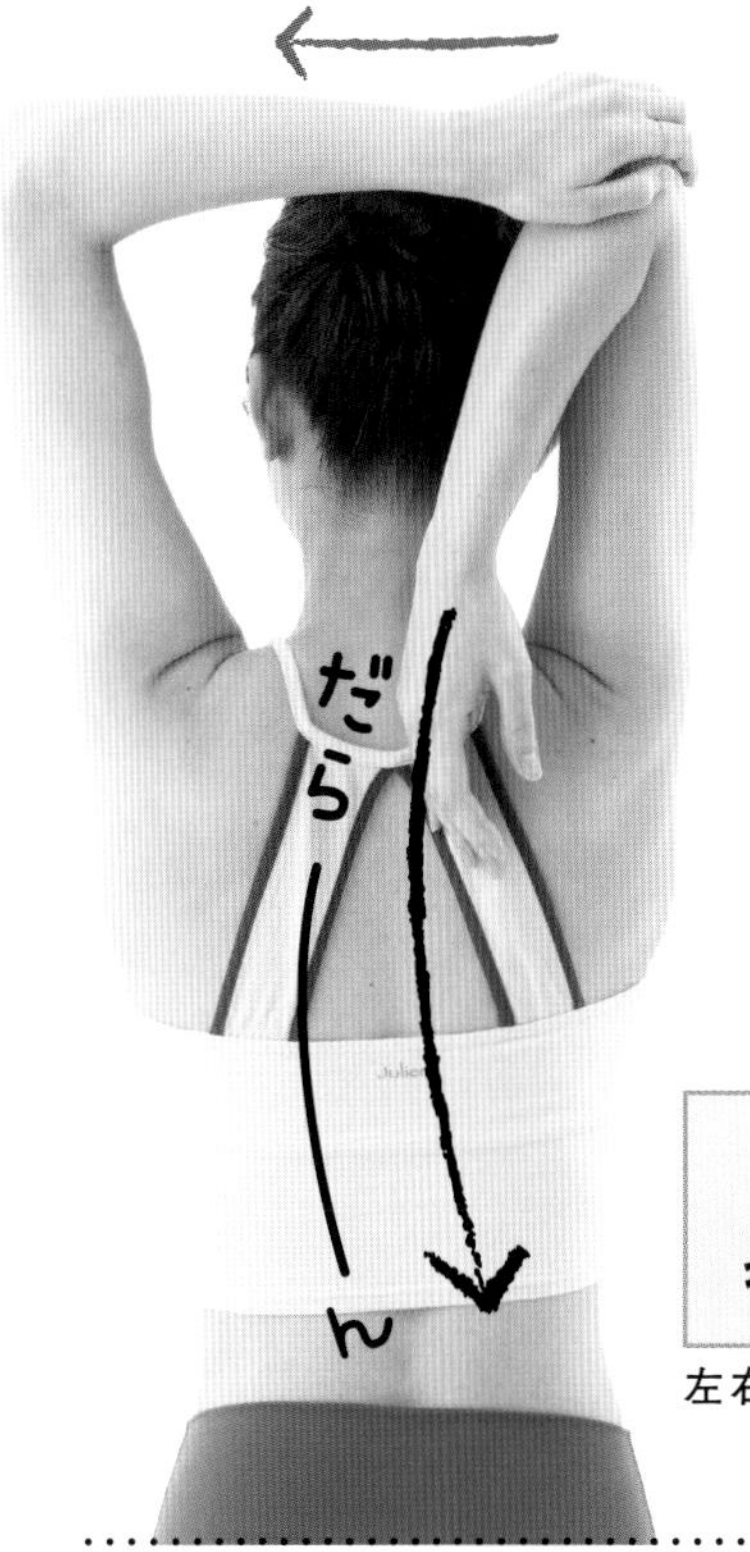

10秒キープ

左右3セットずつ

3 手首を下にだら〜んとおろす

上げたひじを反対側の手で内側に引き寄せ、手首を下にだら〜んとおろして10秒キープ

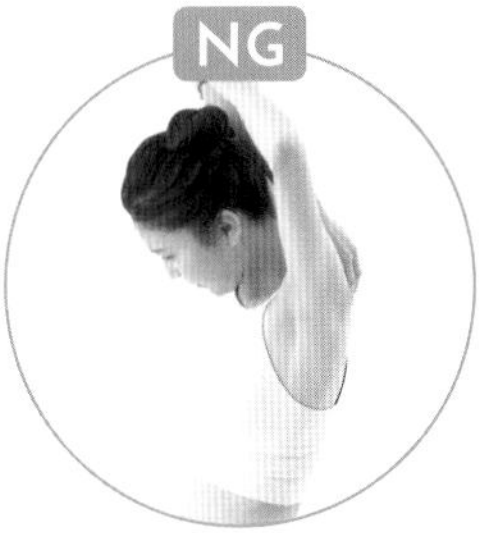

背中を丸めない

脚の不調はなぜ起こるの？

現代社会では多くの人がデスクワークに携わっています。移動中も電車や車のイスに座り、自宅でもたいていはイスに座っていることでしょう。こうしてほとんどの時間を座って過ごしていると、おしりやももの裏はほとんど動くことなく常に圧迫され、それによって疲労物質がたまってしまいます。また歩くときも、かたよった筋肉を酷使することで、痛みや不調が生まれます。たとえば、歩幅が狭い人は足首が動かずももの外側の筋肉に頼ってしまったり、ヒールで歩きまわる人は常につま先に体重をのせているために、ふくらはぎの筋肉が過剰に緊張していたりします。脚の不調が気になる人は、日ごろから意識してケアをとり入れる必要があります。

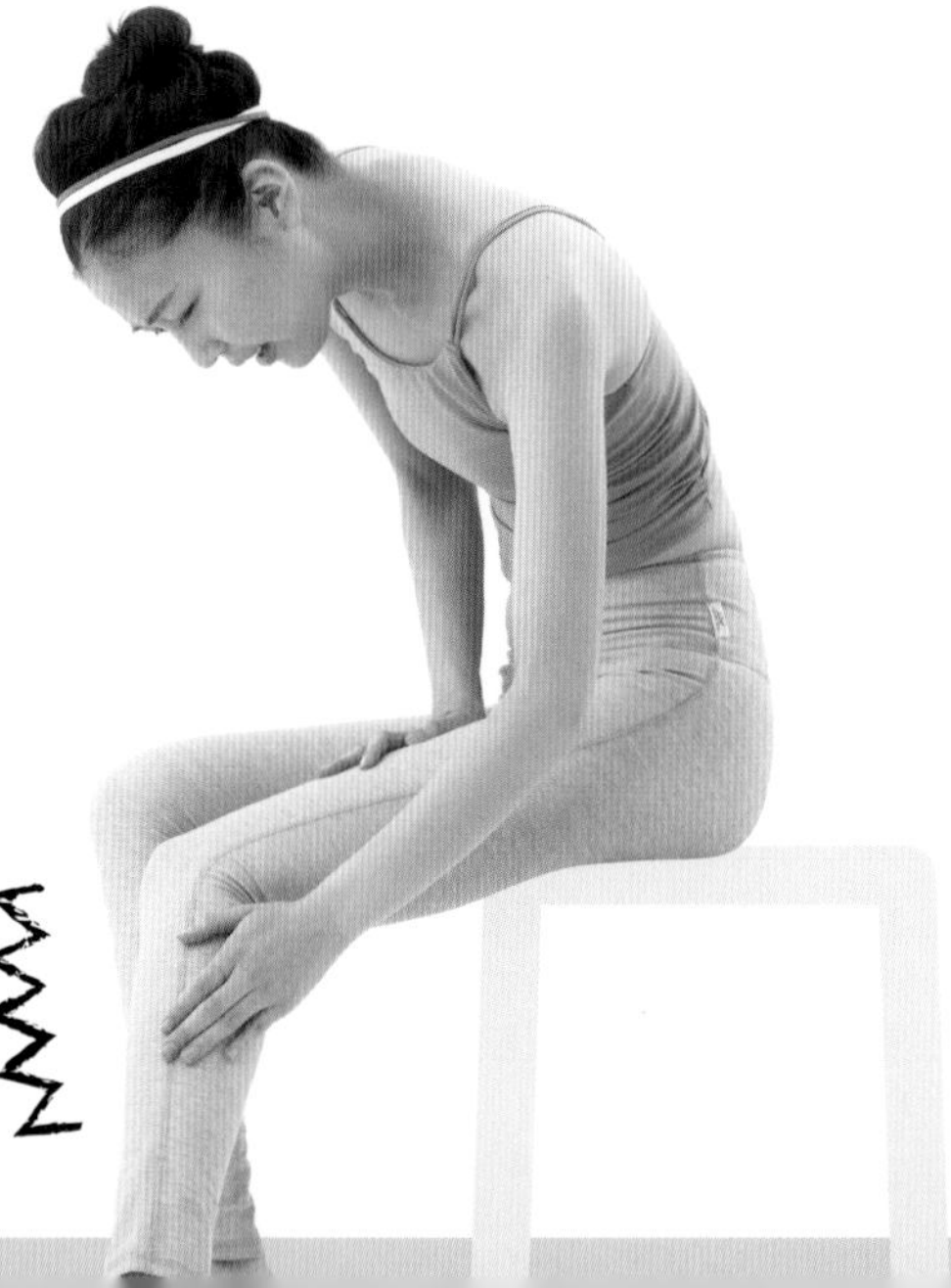

脚の不調で伸ばすべき筋肉一覧

大腿《だいたい》二《に》頭筋《とうきん》

骨盤からももの後ろを通ってひざまで続く筋肉。ひざを曲げるときや歩く、走るなど脚を後ろに蹴るときに使う

大腿筋膜張筋《だいたいきんまくちょうきん》

腰の側面にあり、腸脛靭帯につながる筋肉。歩いたり走ったりするとき、脚をまっすぐ前に振り出す動きで使う

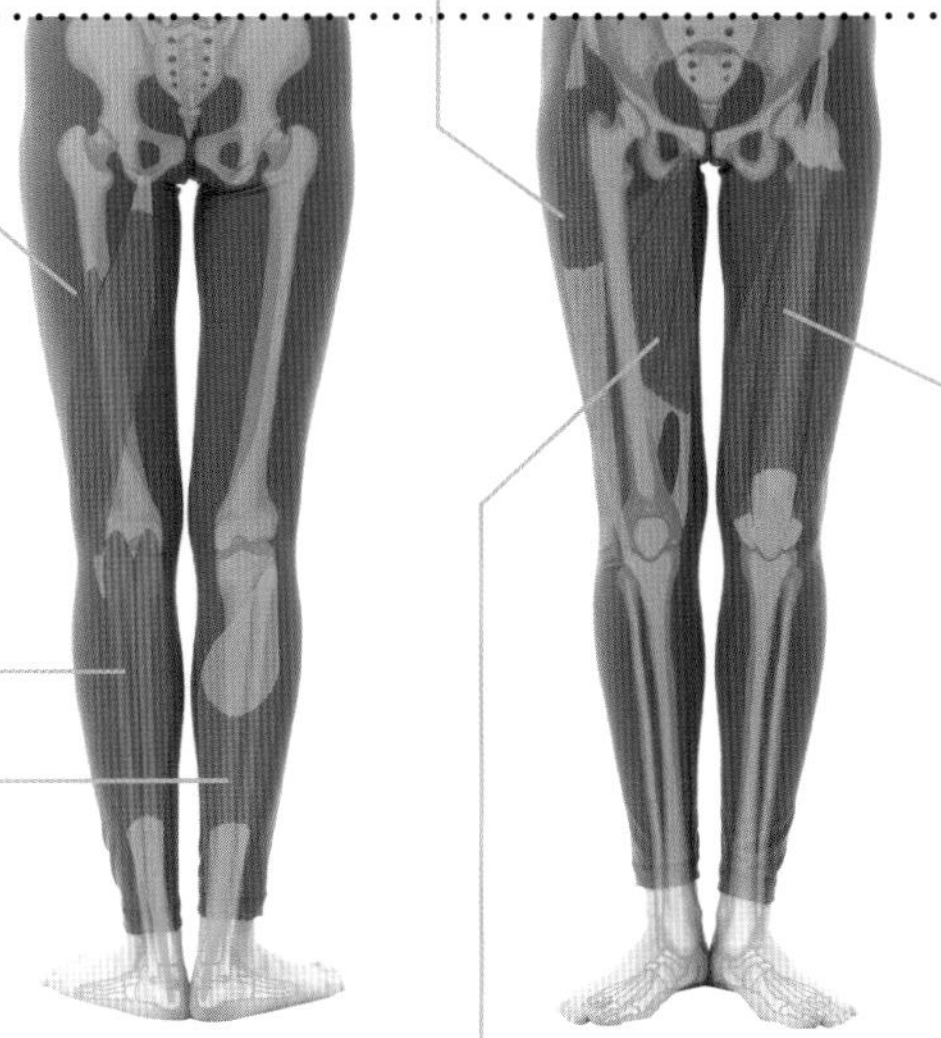

腓腹筋《ひふくきん》

ヒラメ筋の外側を腓腹筋がおおい、かかとに伸びるアキレス腱とつながっている。ランニングやジャンプなどで活躍

大腿《だいたい》四《し》頭筋《とうきん》

ひざを伸ばしたり脚を前に振り出したりする動きを司る4つの筋肉の総称。股関節からひざまでつながり、日常的に重要な筋肉

ヒラメ筋

内転筋《ないてんきん》

内もも全体に広がる筋群で、脚を閉じたり交差させたり、股関節や骨盤を安定させたりする働きがある

Column

かかとからつこうとせず、「歩幅を広げて」歩こう

狭い歩幅ですり足になると、外重心になってひざを痛めやすくなります。よく、かかとから歩くとつまずかず、ひざを痛めないというアドバイスがありますが、実際にはこれでは不自然な歩き方になります。それよりも、今までより1足分、歩幅を広げて歩くことを意識してみてください。すると自然と足首を使ってかかとから親指までスムーズに体重移動ができ、外重心が改善されます。手ぶらなら、脚と連動させて大きく腕を振って歩けば、さらに歩幅が広くなります。

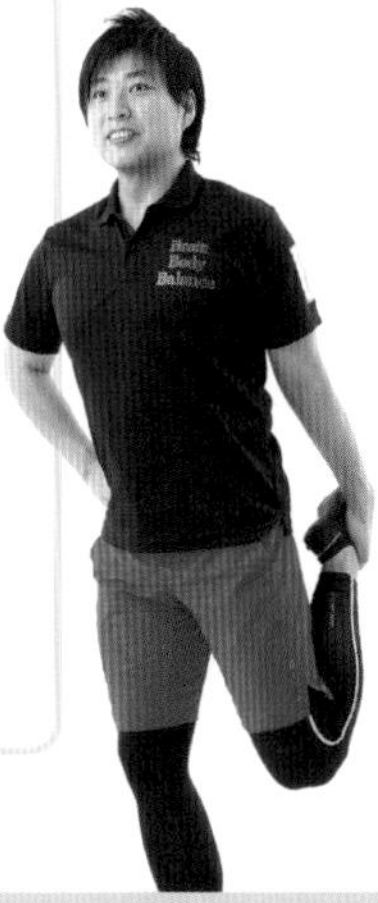

伸ばす部位

大腿四頭筋

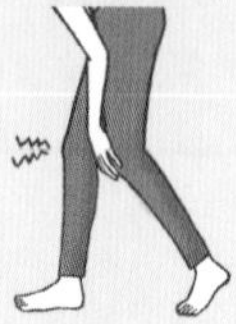

ひざやももの痛みをとる

階段の上り下りが軽やかになる

動画はこちら

立つ、座る、階段の上り下りなど、ひざの曲げ伸ばしを使った動作につらさや痛みを感じる人は、もも前側の大腿四頭筋が固まっていたり、使いすぎていたりします。

ここが硬くなると、ひざが痛むだけでなく、骨盤が前傾して反り腰による腰痛の原因にもなります。日ごろから意識的にストレッチでケアしておくことが大切です。

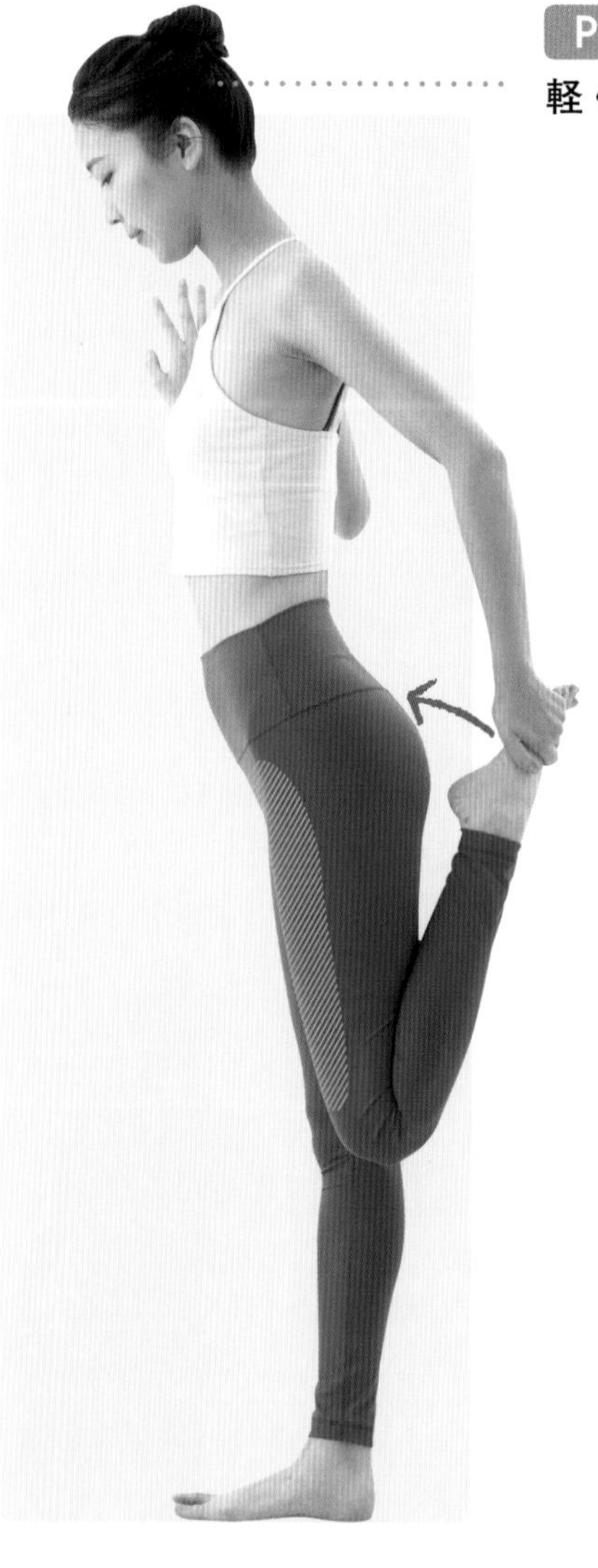

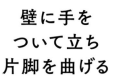

Point

軽く下を向く

1

壁に手をついて立ち片脚を曲げる

壁に手をついて、片脚のかかとをおしりに引き寄せる。
前ももにつっぱりを感じればOK

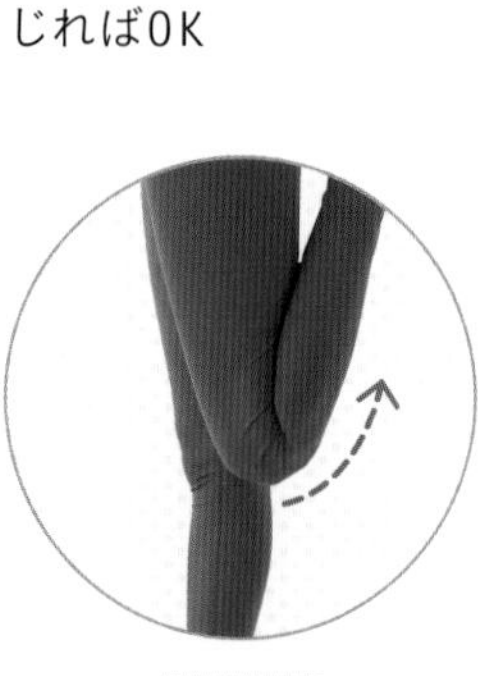

Side

曲げたひざは、軸脚より後ろに

ココをゆるめる！

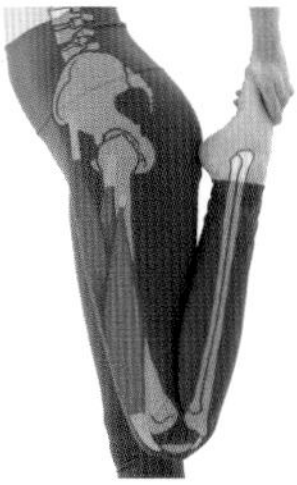

大腿《だいたい》四《し》頭《とう》筋《きん》

ひざを伸ばしたり脚を前に振り出したりする動きを司る４つの筋肉の総称。股関節からひざまでつながる日常的に重要な筋肉。

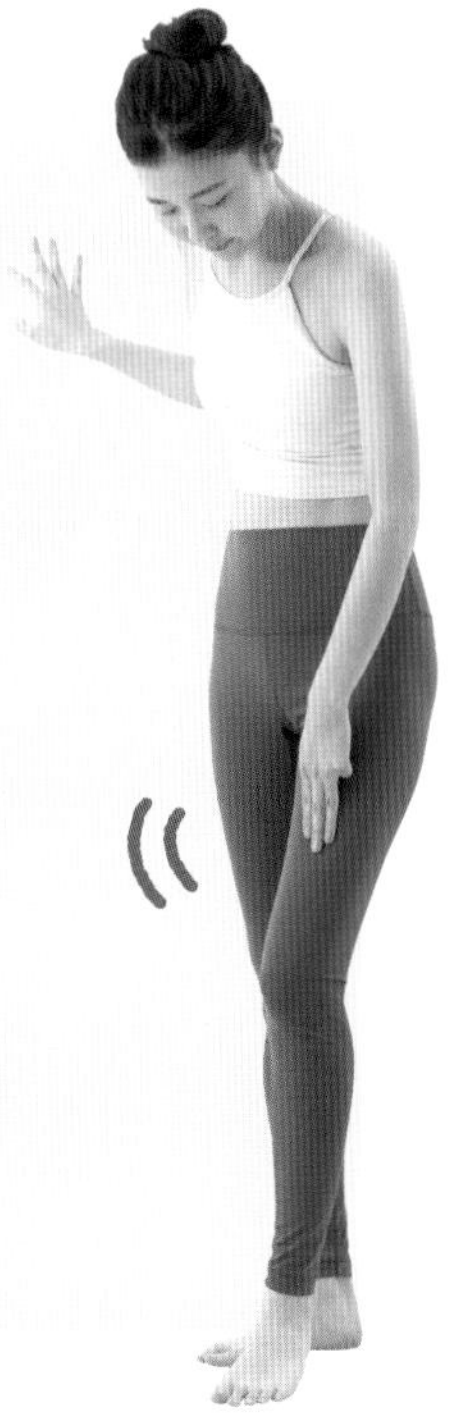

2

ももをもんでゆるめる

もも前面のつっぱるところを、指の腹で軽くもんでゆるめる

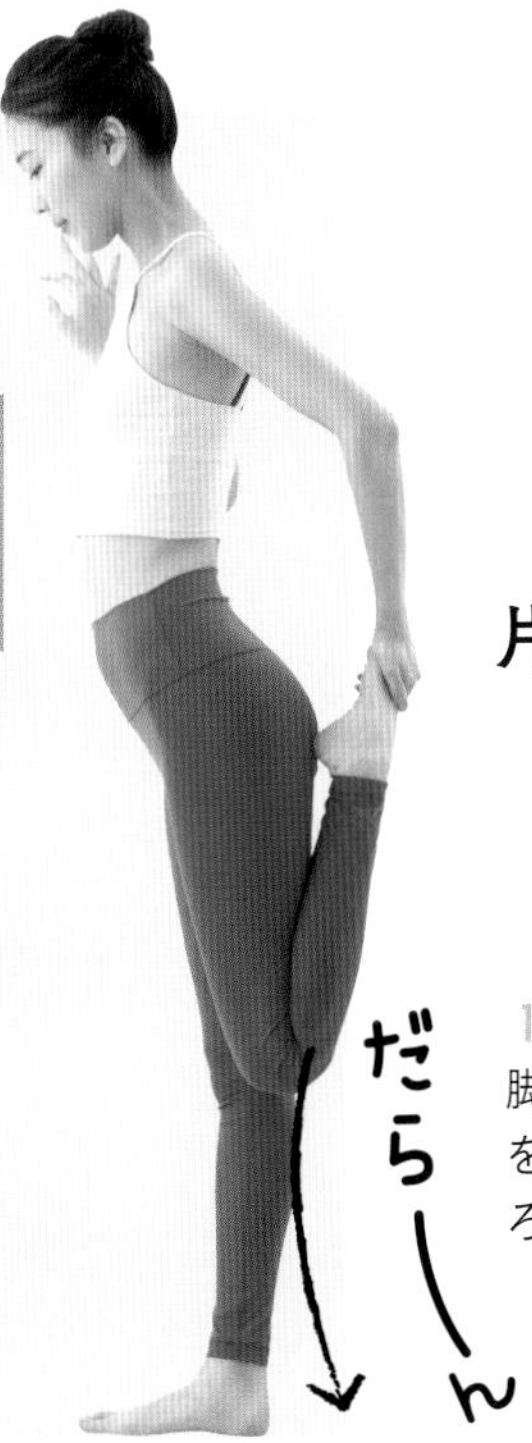

3

片脚を曲げてひざを下にだら〜んとおろす

１の状態に戻し、片脚を曲げながらひざを下にだら〜んとおろして10秒キープ

10秒キープ

左右3セットずつ

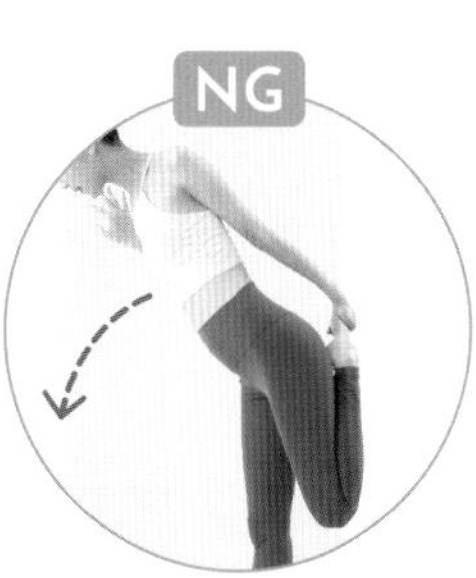

体を前にたおさない

伸ばす部位

内転筋

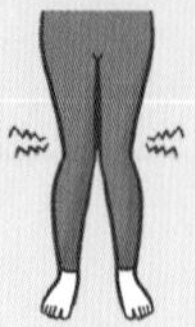

X脚を改善する

ひざを痛めない、まっすぐきれいな脚を目指そう

X脚の人は、太ももの内側の内転筋が固まっている傾向があります。ここが硬い人は、股関節が内側に入り、ひざが内側に向くようになります。

また、しゃがんで立つ動作のときにひざが内側に入ると、ひざの負担が大きくなり、傷めやすくなります。けがを予防するためにも、ぜひ内転筋をしっかり伸ばしていきましょう。

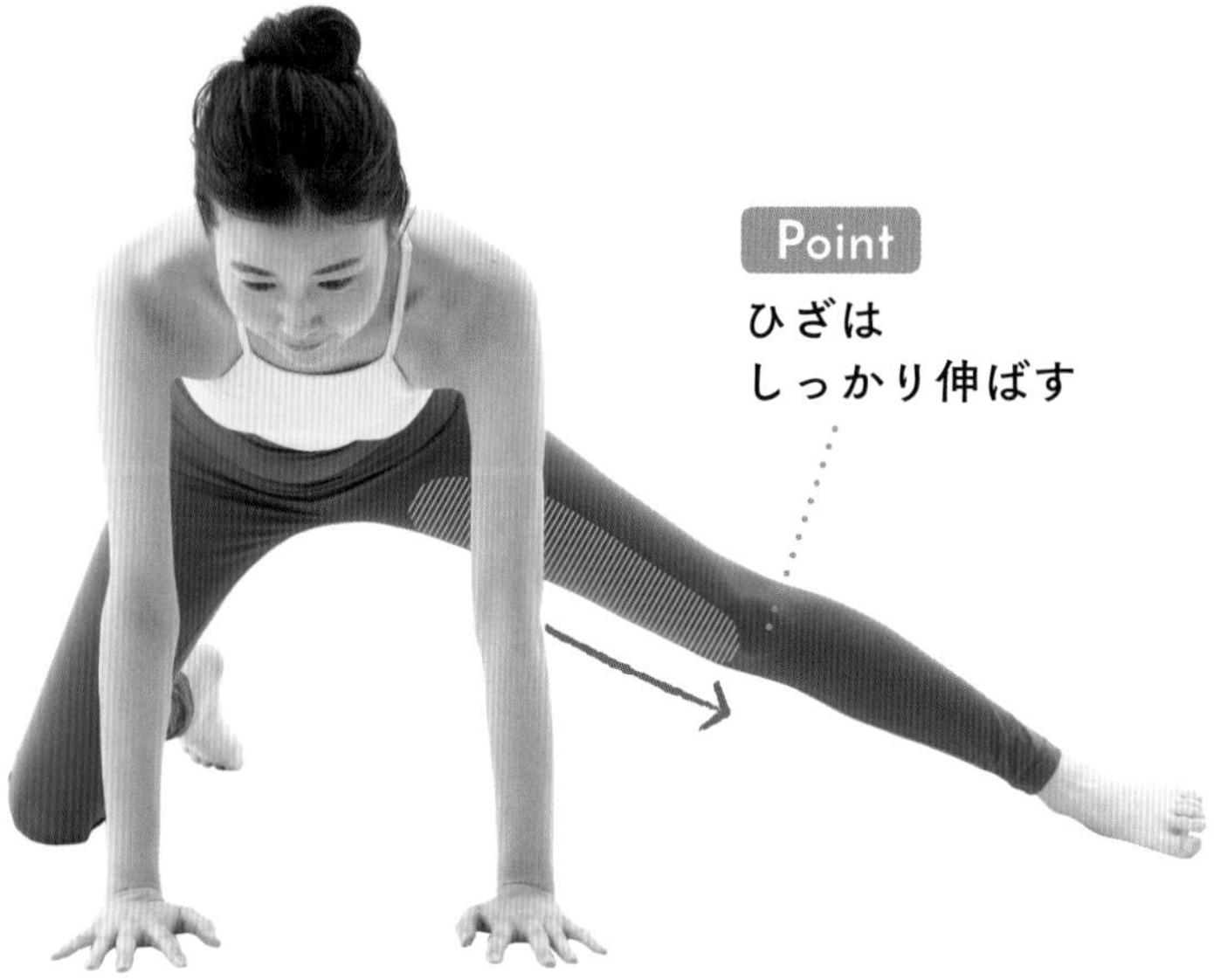

Point

ひざは
しっかり伸ばす

1 よつんばいになり 片脚を横に伸ばす

肩の下に手を置いてよつんばいになり、片脚を横に伸ばす。太ももの内側につっぱりを感じればOK

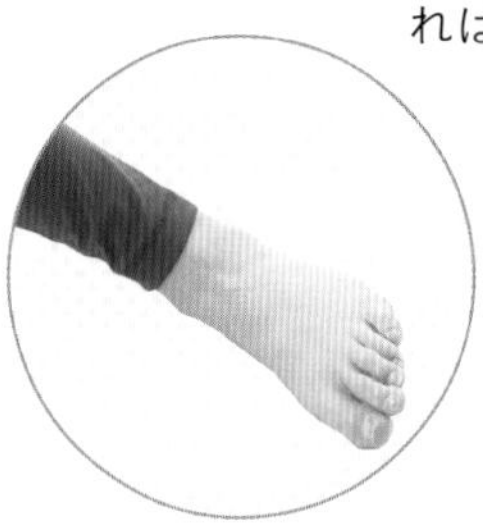

Side

親指側は床につける

動画はこちら

ココをゆるめる!

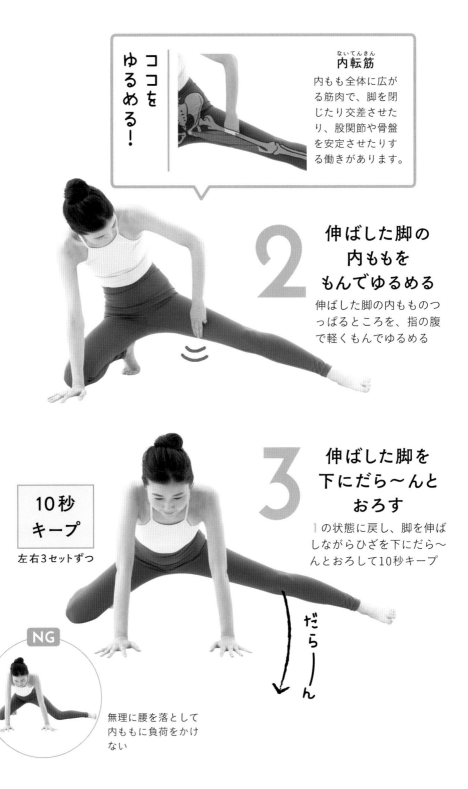

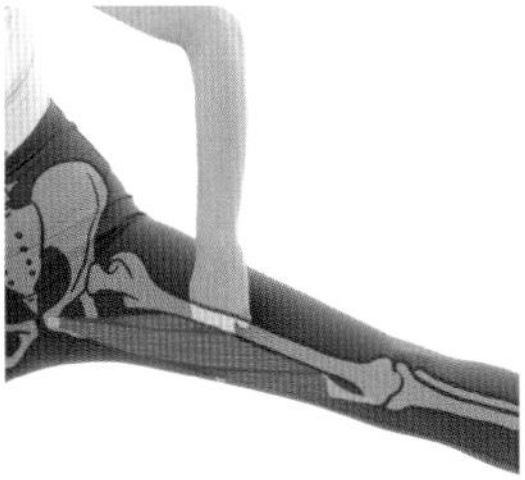

内転筋《ないてんきん》

内もも全体に広がる筋肉で、脚を閉じたり交差させたり、股関節や骨盤を安定させたりする働きがあります。

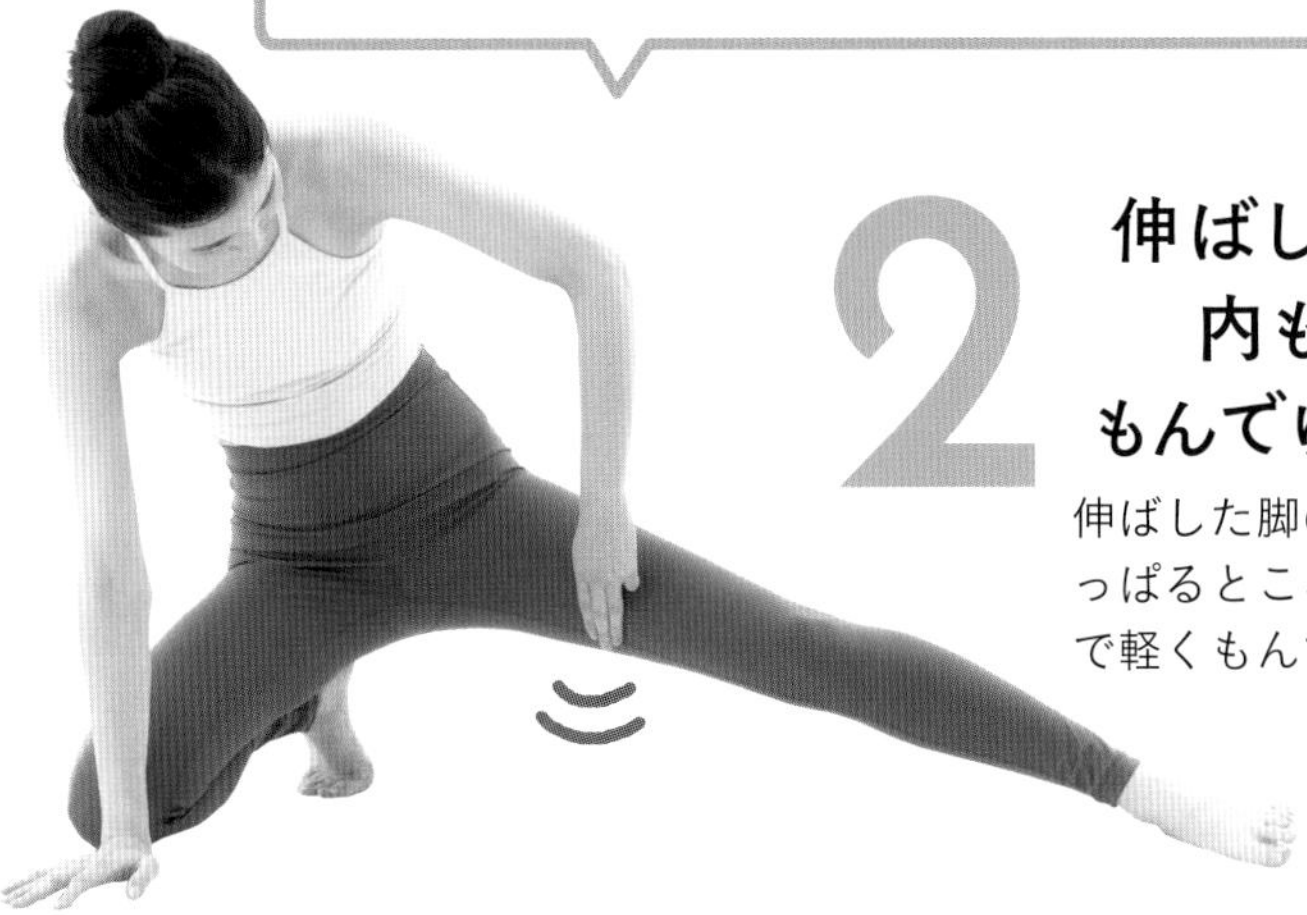

2 伸ばした脚の内ももをもんでゆるめる

伸ばした脚の内もものつっぱるところを、指の腹で軽くもんでゆるめる

3 伸ばした脚を下にだら〜んとおろす

1の状態に戻し、脚を伸ばしながらひざを下にだら〜んとおろして10秒キープ

10秒キープ

左右3セットずつ

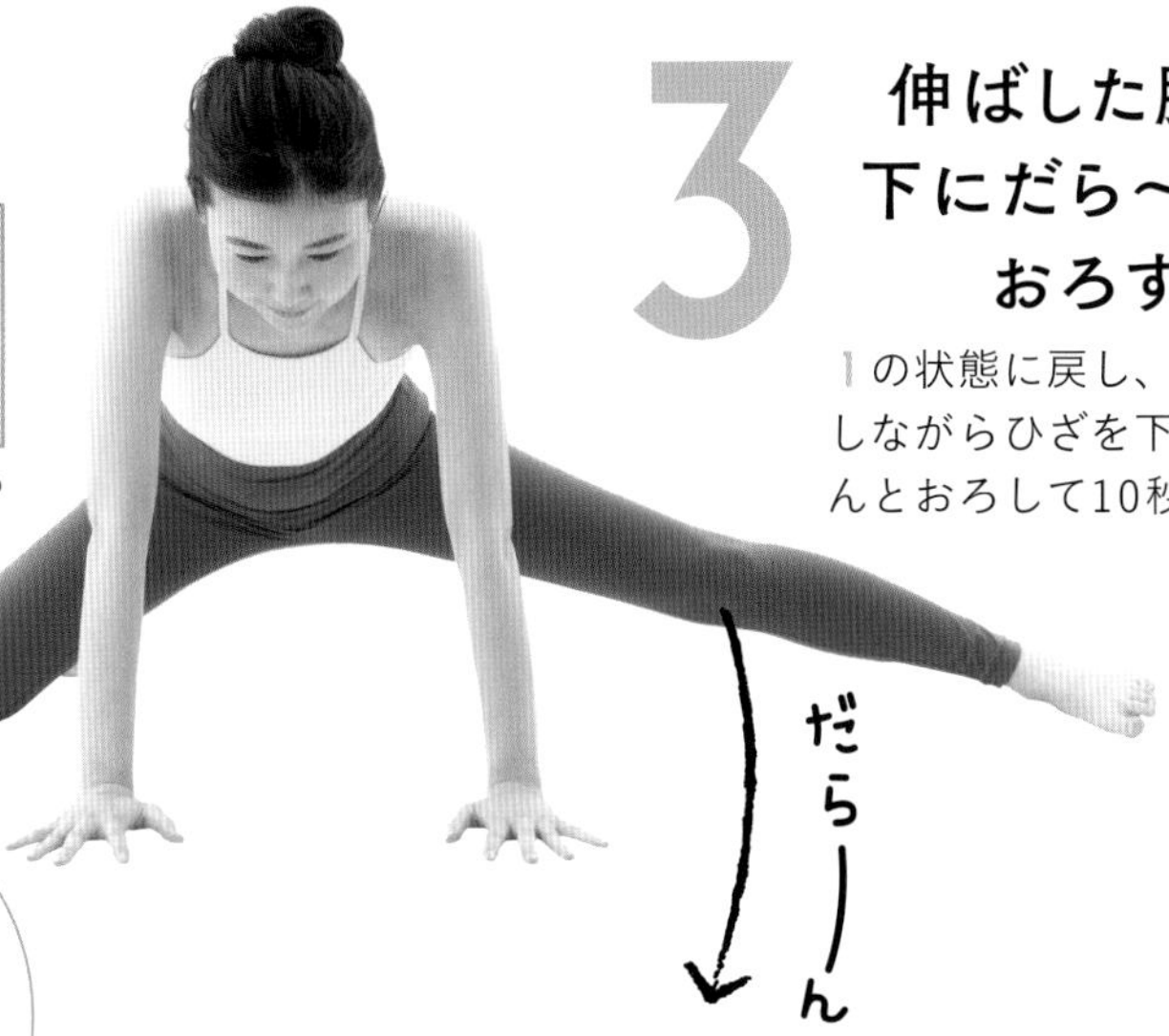

NG

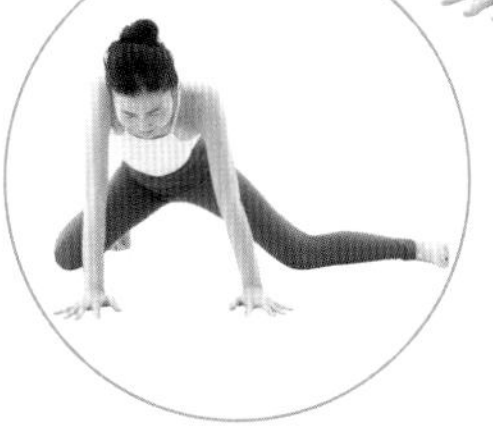

無理に腰を落として内ももに負荷をかけない

伸ばす部位
大腿筋膜張筋

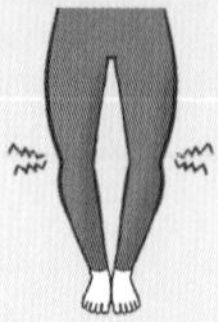

O脚を改善する

もも外側のこり固まりをほぐして、すらりとした脚に

動画はこちら

O脚は、脚の形に悩むだけでなく、ひざや腰の痛みにつながることもあります。小指側に体重をのせる外重心になっていたり、狭い歩幅で歩いていたりすると、ももの外側が張り、ますます外重心が進みます。すると、ひざがその体重を受け止めようとしてひねられ、痛みの原因になります。ストレッチでももの外側をしっかり伸ばしましょう。

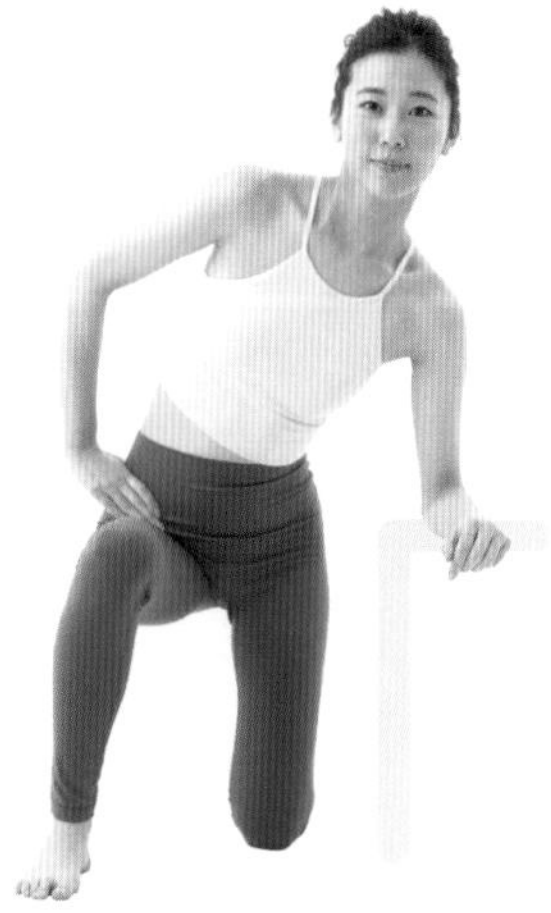

1

イスの横で片ひざ立ちになり腕をつく

脚を肩幅程度に開いて外側のひざを立て、内側の腕をイスにつく

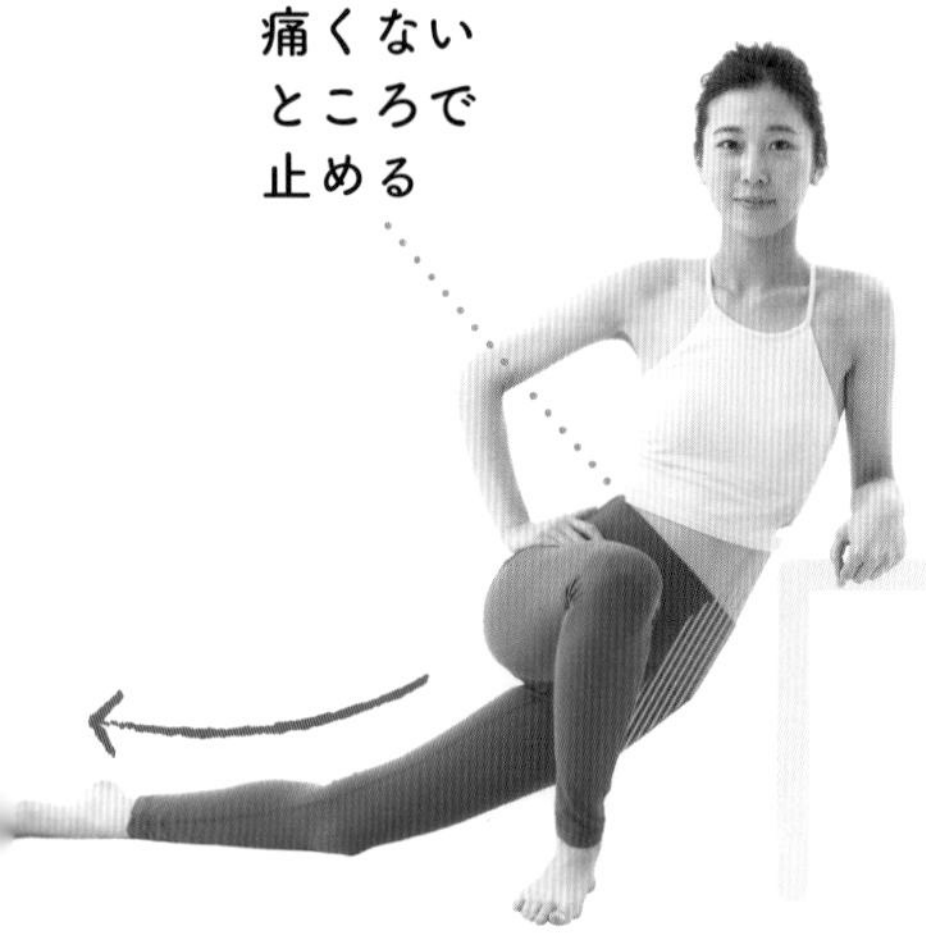

Point
痛くないところで止める

2

イス側の脚を反対側に伸ばす

床についた脚をゆっくりぬき、横に伸ばす。
ももの外側につっぱりを感じればOK

ココをゆるめる!

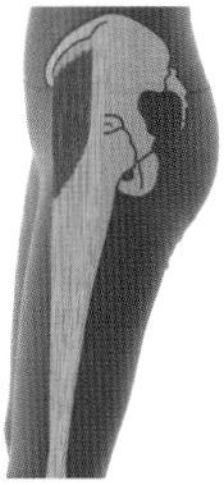

大腿筋膜張筋《だいたいきんまくちょうきん》

腰の側面にあり、腸脛靭帯につながる筋肉。歩いたり走ったりするとき、脚をまっすぐ前に振り出すときに使います。

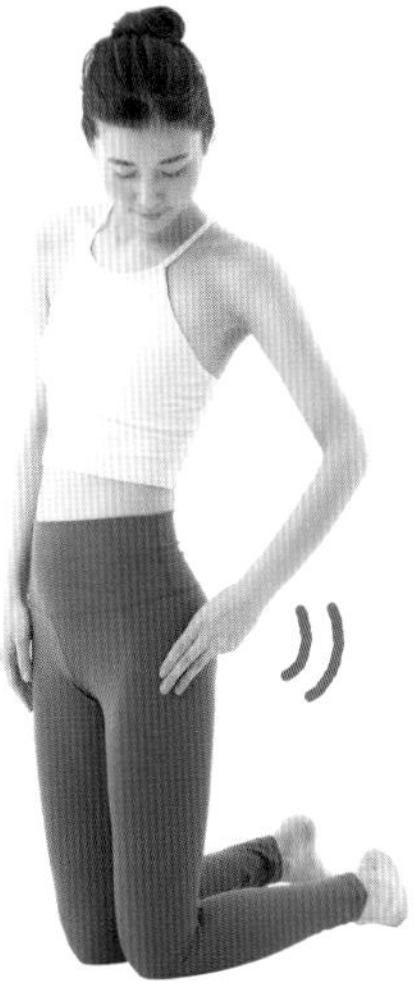

3

伸ばした脚の外側をもんでゆるめる

ひざ立ちになり、伸ばした脚の外側のつっぱるところを、指の腹で軽くもんでゆるめる

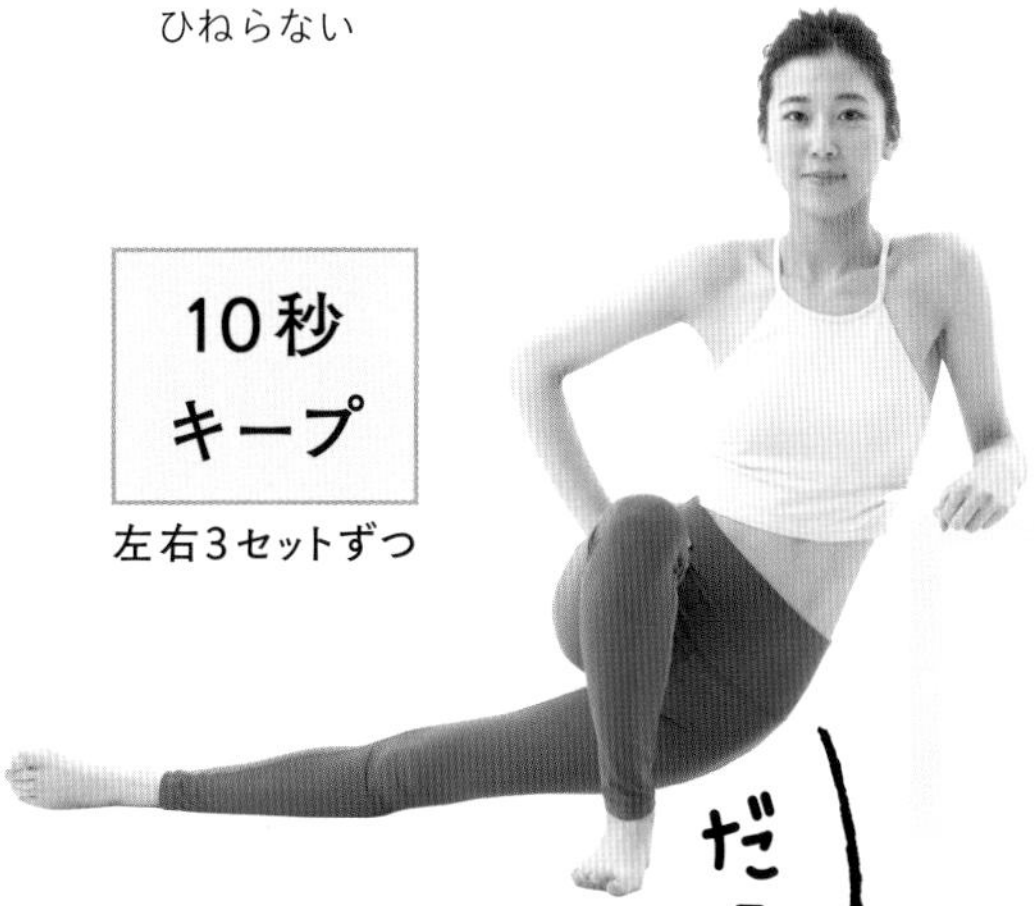

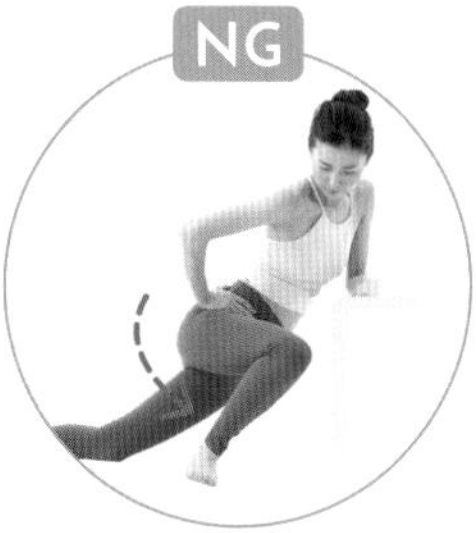

ひざをたおして体をひねらない

10秒キープ

左右3セットずつ

4

伸ばした脚側の骨盤を下にだら〜んとおろす

2の状態に戻し、伸ばした脚側の骨盤を下にだら〜んとおろして10秒キープ

伸ばす部位
大腿二頭筋

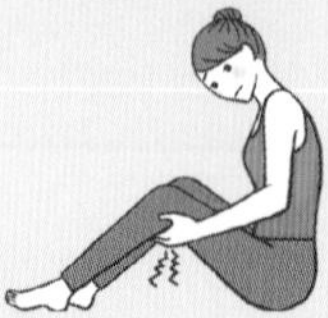

ひざ裏の痛みをとる

前屈ストレッチで、もも裏を伸ばす習慣を

デスクワーク中心の仕事の人は、一日じゅうももの裏の筋肉、ハムストリングスを圧迫している状態です。ひざ裏を通る筋肉なので、ここが固まると、ひざ裏に痛みが出ます。また、骨盤の後ろにもつながっているので、縮こまることで骨盤が後傾して猫背になり、腰痛の原因にもなりかねません。ストレッチでしっかりケアしましょう。

1

腰をまっすぐ立て
上半身を前にたおす

つま先を上に向けて、腰をまっすぐ立てたまま手を伸ばして上半身を前にたおす。ももの裏につっぱりを感じればOK

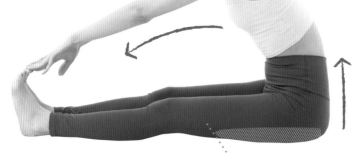

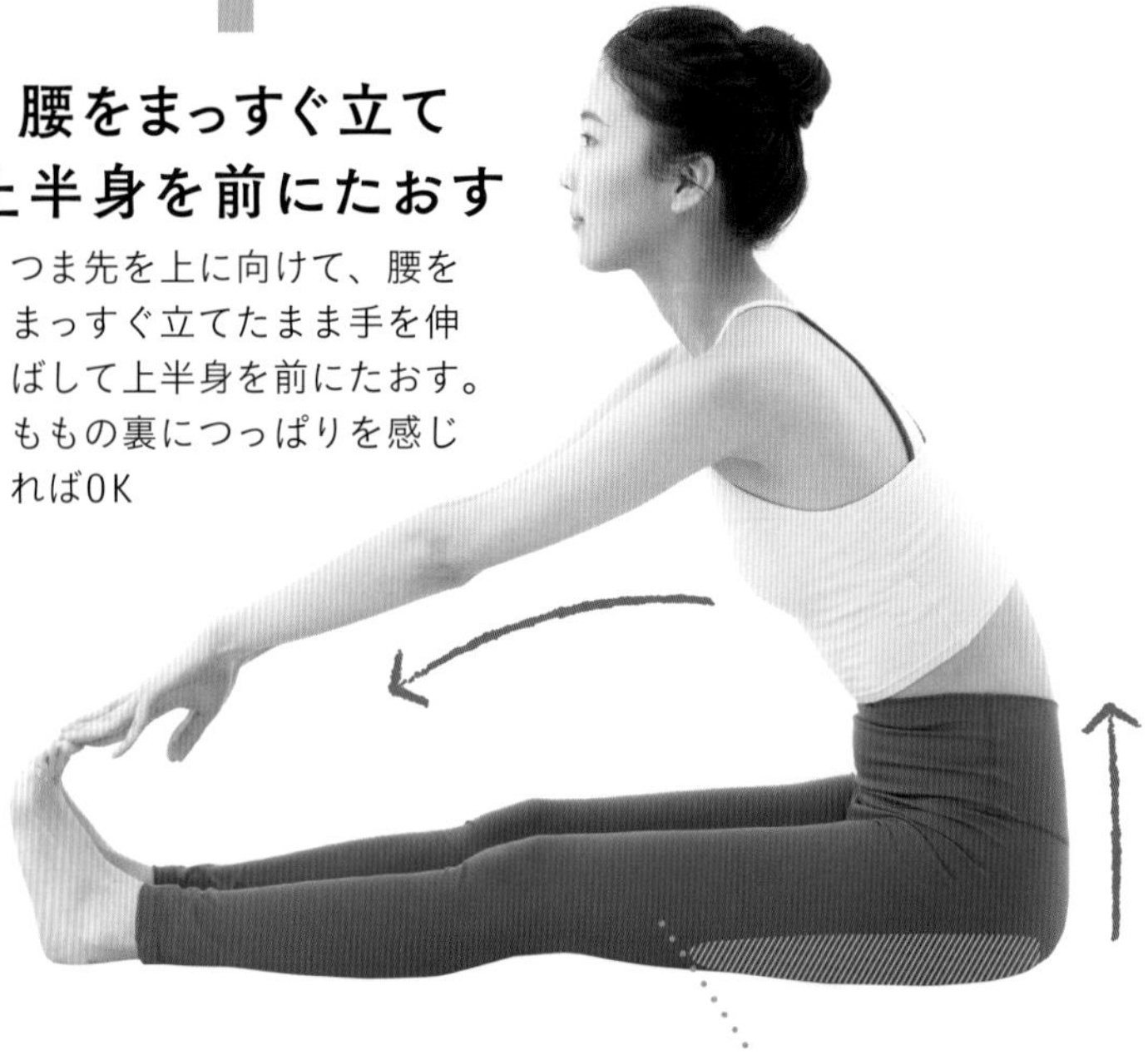

Point
つっぱるところで止める

Arrange

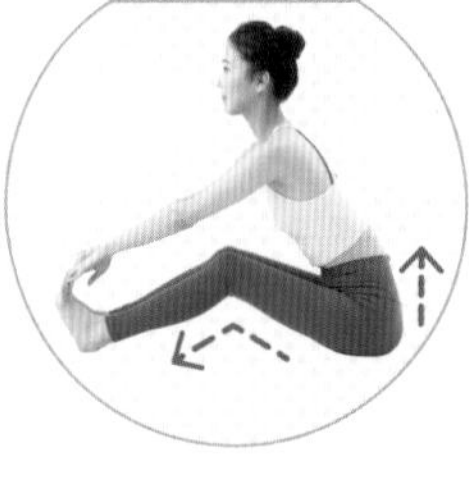

骨盤が後傾してしまう人はひざを曲げてみて

動画はこちら

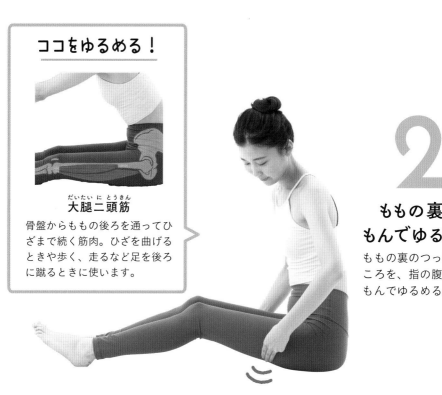

ココをゆるめる！

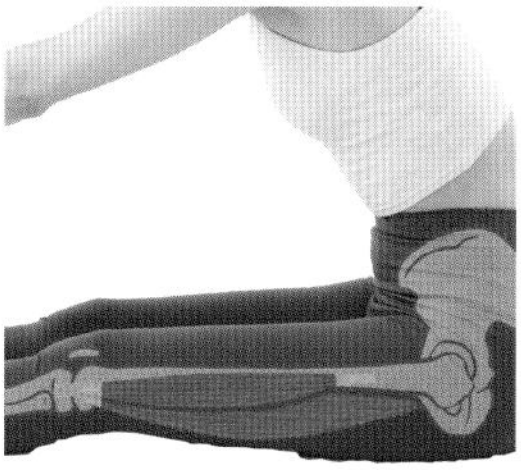

大腿《だいたい》二《に》頭筋《とうきん》

骨盤からももの後ろを通ってひざまで続く筋肉。ひざを曲げるときや歩く、走るなど足を後ろに蹴るときに使います。

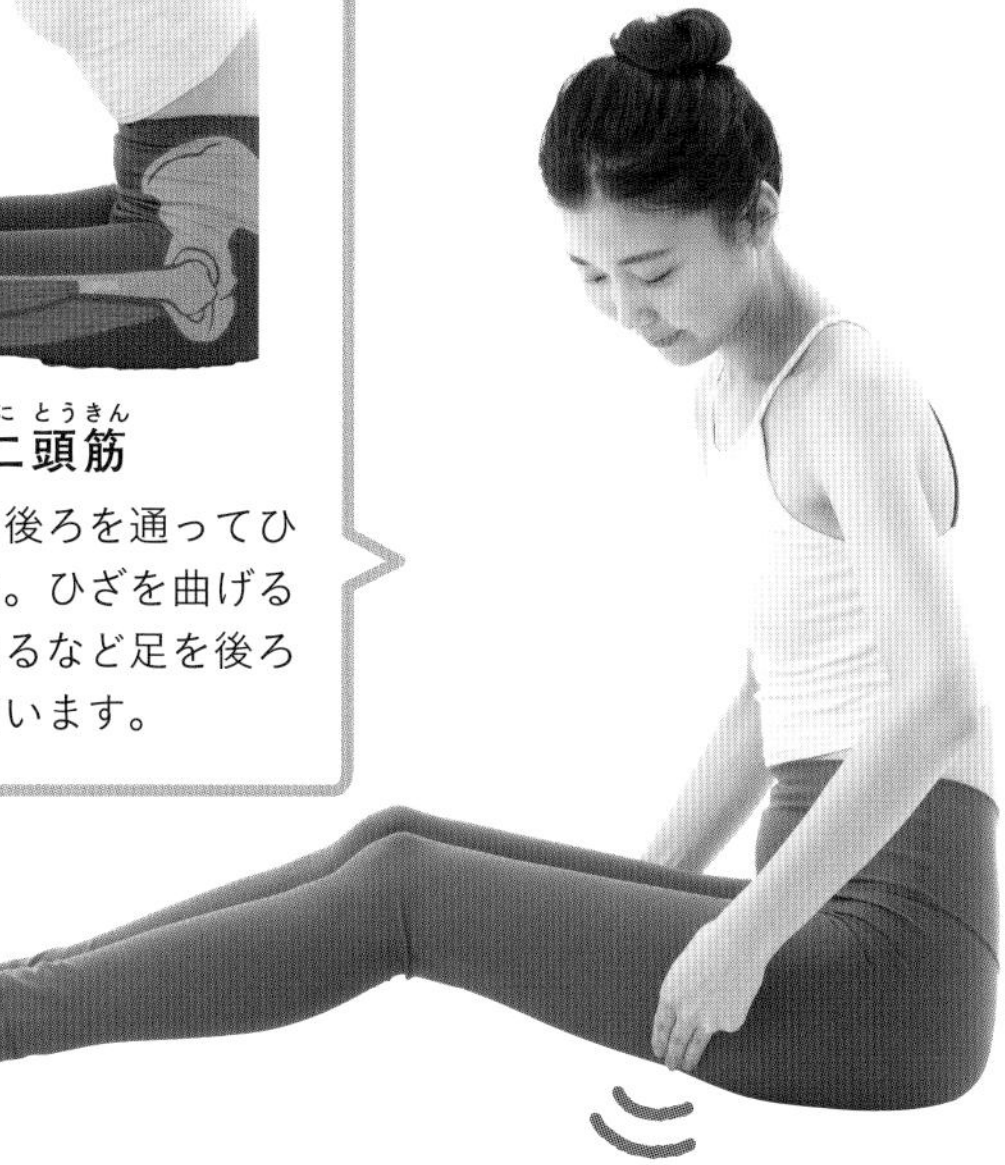

2 ももの裏をもんでゆるめる

もも裏のつっぱるところを、指の腹で軽くもんでゆるめる

NG

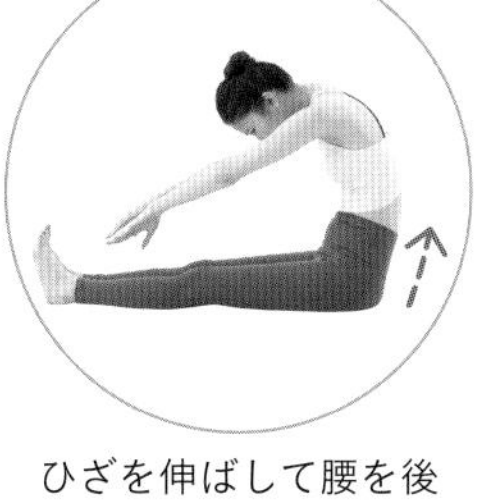

ひざを伸ばして腰を後ろにたおさない

10秒キープ

3セット

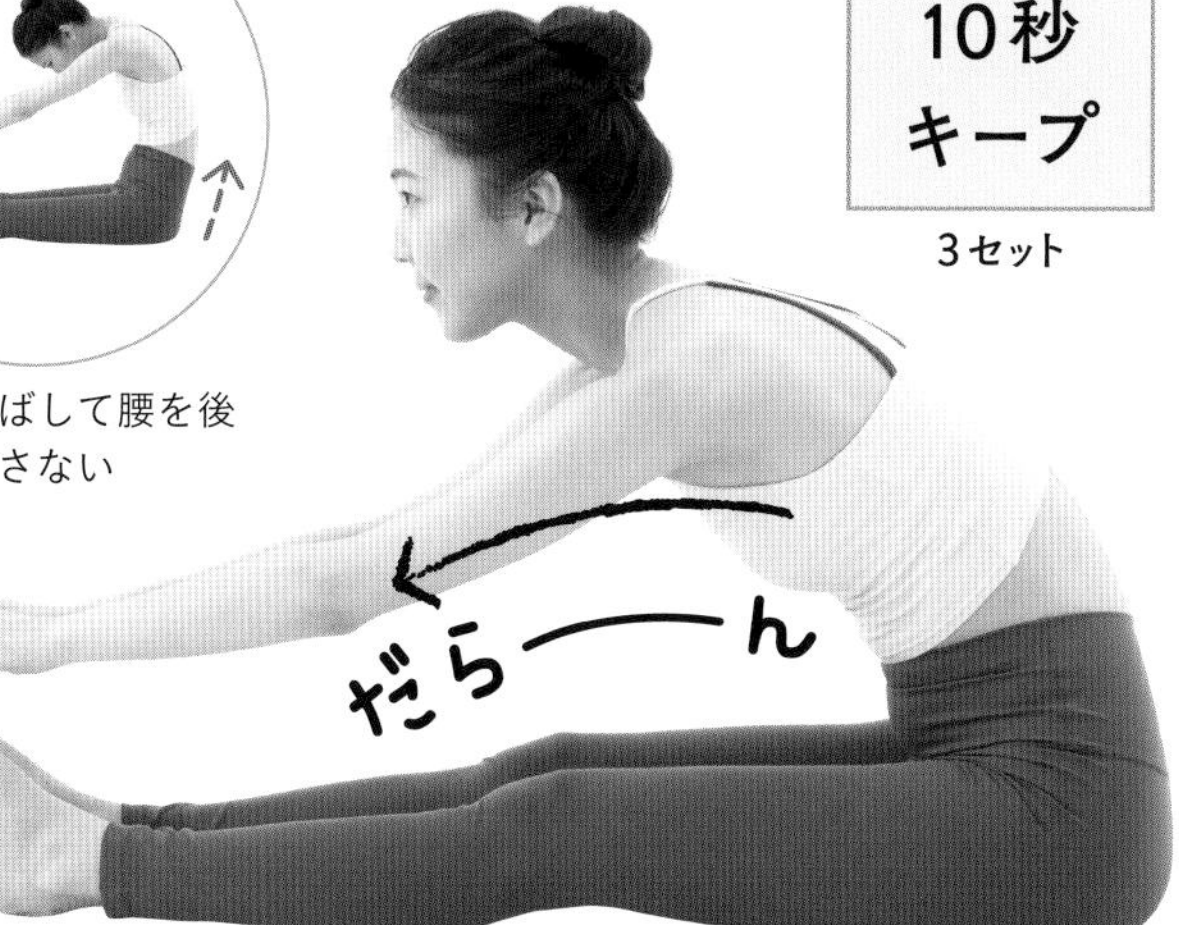

3 体を前にだら～んとたおす

顔は正面を向き、骨盤は立てたまま、体を前にだら～んとたおして10秒キープ

伸ばす部位

腓腹筋・ヒラメ筋

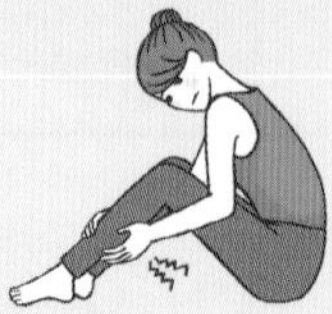

ひざ下のむくみをとる

足首を動かして、ふくらはぎのポンプを活用しよう

動画はこちら

脚が冷えたりむくんだりするのは、足首を十分に動かせていないのが原因のひとつです。歩幅が狭かったり、ふだんハイヒールをはいたりしていると、足首の角度を固定したまま歩くことになるのです。そんな人は、足首を動かすストレッチを行いましょう。ふくらはぎの筋肉が動いて血液が循環しやすくなり、冷えやむくみを解消できます。

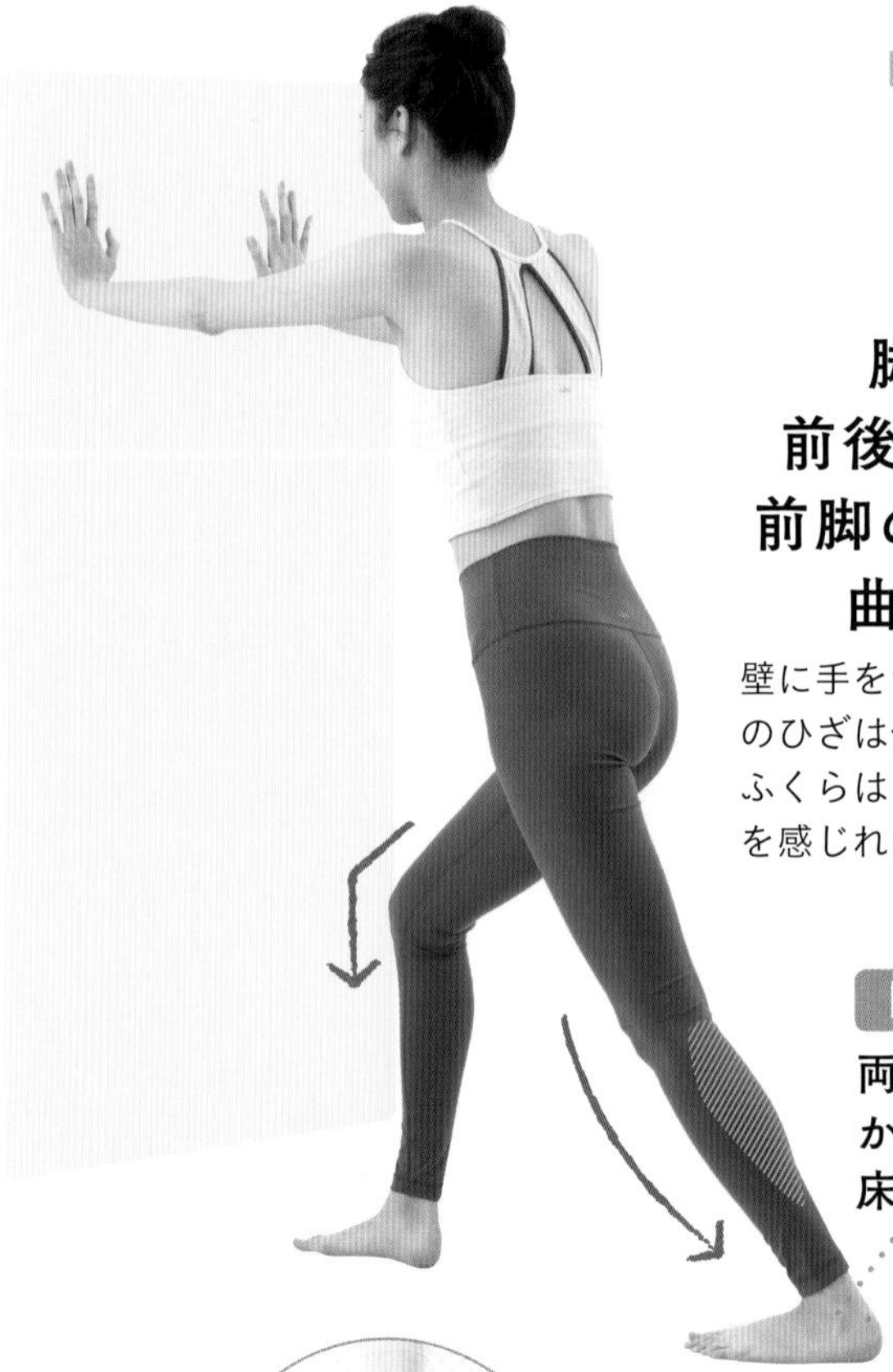

1

脚を前後に開き前脚のひざを曲げる

壁に手をつき後ろの脚のひざは伸ばす。ふくらはぎにつっぱりを感じればOK

Point

両脚ともかかとは床につける

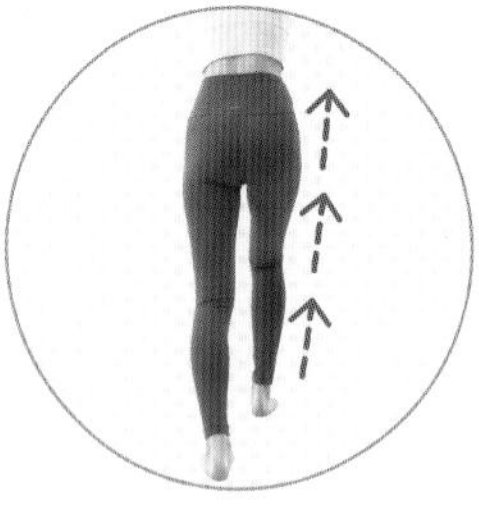

Side

つま先、ひざ、骨盤は正面を向ける

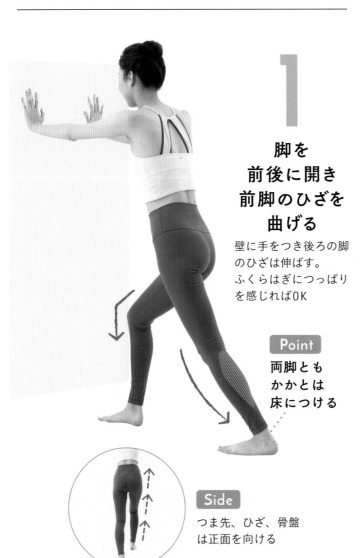

ココをゆるめる！

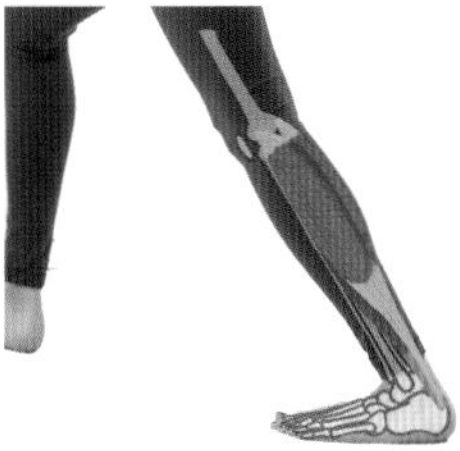

腓腹筋《ひふくきん》・ヒラメ筋《きん》

ヒラメ筋の外側を腓腹筋がおおい、かかとに伸びるアキレス腱とつながっています。足首の曲げ伸ばしに関わる筋肉です。

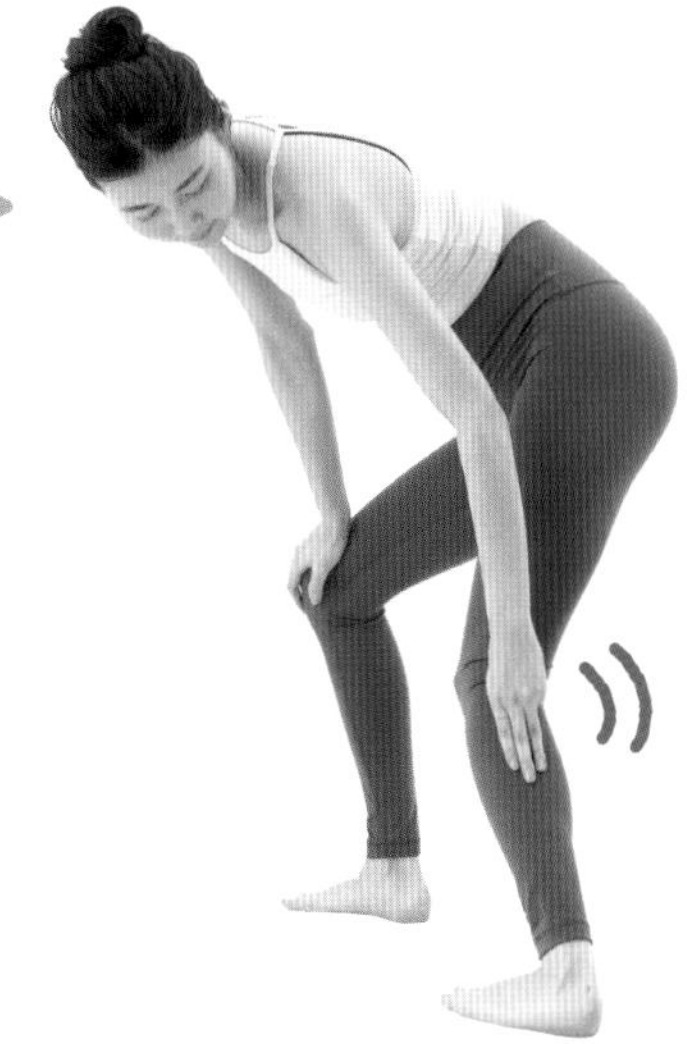

2

伸ばした脚のふくらはぎをもんでゆるめる

伸ばした脚のふくらはぎのつっぱるところを、指の腹で軽くもんでゆるめる

3

かかとを下にだら〜んとおろす

1の状態に戻し、前脚のひざを曲げながら、後ろ脚のかかとを下にだら〜んとおろして10秒キープ

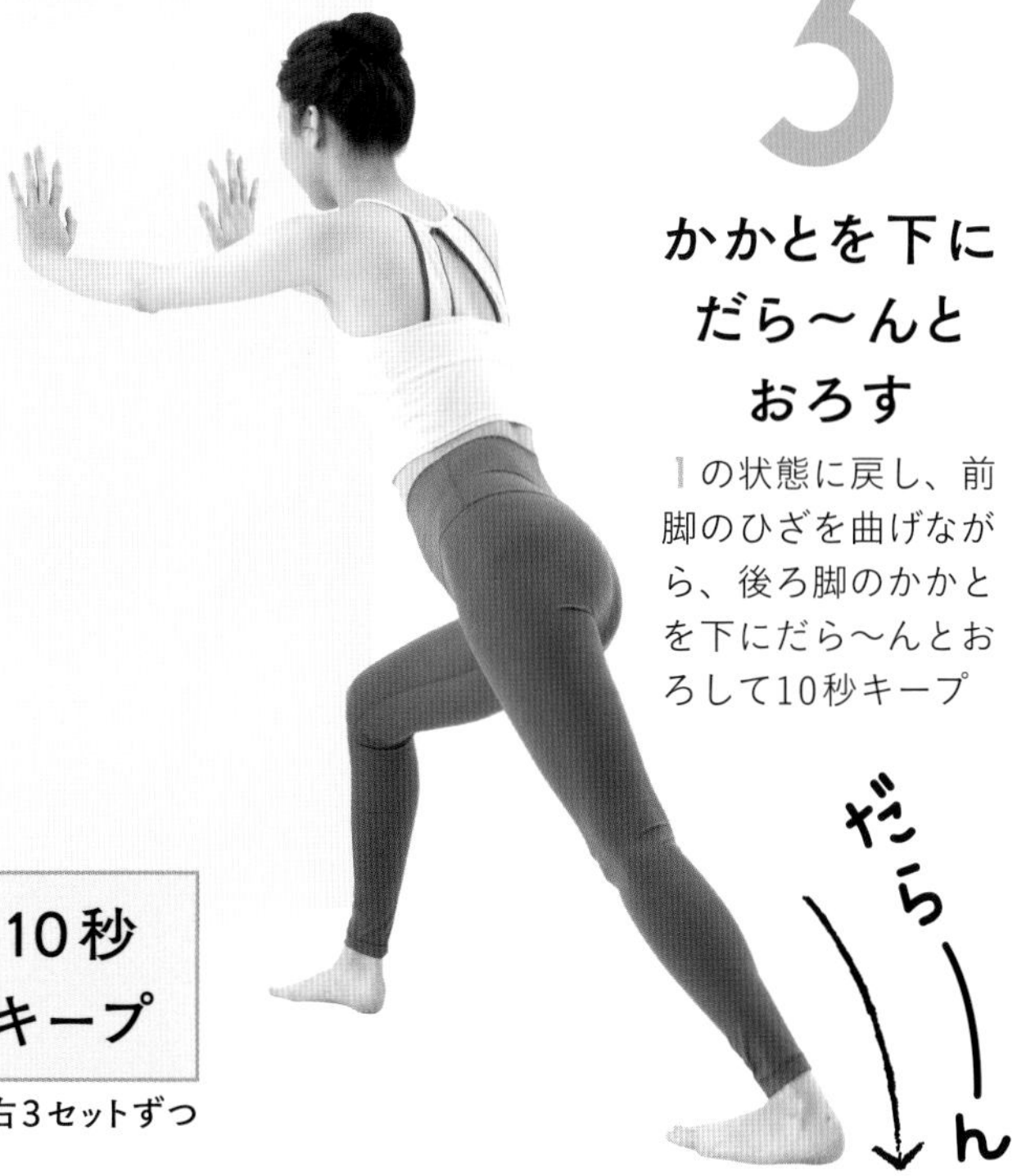

10秒キープ

左右3セットずつ

Arrange

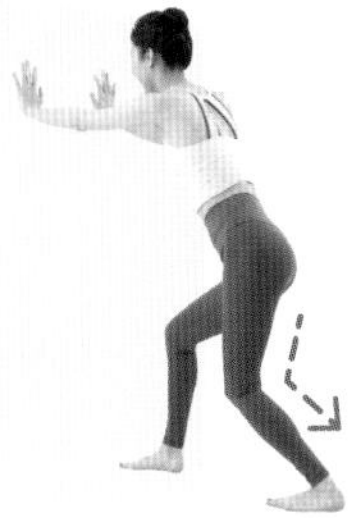

伸ばした脚のひざを曲げると、内側のヒラメ筋が伸びる

顔まわりの不調はなぜ起こるの？

顔まわりの不調で多いのは「目の疲れ」でしょう。現代社会では多くの人が、一日のかなり長い時間をスマホやパソコンなどを見て過ごしているため、目の筋肉に大きな負担がかかります。目の筋肉は使いすぎにより硬く縮こまった状態になり、視力低下やかすみ目、また目のまわりがけいれんしたりまぶたの重さを感じたりするなど、疲れ目の症状が現れます。車の運転を長時間する人も同様です。

また顔全体の表情筋については、ふだん人とあまり接しない生活の人は表情筋を使うことが少なく、逆に常に笑顔を保っている接客業の人などは、筋肉が長時間緊張状態で固まっていることがあります。いずれの場合も筋肉の固まりによるむくみやたるみにつながります。

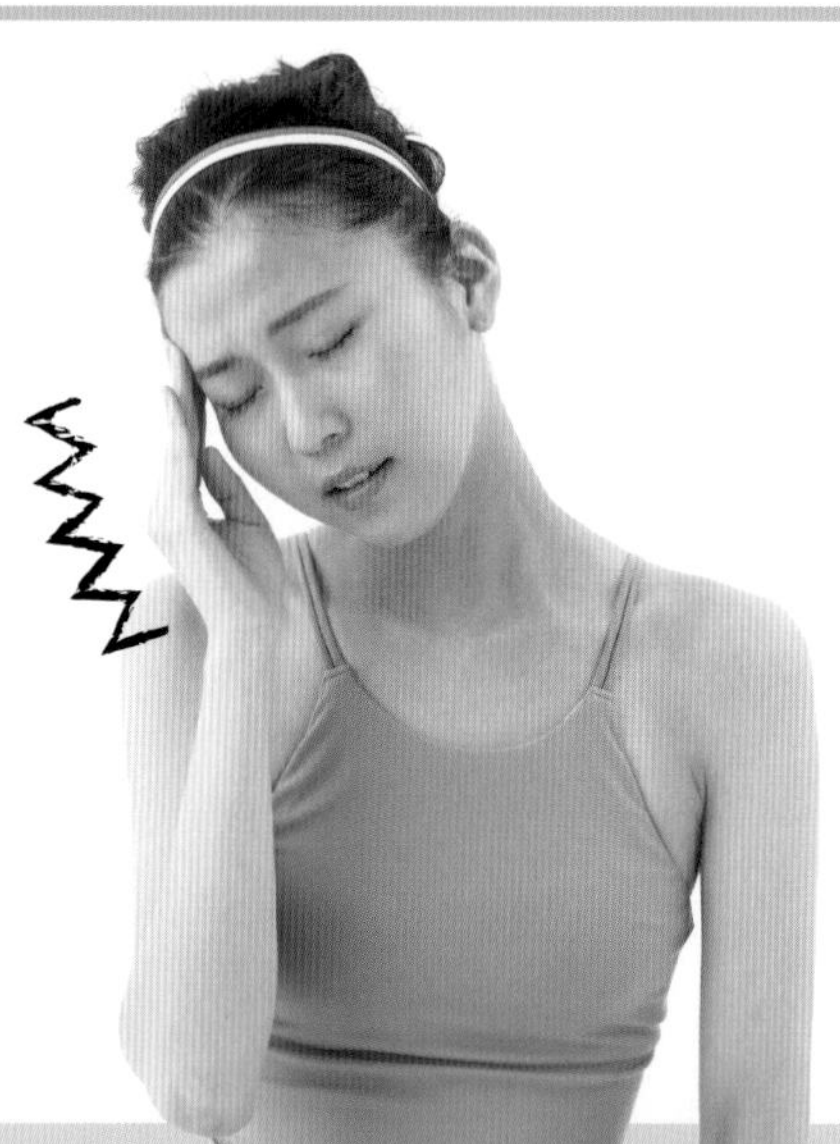

顔まわりの不調で伸ばすべき筋肉一覧

側頭筋《そくとうきん》

頭蓋骨の横から下あごまで続く筋肉。ものをかむときや話すとき、また力をこめるときの食いしばりにも使う

前頭筋《ぜんとうきん》

ひたいにある筋肉で表情筋のひとつ。まゆ毛周辺の肌を動かし、まゆ毛を上げたり、眉間にしわを寄せたりする働きがある

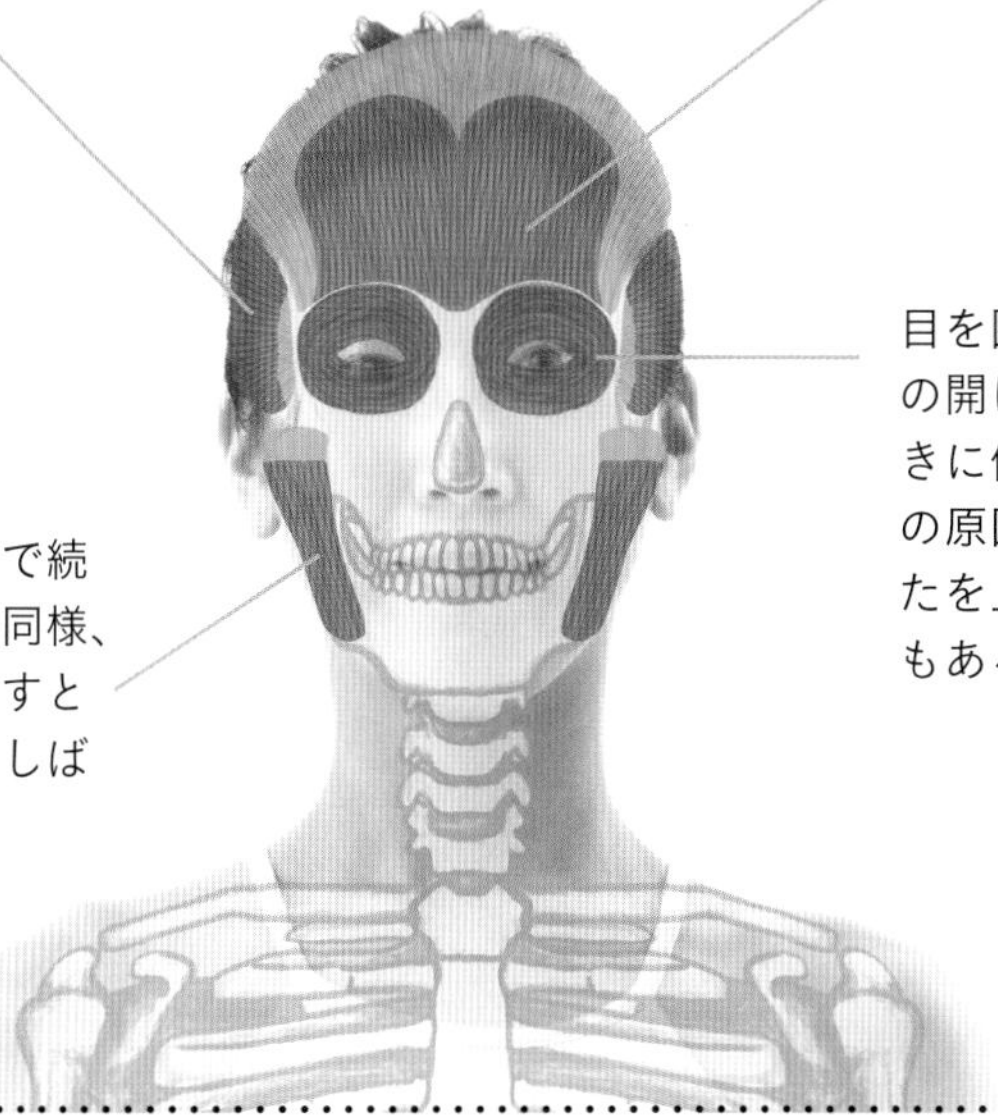

眼輪筋《がんりんきん》

目を囲む筋肉で、まぶたの開け閉めや涙を出すときに使う。固まるとクマの原因になったり、まぶたを上げづらくなることもある

咬筋《こうきん》

ほほ骨から下あごまで続く筋肉で、側頭筋と同様、ものをかむときや話すとき、力を入れて食いしばるときに使う

Column むくみ解消が小顔への近道

若いころに比べて顔が大きくなったと感じたことはありませんか？　それは骨が外に広がったからではなく、顔のむくみが原因です。とくにほほの辺りにむくみがあると、顔が大きい印象に。顔のむくみは、筋肉が縮んで硬くなることで血液や水分が滞った結果なので、ほほのまわりの筋肉をストレッチして血液や水分を移動させれば、むくみがとれて小顔になります。ただし、太って脂肪で顔が大きくなった場合は、ダイエットによる脂肪燃焼もあわせて行いましょう。

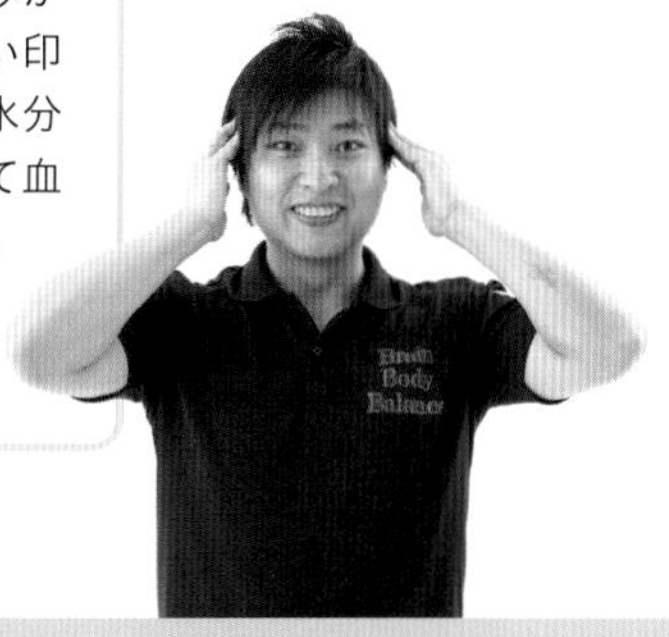

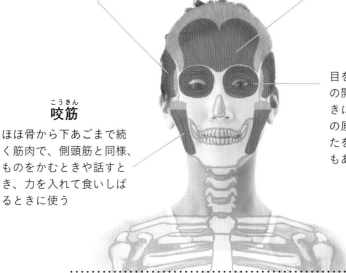

伸ばす部位

眼輪筋

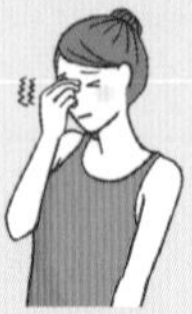

目の疲れ・ドライアイに

目のまわりの筋肉をほぐして目元すっきり

動画はこちら

パソコンやスマホを長時間使っていると、疲れ目やドライアイになりがちですが、目のまわりの筋肉のストレッチでかなり解消します。疲労感はもちろん、血流アップによって、ドライアイにも効果が現れるのです。

目をとり囲んでいる「眼輪筋」は小さな筋肉ですが、まばたきのたびに動く働き者。ぜひケアを習慣にしましょう。

Point

やさしくふれる

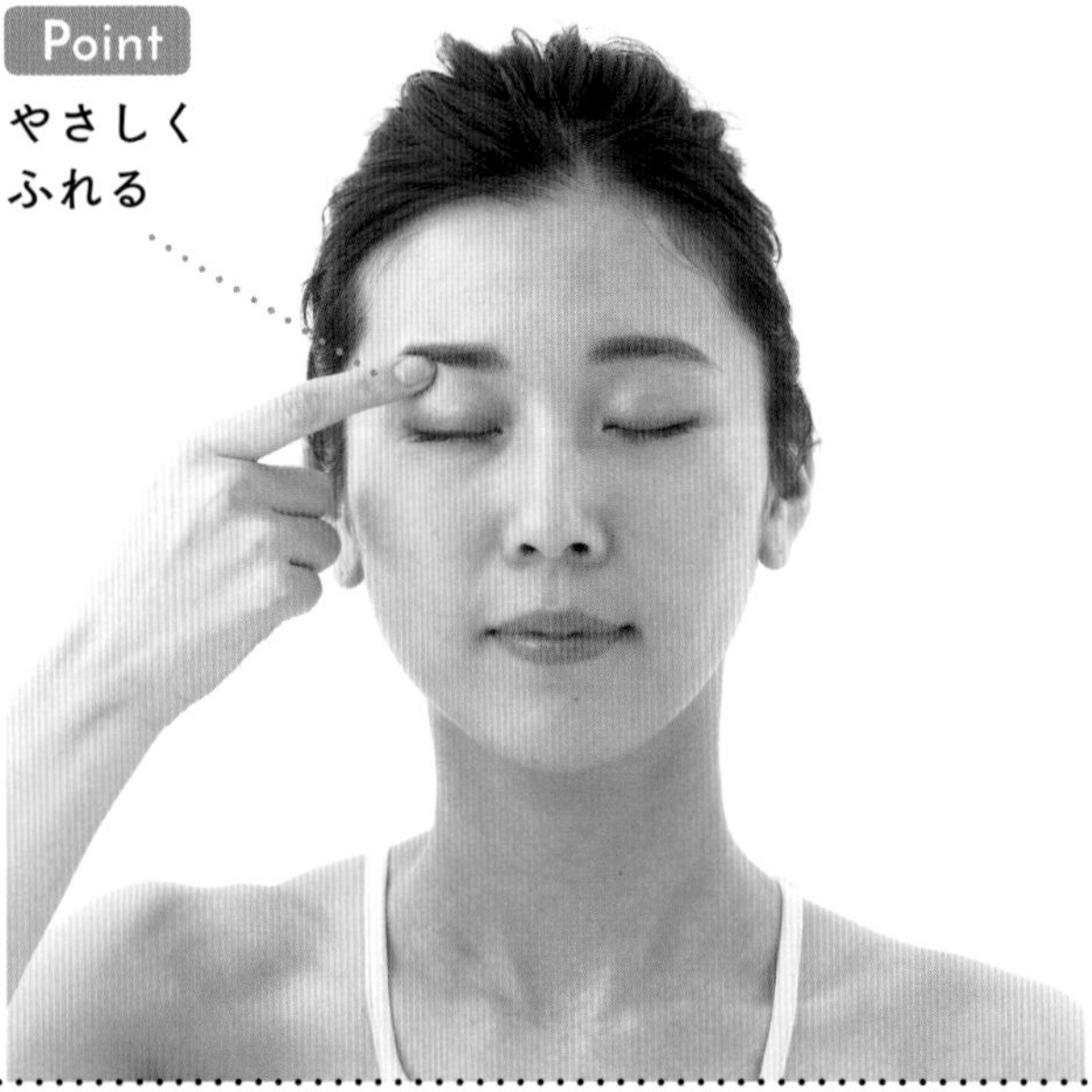

1 目とまゆ毛の間の骨を確認する

目を閉じて、まぶたにやさしくふれ、眼球の上側にある骨を確認する

ココをゆるめる！

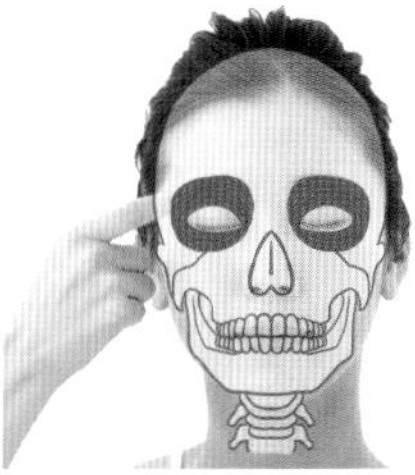

眼輪筋《がんりんきん》

目を囲む筋肉で、まぶたの開け閉めや、涙を出すときに使います。固まると、クマや目の開けづらさの原因になります。

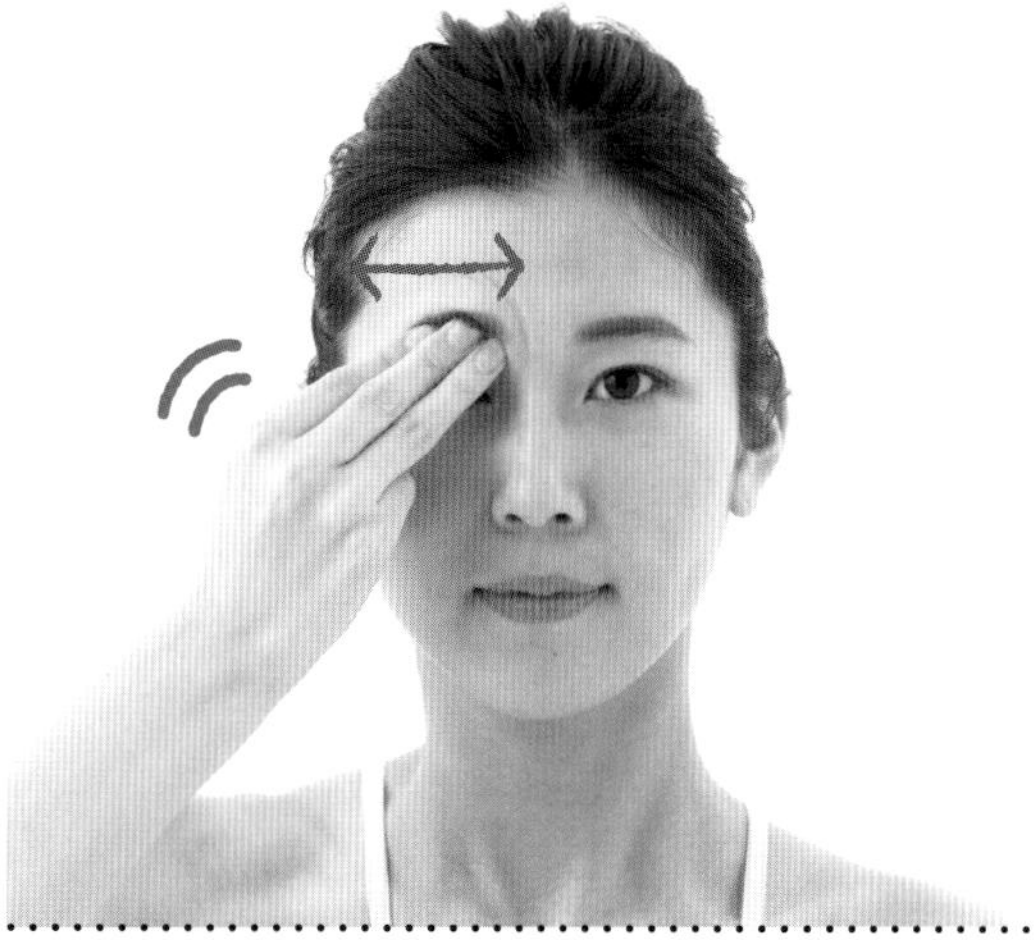

2 まぶたを押し上げて左右に動かしゆるめる

目を開けて、指の腹でまぶたをまゆ毛に向かって押し上げ、そのままやさしく左右に動かしゆるめる

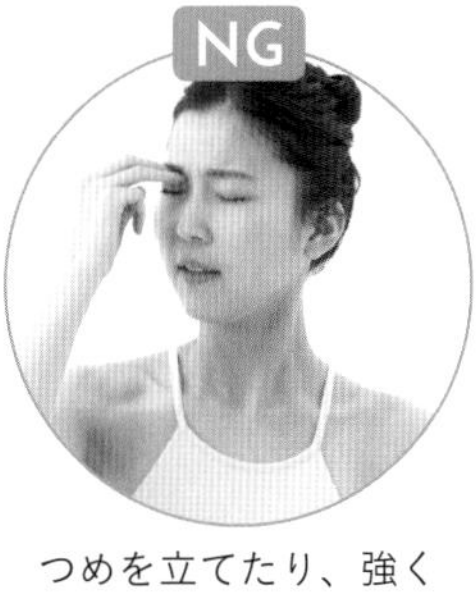

つめを立てたり、強く押しすぎたりしない

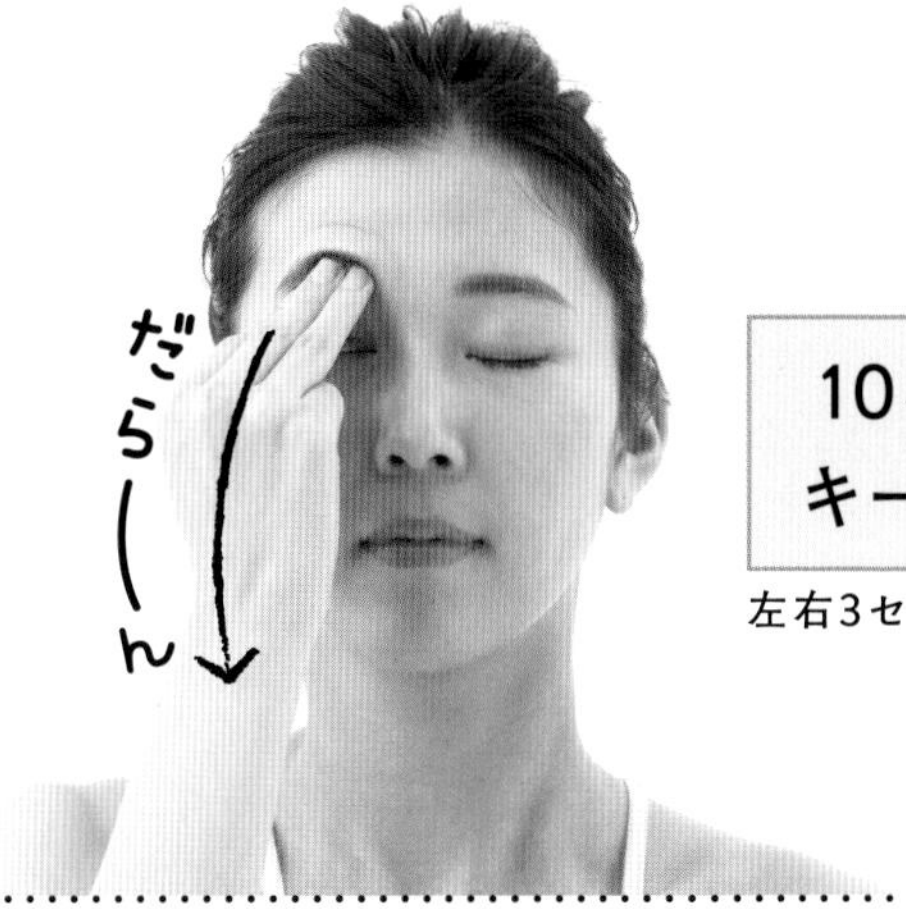

10秒キープ

左右3セットずつ

3 押し上げた状態でまぶたを下にだら〜んとおろす

指の腹でまぶたを軽く押さえたまま、まぶたを下にだら〜んとおろして10秒キープ

伸ばす部位

側頭筋

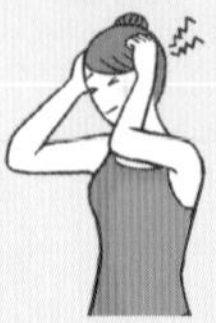

頭痛を解消する

デスクワークの合間に、脳に酸素を送るストレッチ

動画はこちら

頭痛にはさまざまな原因がありますが、デスクワークを長時間続けるなど、同じ姿勢でずっと頭や目を使うときに頭痛を感じる場合があります。このとき、頭の筋肉が緊張して血液やリンパの流れが滞り、酸素が十分にめぐらなくなります。この場合は、側頭部の筋肉をストレッチすると緩和される場合が多いです。まずは試してみましょう。

Point

左右同時に
行う

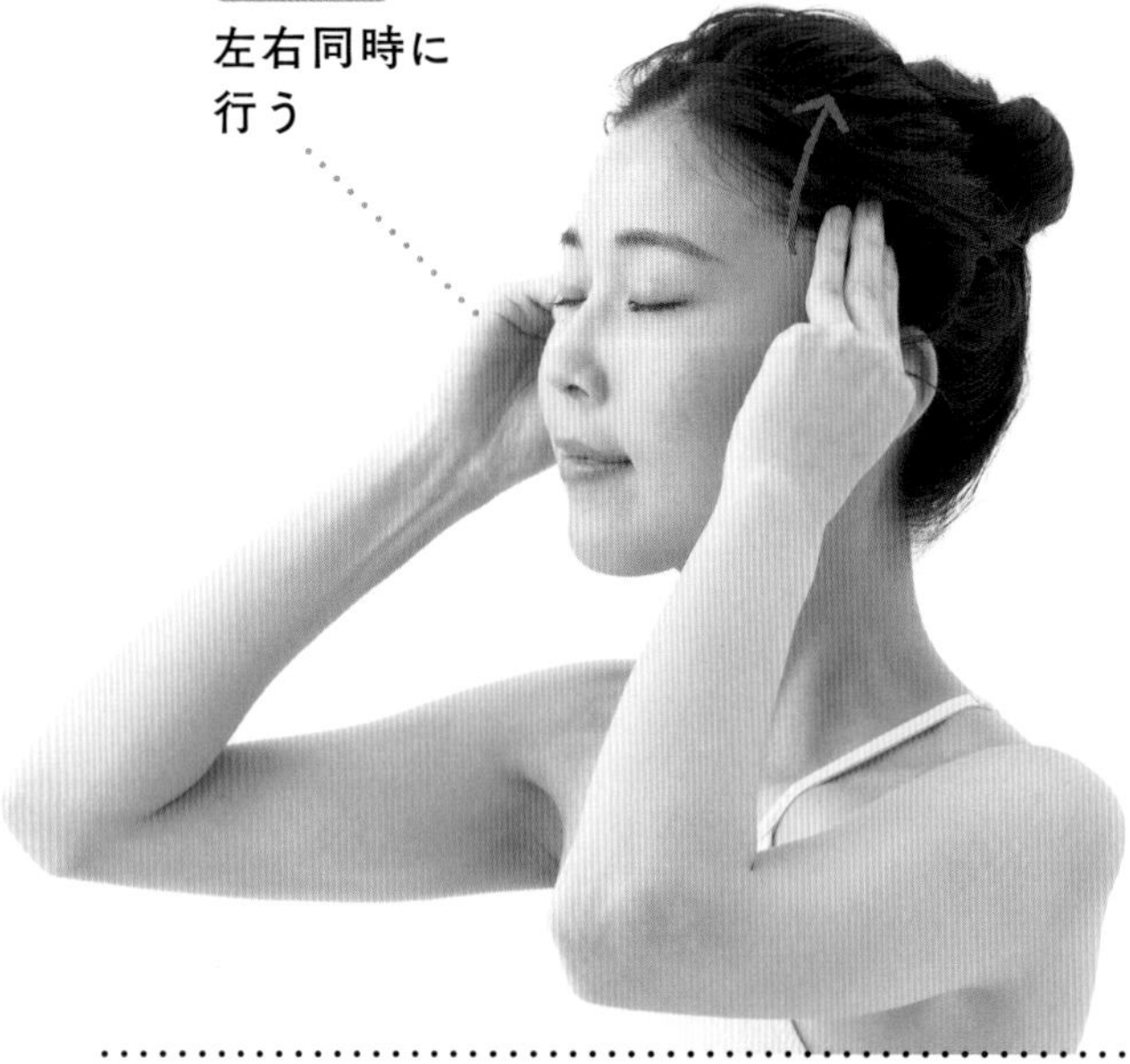

1 側頭部に指の腹を当て押し上げる

耳の上、まゆ毛の横あたりに指の腹を当てて押し上げる

ココをゆるめる!

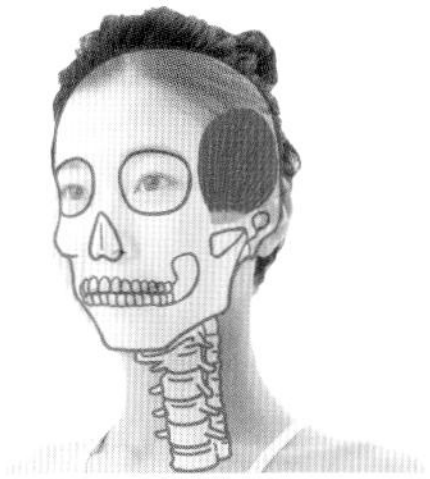

側頭筋《そくとうきん》

頭蓋骨の横から下あごまで続く筋肉。ものをかむときや話すとき、また力をこめるときの食いしばりにも使います。

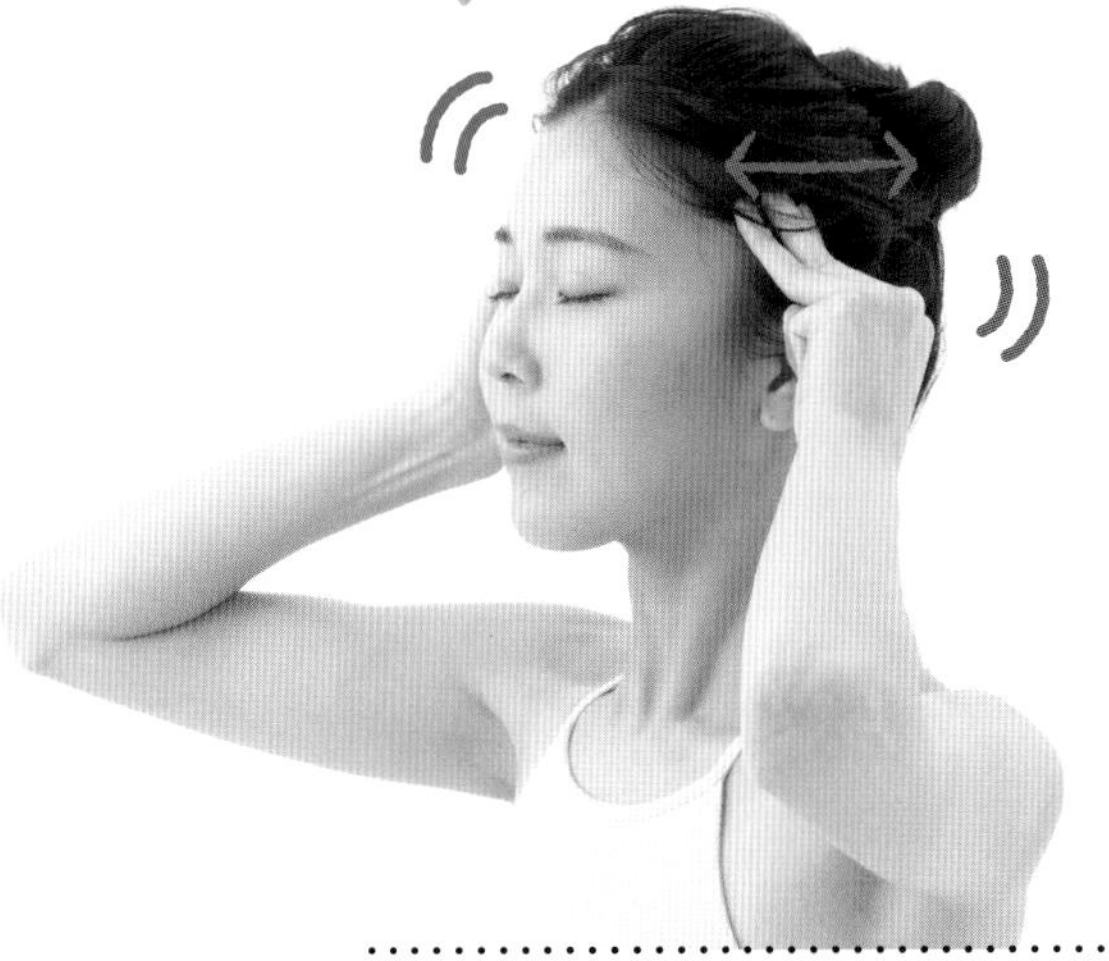

2

そのまま前後に指を動かす

指で押し上げたまま、前後に動かしてゆるめる

10秒キープ

3セット

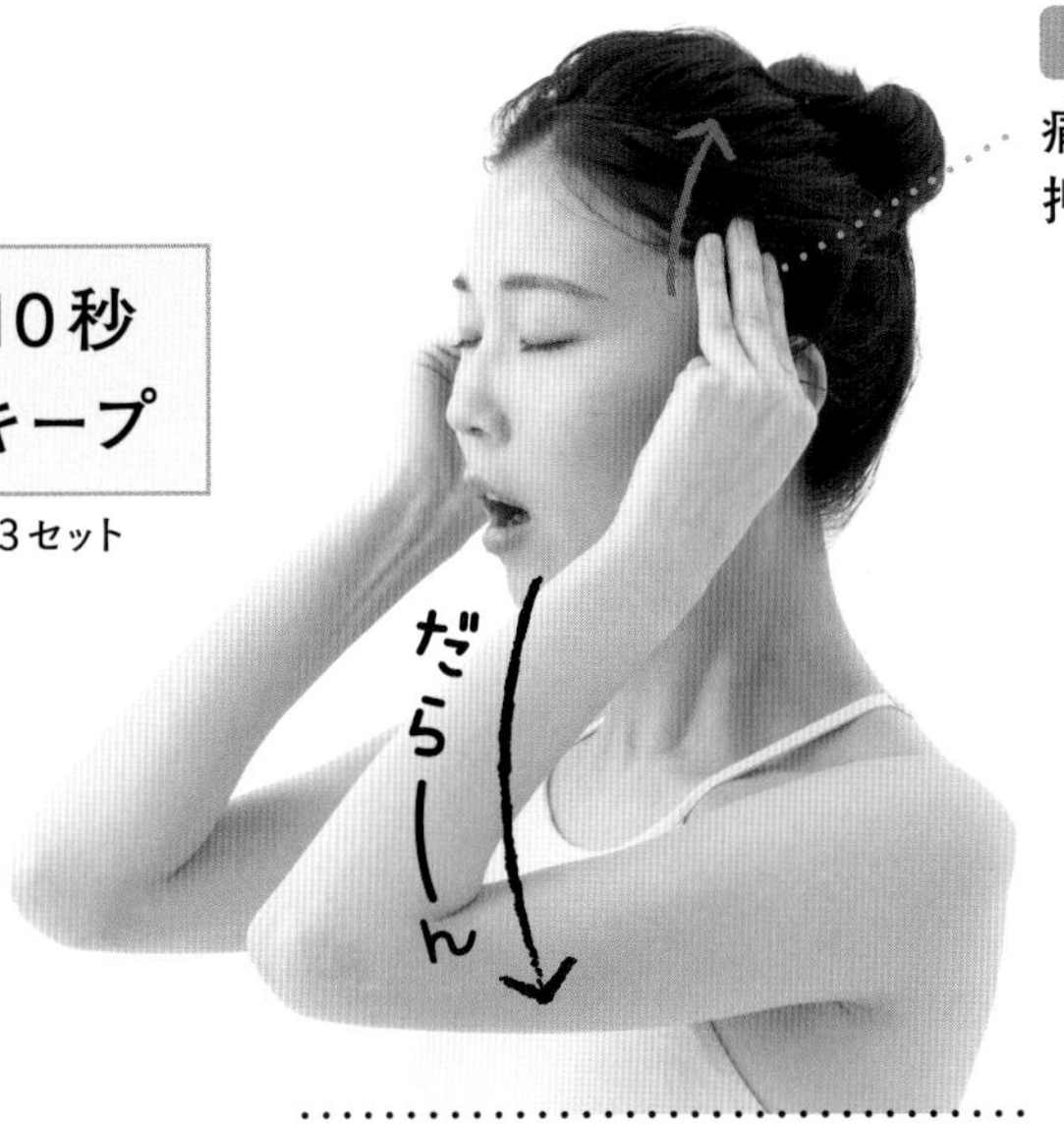

Point

痛くない範囲で押し上げる

3

あごを下にだら〜んとおろす

指で押し上げながら、あごを下にだら〜んとおろして10秒キープ

伸ばす部位

咬筋

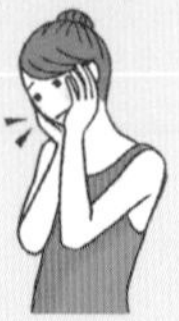

顔のむくみをとる

毎日のストレッチ習慣で小顔が手に入る

あごまわりに重さを感じたり、顔が大きくなった、むくんだと感じたりしたときにケアしたいのが、ほほ骨の下の咬筋です。いずれも、寝ているときの歯ぎしりや、スポーツやデスクワーク時の歯の食いしばりによって筋肉が硬くなっている場合が多いです。

　こまめにほぐすことで、不調から解放され、小顔に近づきます。

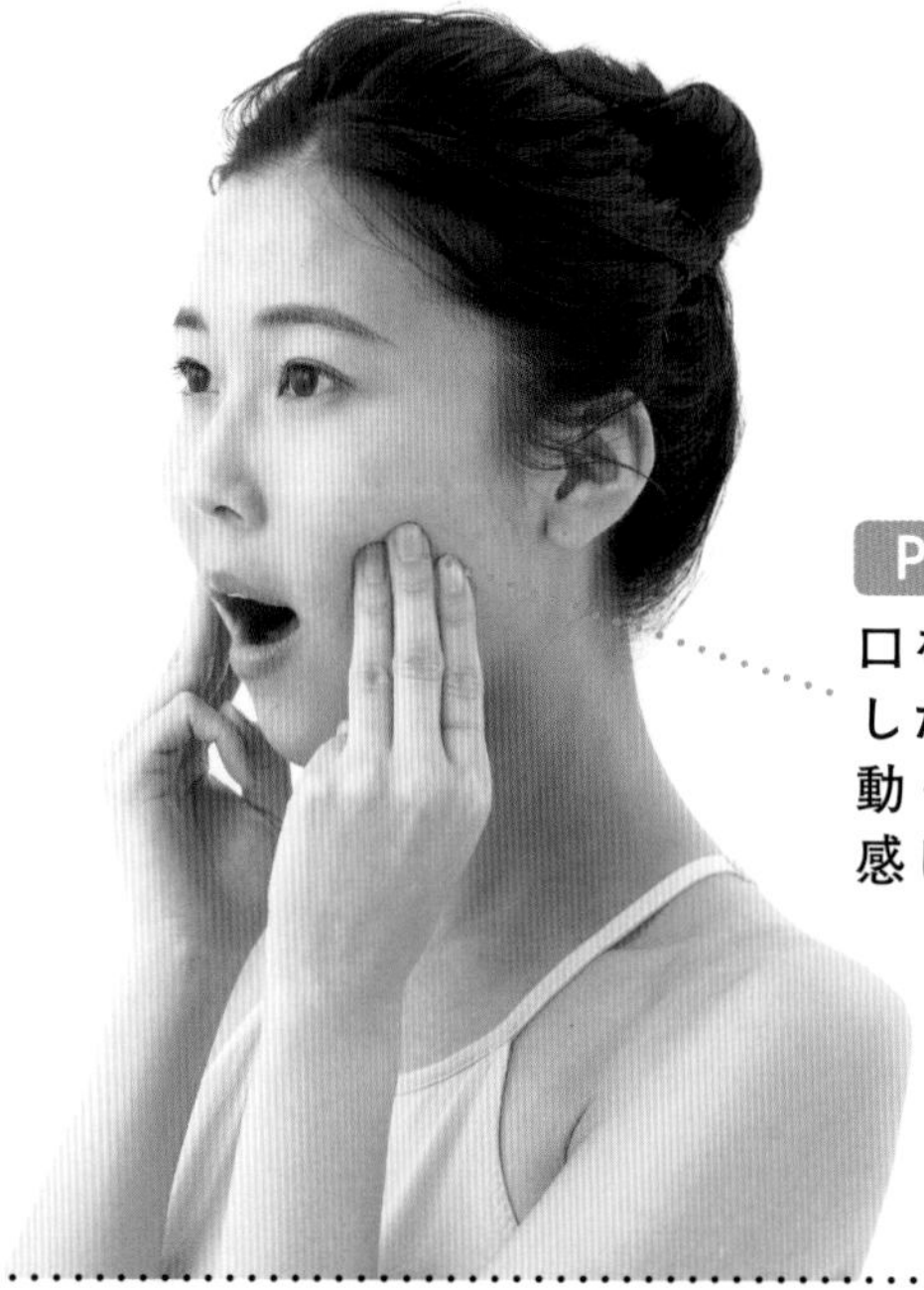

Point

口を開け閉めしたときに動く筋肉を感じる

1 ほほ骨の下を指の腹で押す

ほほ骨の下、口のわきあたりにある筋肉を指の腹で押し、咬筋の位置を確認する

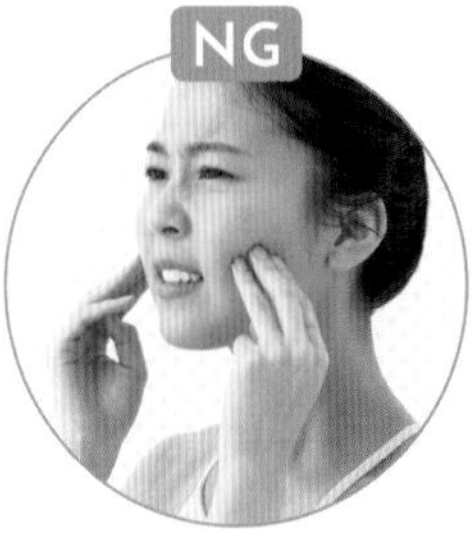

つめを立てない

動画はこちら

ココをゆるめる！

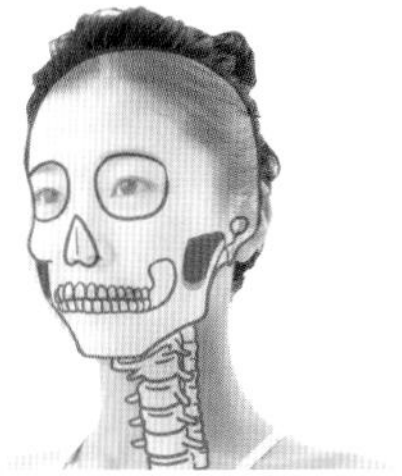

咬筋《こうきん》

ほほ骨から下あごまで続く筋肉で、側頭筋同様、ものをかむときや話すとき、そして力を入れて食いしばるときに使います。

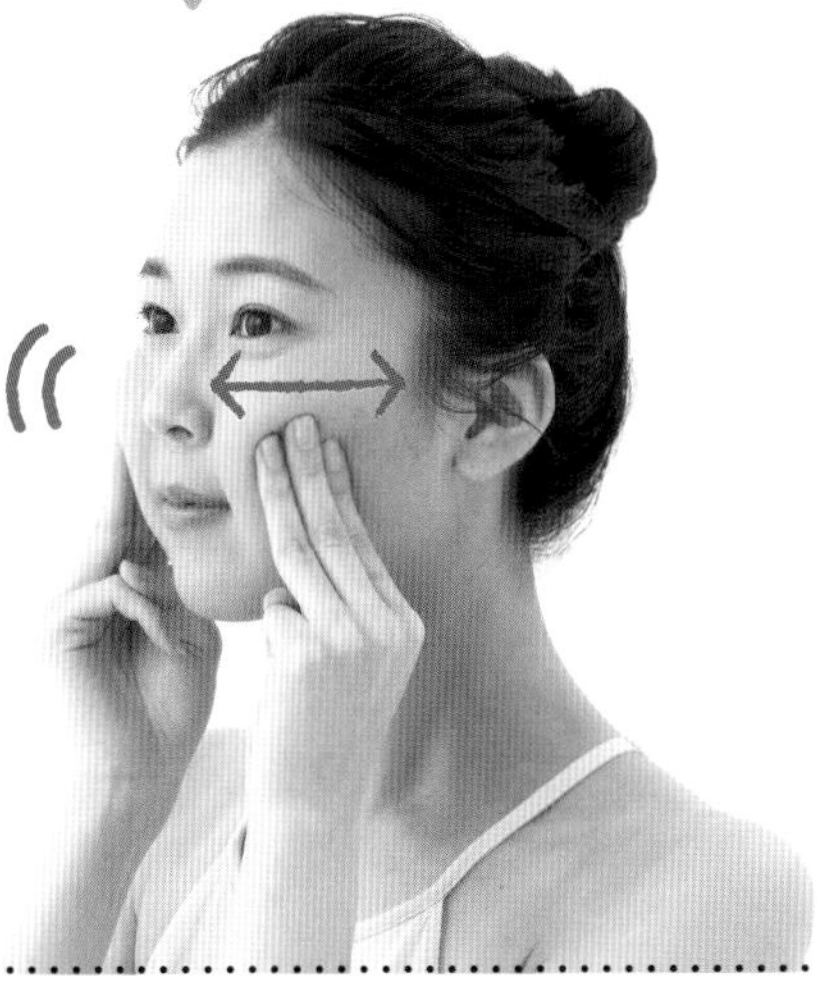

2

そのまま前後に動かしゆるめる

指の腹で押したまま、前後に揺らすように動かしてゆるめる

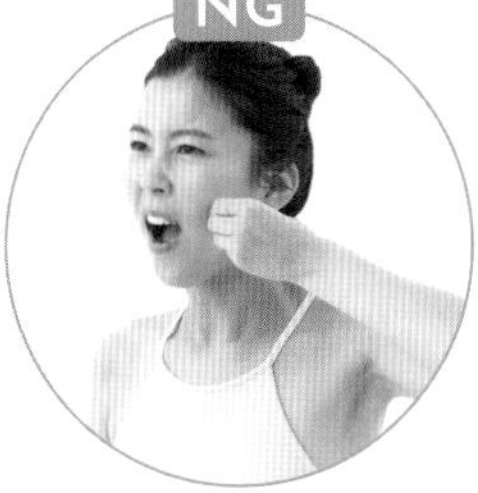

NG

つめを立てたり、強くつねったりしない

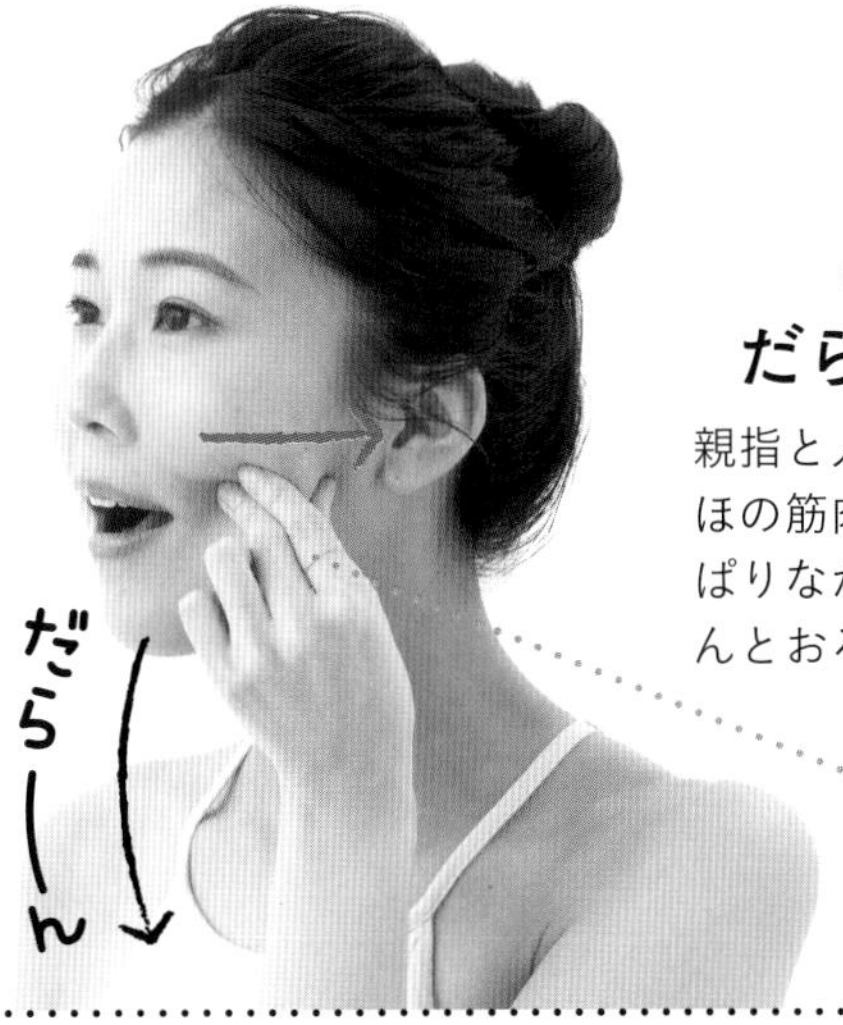

3

あごを下にだら〜んとおろす

親指と人さし指、中指で縦にほほの筋肉をつまみ、後ろに引っぱりながら、あごを下にだら〜んとおろして10秒キープ

Point

3は左右片側ずつ行う

10秒キープ

左右3セットずつ

伸ばす部位

前頭筋

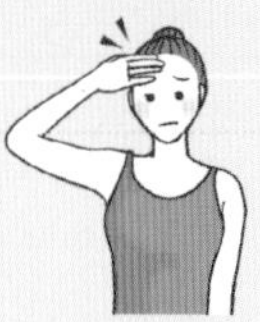

ひたいのしわやたるみに

緊張がほぐれて、頭痛や目の疲れも解消

考えごとをしているときに眉間にしわを寄せたり、会話のときにまゆ毛を上げて話したりするくせのある人は、ひたいの筋肉を酷使しています。これは眼精疲労や、それにともなう頭痛を引き起こすだけでなく、筋肉が硬くなることでひたいのしわやたるみにつながります。美容のためにもスキンケアのあとの習慣にしましょう。

Point

両手で行う

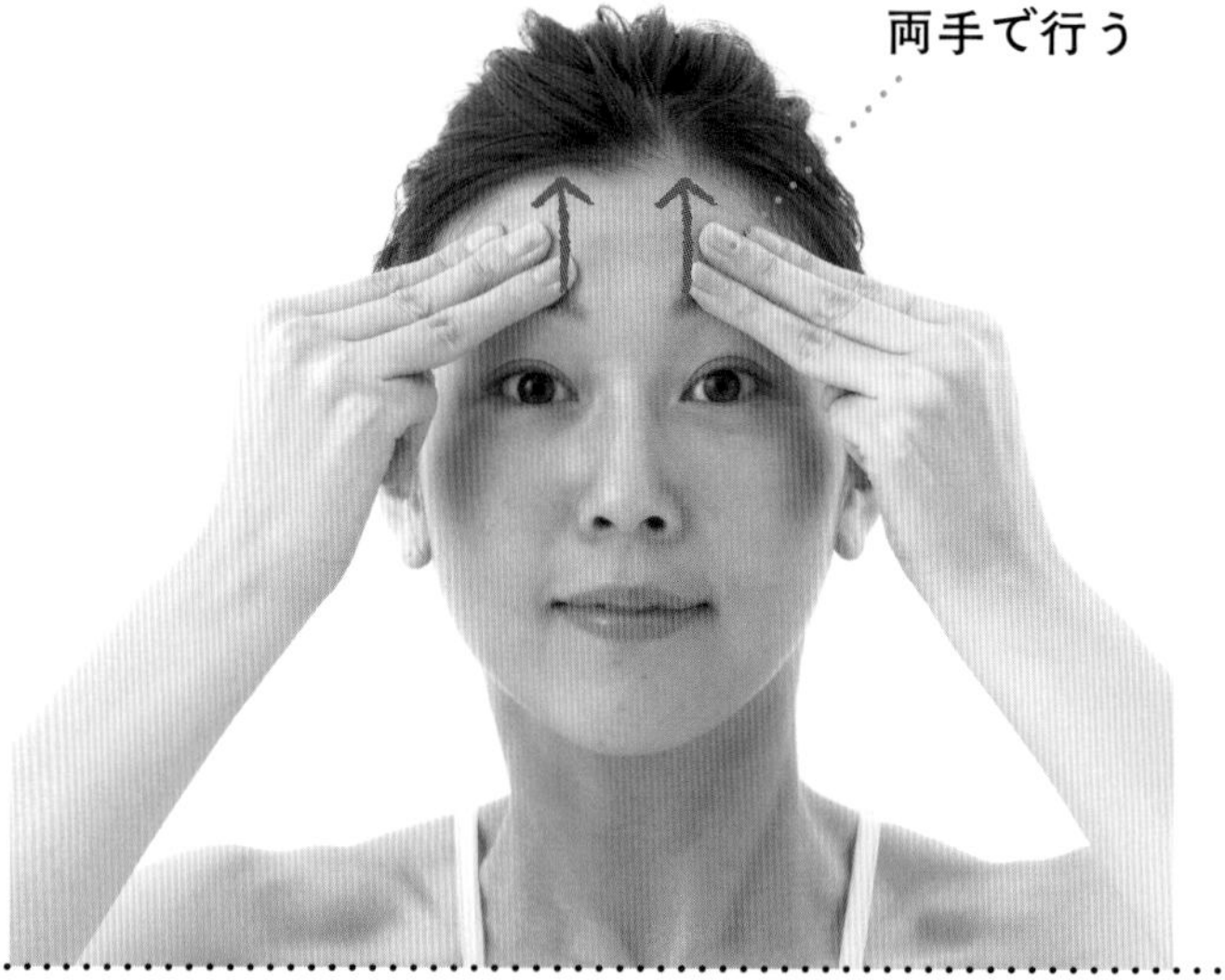

1 指の腹で ひたいの真ん中を 押し上げる

両手の指の腹で、まゆ毛の上のひたいを押し上げる

NG

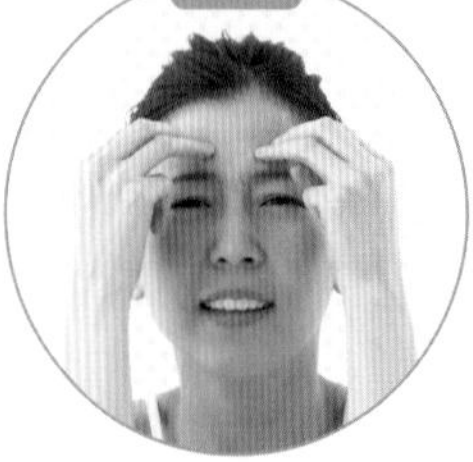

爪を立てない

動画はこちら

ココをゆるめる！

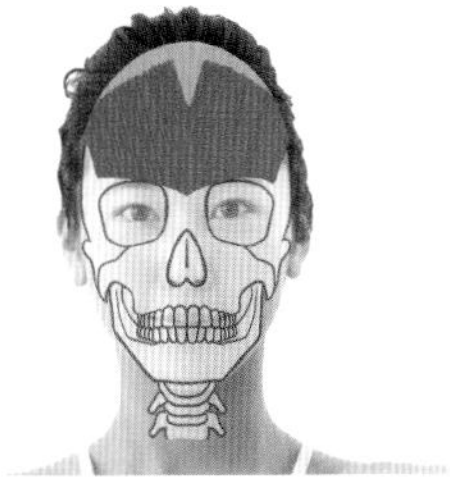

前頭筋《ぜんとうきん》

ひたいにある筋肉で表情筋のひとつ。まゆ毛周辺の肌を動かし、まゆ毛を上げたり、ひたいにしわを寄せたりします。

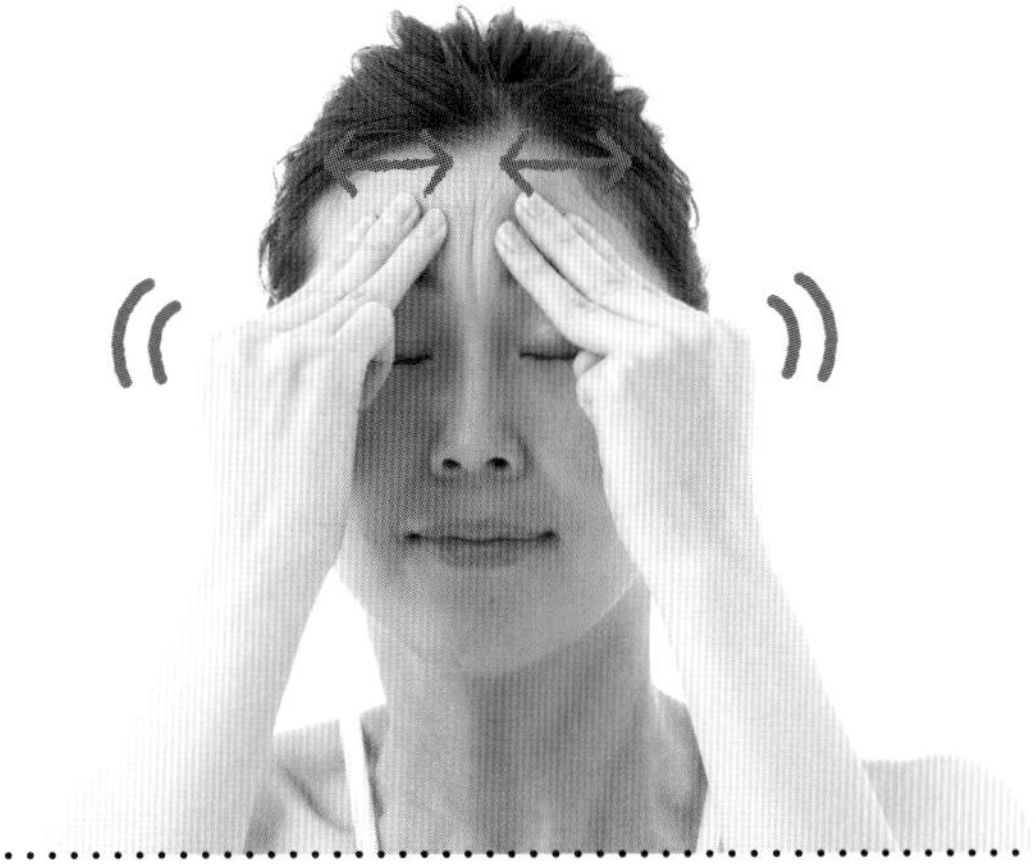

2 そのまま左右に動かしてゆるめる

指の腹でひたいを押し上げたまま、左右に動かしてゆるめる

NG

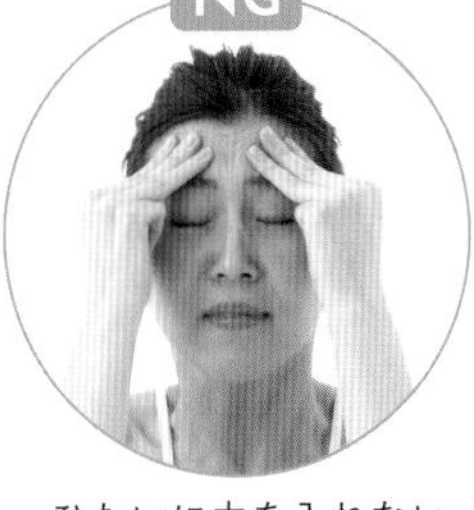

ひたいに力を入れない

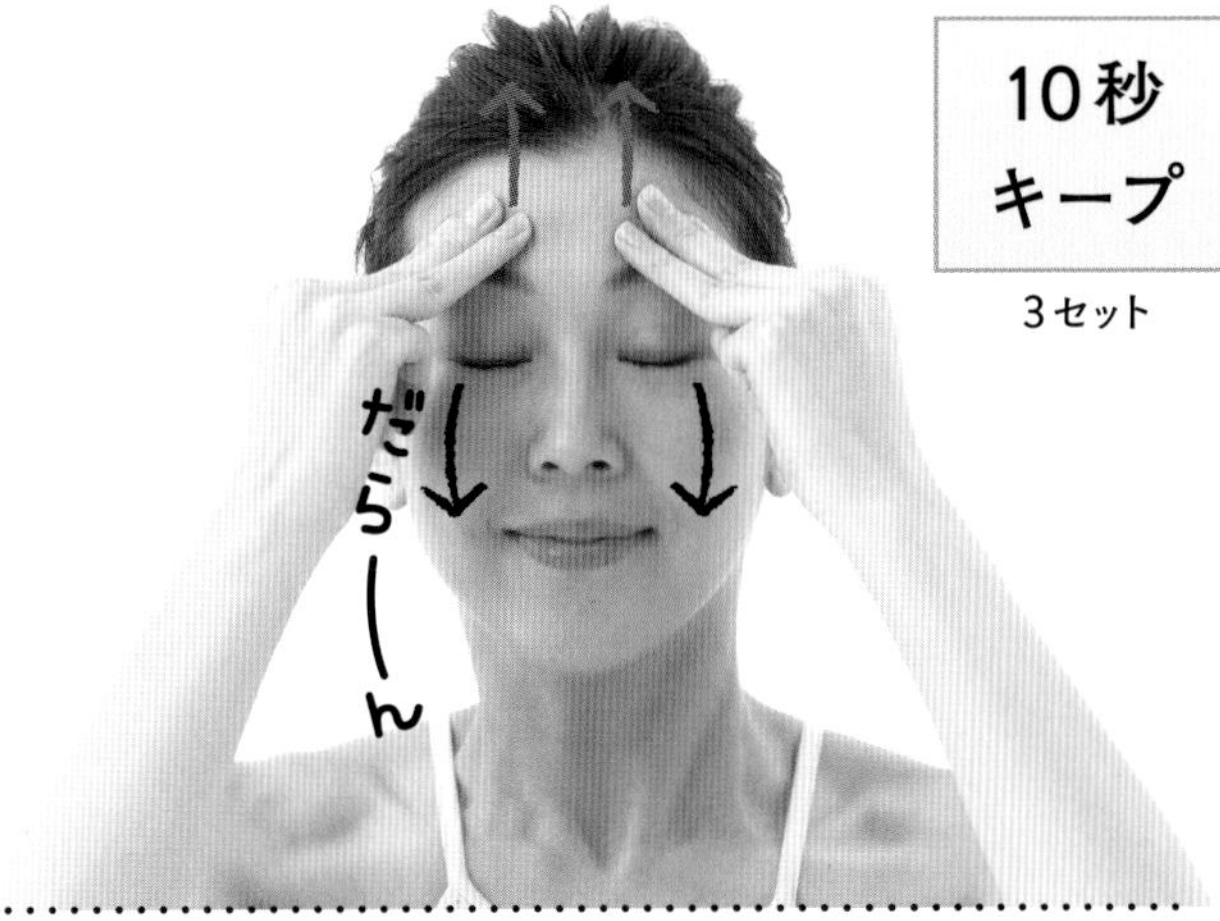

10秒キープ

3セット

3 押し上げたまままぶたを下にだら〜んとおろす

押し上げたまま指の動きを止め、まぶたを下にだら〜んとおろして10秒キープ

メンタル系の不調はなぜ起こるの？

体と心は密接な関係にあります。気分がもやもやしているときは知らないうちに背中が丸まり、うつむきがちになります。そんなときはあえて胸を張り、顔を上げてみると、胸が開いて酸素をたっぷり吸うことができます。その結果、脳に酸素が十分に送りこまれて自律神経が整い、穏やかな気持ちになっていきます。自ら良好なメンタルに整えるのは難しいものですが、関連性のある筋肉のストレッチによって自律神経や呼吸を整えて、元気が出しやすい状態に導くことは可能なのです。また、メンタルの不調の多くは内臓の不調としても現れます。これも筋肉の使い方やストレッチの習慣で、ある程度改善することができます。日ごろから自分の心や体の状態に意識を向け、早めのケアを行ってください。

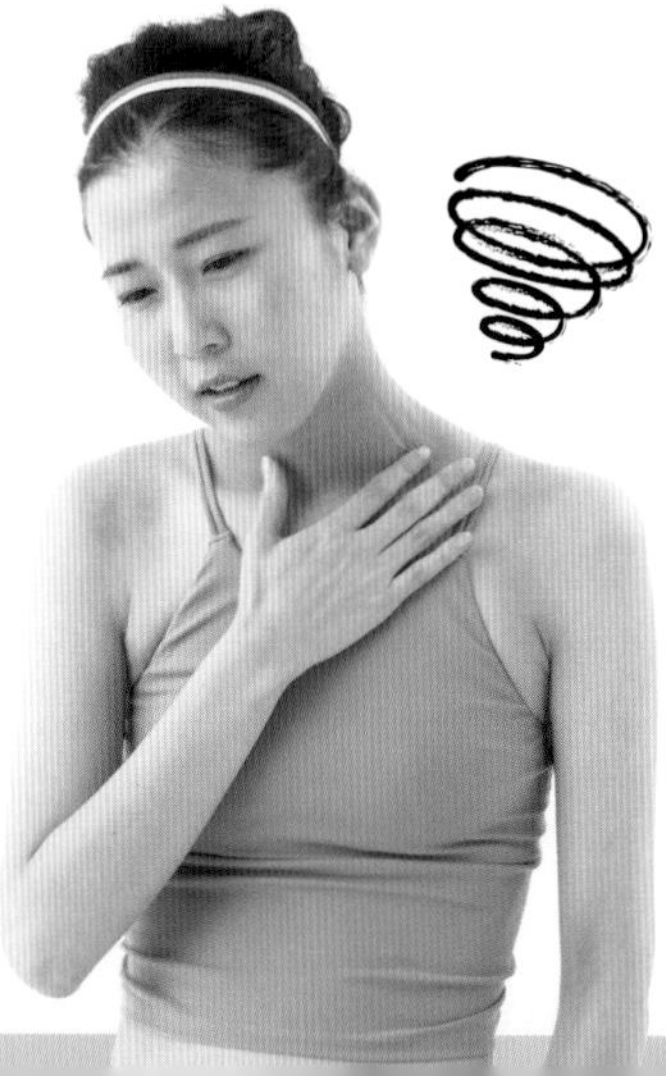

メンタル系の不調で伸ばすべき筋肉一覧

僧帽筋（側部）

首から肩、肩甲骨、背中につながっている筋肉。肩を引き上げたり、肩甲骨をいろいろな方向に動かすときに使う

肋間筋《ろっかんきん》

肋骨と肋骨のあいだに走る呼吸筋。呼吸のときに肋骨を押し上げたり引き下げたりすることで、肺に息を取り込んだり吐き出させたりする

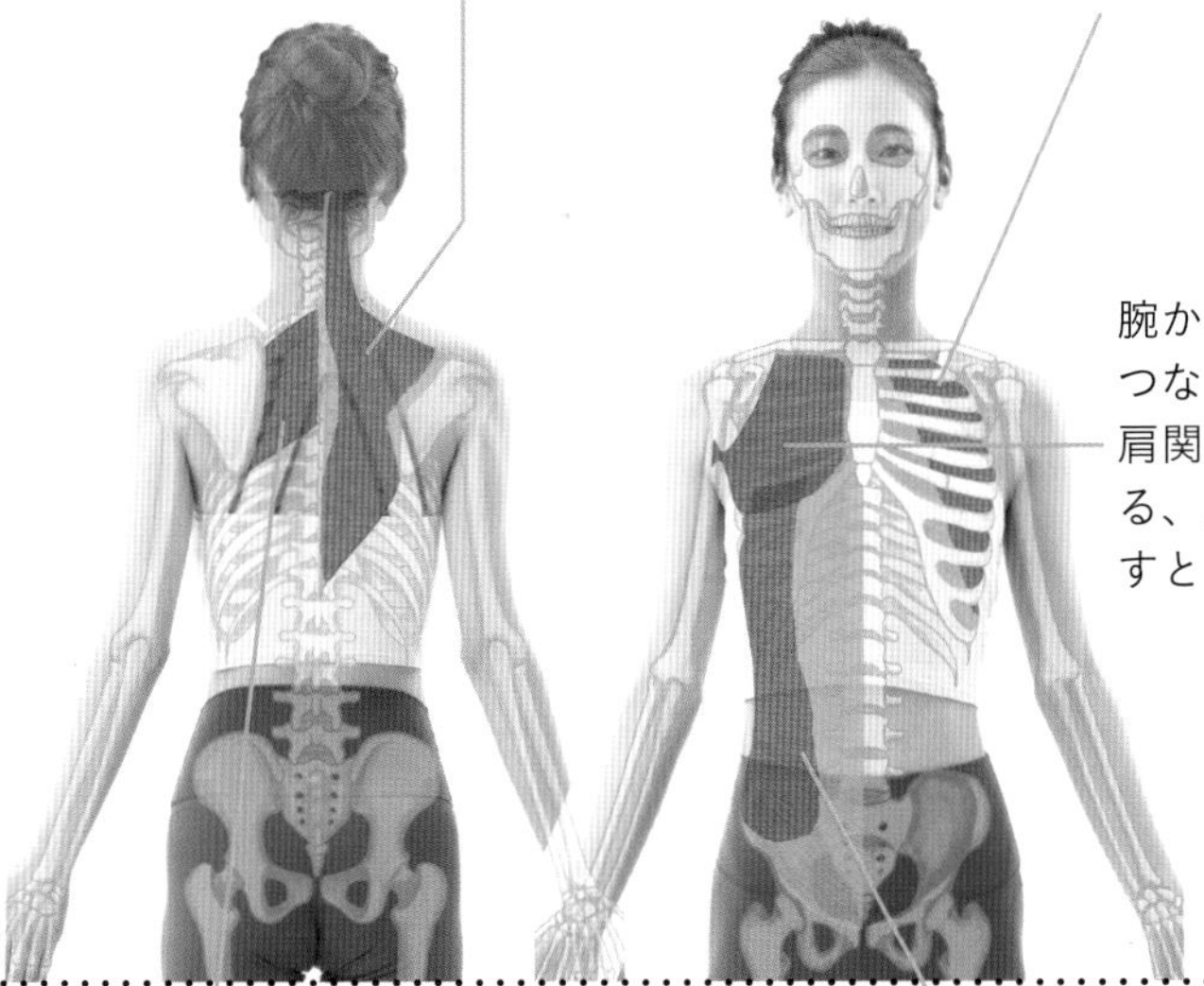

大胸筋

腕から胸の真ん中につながっている筋肉。肩関節を内側にひねる、腕を内側に動かすときに使う

菱形筋

肩甲骨の内側についている筋肉。肩甲骨を寄せる、上げる、手を後ろにまわすなどの動きで使う

腹斜筋

肋骨から骨盤にかけてつながっている筋肉。体をひねるときに使う

Column

心と筋肉をリラックスさせてくれる食材とは?

心を整えることと食は深い関係があります。というのも、脳をリラックスさせる「セロトニン」という物質の約90％は腸で生成されるからです。腸の状態がリラックスを司るのです。腸がきれいではないとセロトニンの分泌が減少し、交感神経が優位になってストレスがたまり、筋肉の緊張にもつながります。腸をきれいにしてくれる食物繊維たっぷりの野菜を多く食べることで、セロトニンを分泌して自律神経を整え、筋肉の緊張もとれやすくなります。食生活の見直しも心がけてみましょう。

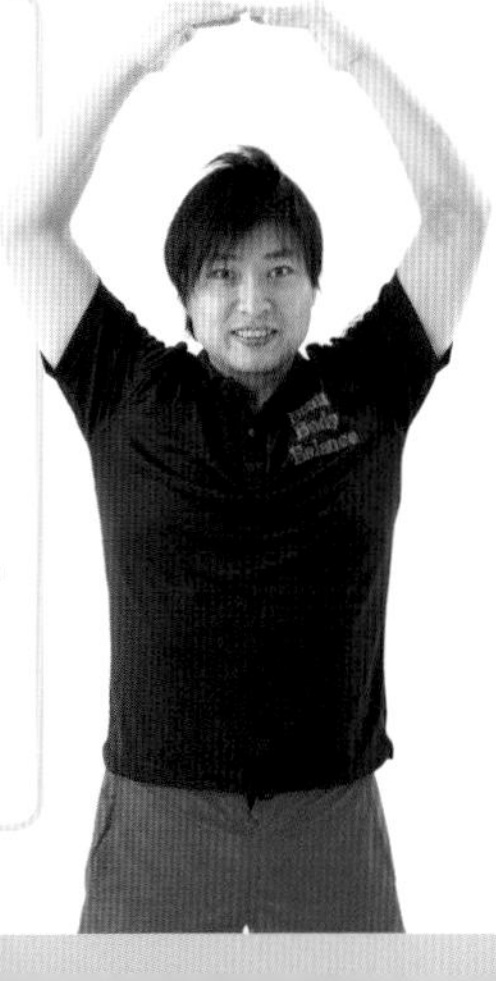

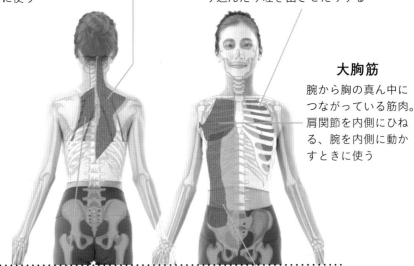

伸ばす部位

肋間筋

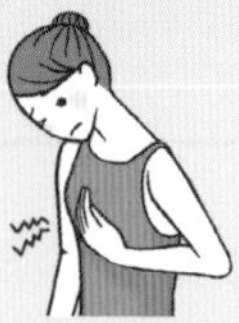

呼吸がしやすくなる

集中力アップや疲労の軽減におすすめ

前かがみになってデスクワークをしていると、気道が狭くなり、呼吸が浅くなります。呼吸が浅くなると、脳や全身に十分な酸素や血液を送りにくくなります。すると、集中力の低下や疲れを感じるなどの不調が現れます。日ごろから深い呼吸ができるようになるには、肋骨の内側の筋肉、「肋間筋」のストレッチが効果的です。

Point

上半身で「C」の字を描くように

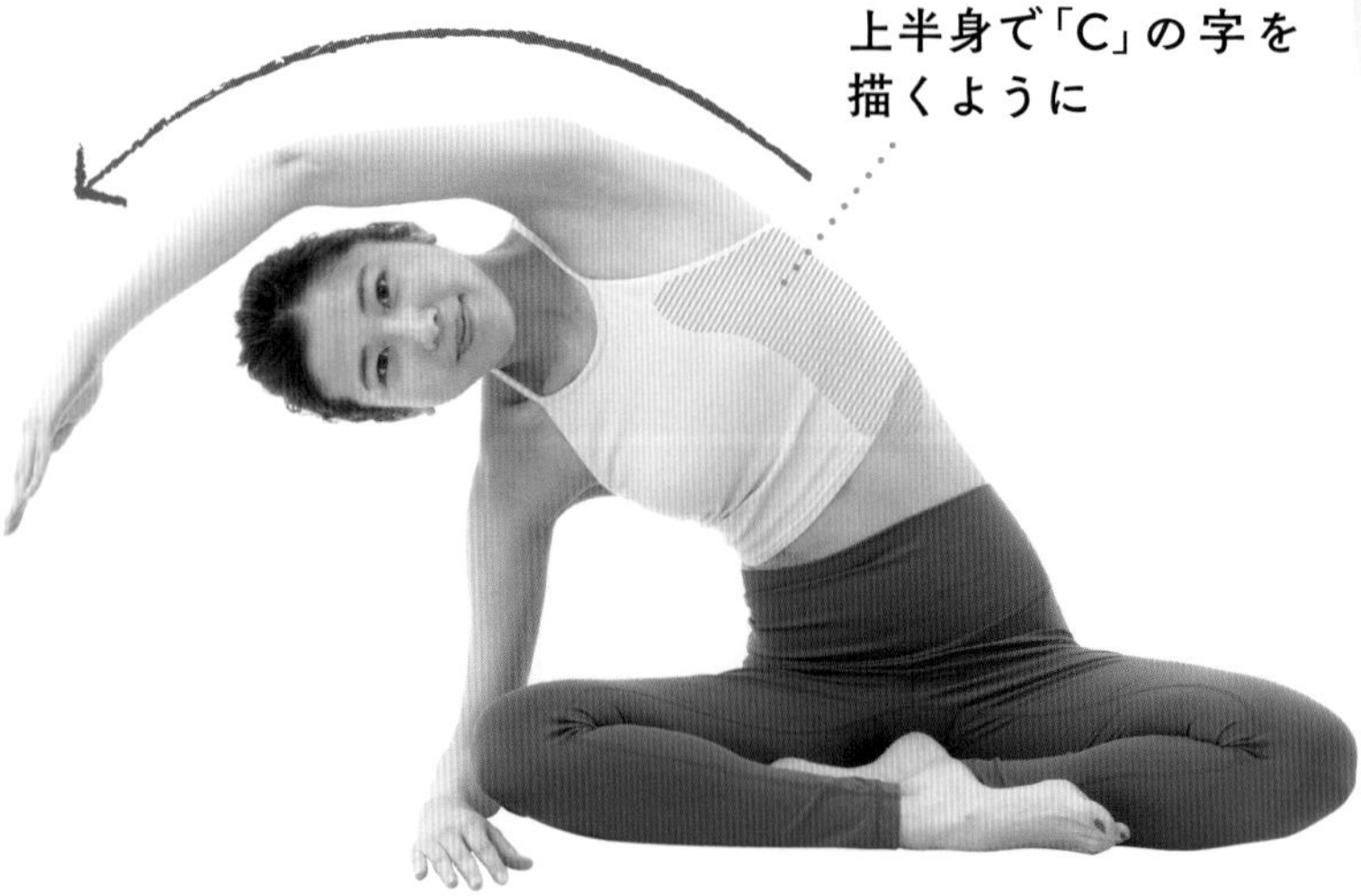

1 あぐらで座り 片手を上げて 体を横にたおす

あぐらで座り、おしりが上がらないように手で床を支え、体を横にたおす。
体の側面につっぱりを感じればOK

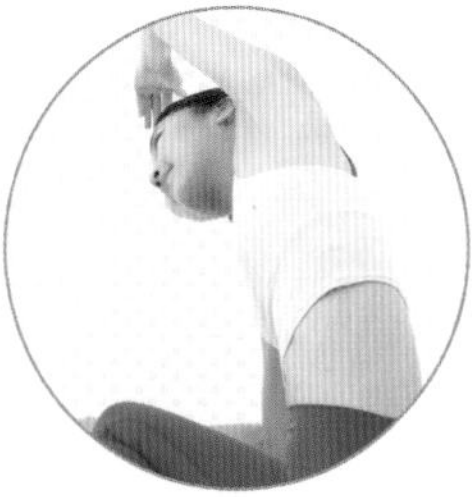

Side

上げた手は顔の横に

動画はこちら

ココをゆるめる!

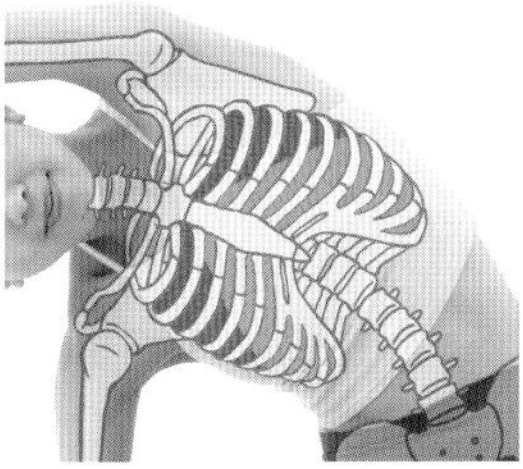

肋間筋《ろっかんきん》

肋骨と肋骨の間に走る呼吸筋。呼吸時に肋骨を押し上げたり引き下げたりし、息をとりこんだり吐き出させたりします。

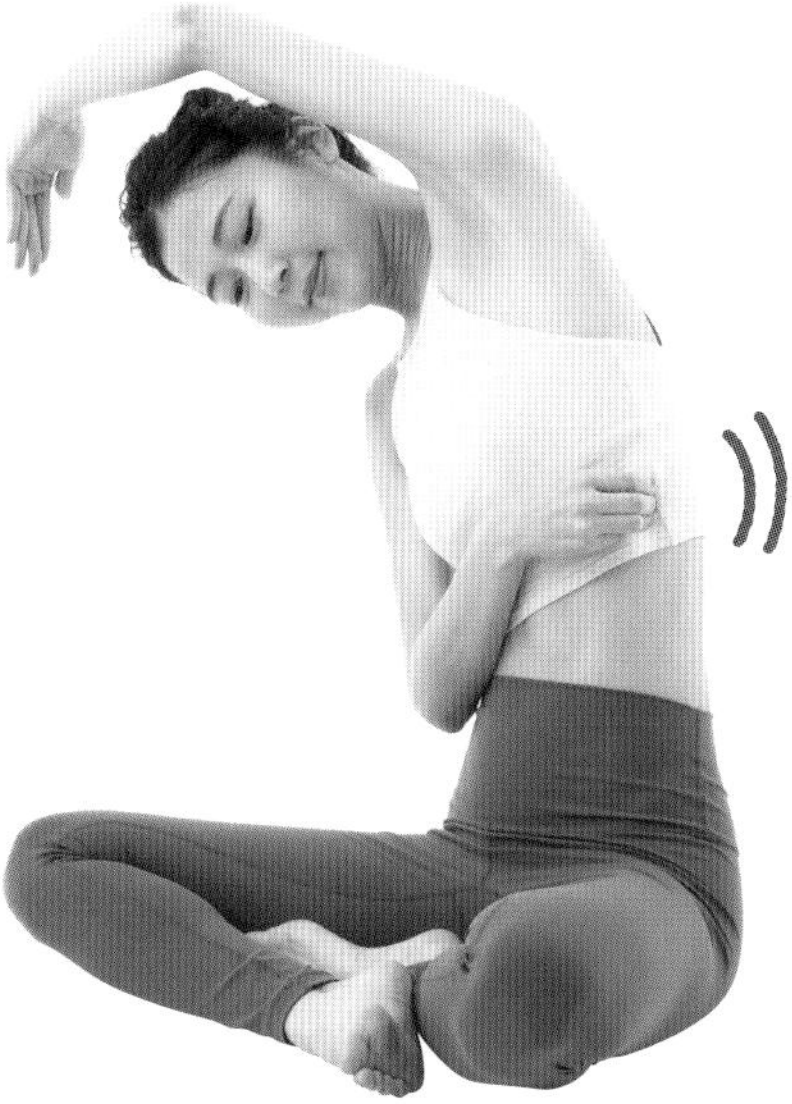

2 肋骨のあいだをもんでゆるめる

上半身を横にたおしたまま、わきの肋骨と肋骨のあいだのつっぱるところを、指の腹で軽くもんでゆるめる

3 大きく息を吸って内側から肋骨をす〜っと広げ、は〜っと吐く

1の状態に戻し、大きくゆっくり息を吸って、す〜っと内側から肋骨を広げ、は〜っと吐きながら力をぬく。

これを10秒くり返す

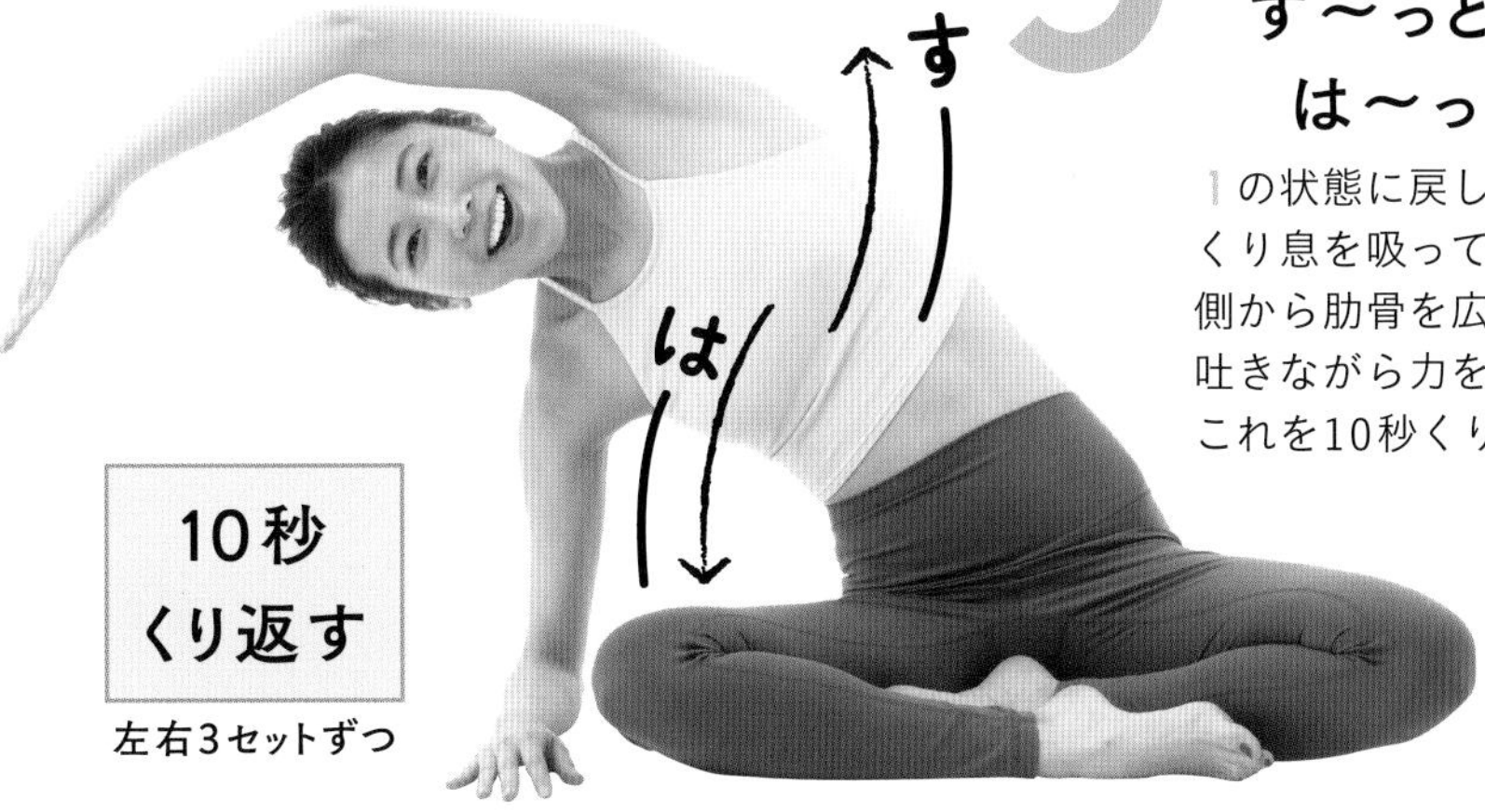

10秒くり返す

左右3セットずつ

伸ばす部位

大胸筋

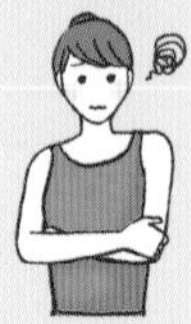

気分のもやもやに

胸を開くことで気分をリフレッシュ

気分が落ちこむと、肩や背中が丸くなりがちです。それによって呼吸が浅くなり、脳に酸素や血液が十分に供給されず、気分を切り替えるのがますます難しくなります。

そういうときこそ胸を開くストレッチが効果的です。肩も開くことで自然と背中が伸び、上半身の血流がアップして、リフレッシュにつながるでしょう。

くわしいストレッチ方法はP44～45へ

10秒キープ

左右3セットずつ

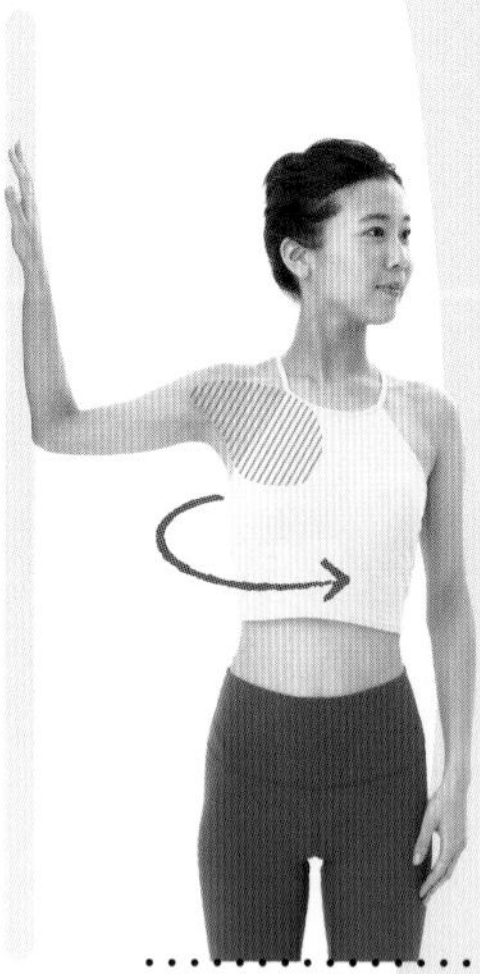

1

壁に
ひじをつけて
体をひねる

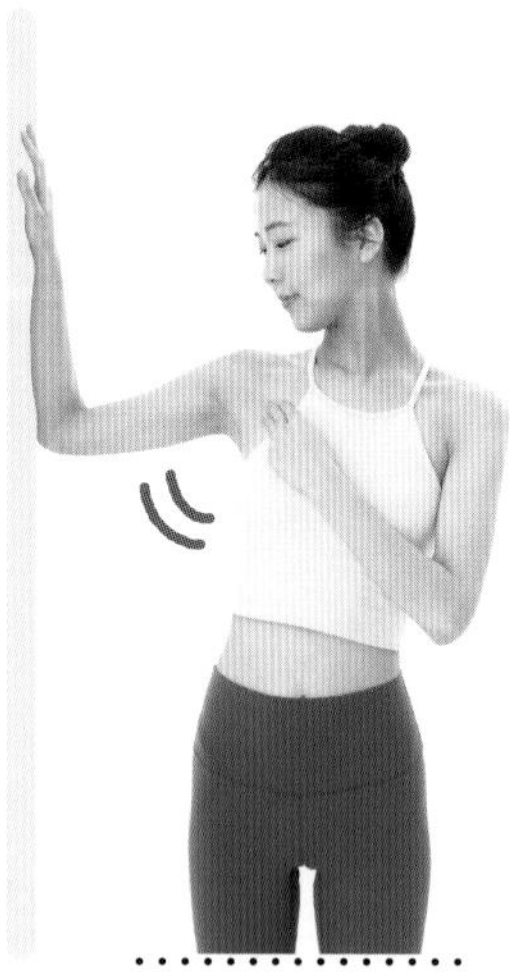

2

腕のつけ根を
もんで
ゆるめる

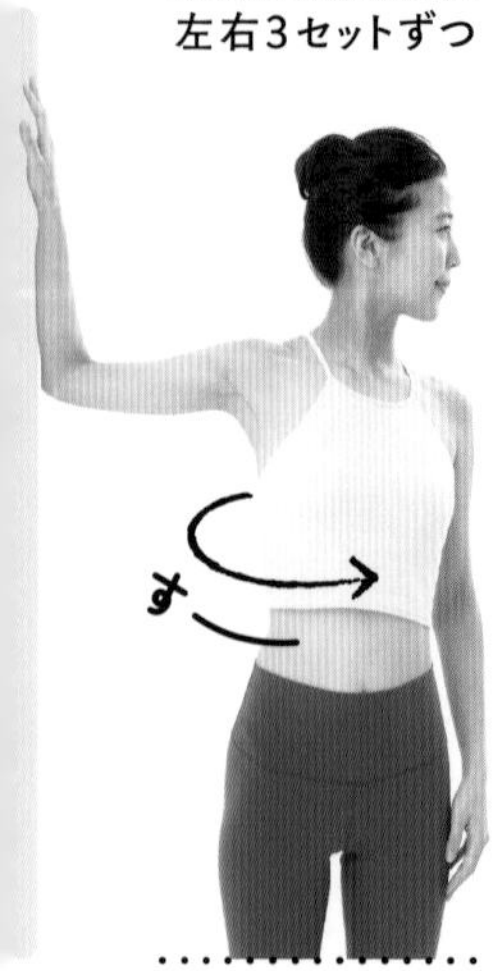

3

体を外側に
す～っと
ひねる

動画はこちら

伸ばす部位

腹斜筋

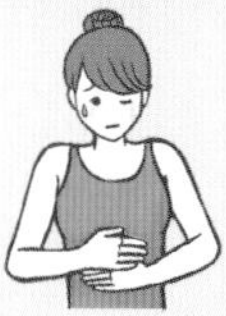

内臓の不調を改善する

内臓を守って支えるコルセットを強化する

内臓の不調には、腹斜筋のストレッチが効果的です。腹斜筋はおなかまわりのコルセットとして、内臓の位置を保ったり、血流を促したりといった重要な役割を担っているのです。腹斜筋が硬くなると内臓の働きが低下し、消化不良、疲れ、メンタルの不調などにもつながります。ストレッチで元気な内臓にしましょう。

くわしいストレッチ方法は
P66～67へ

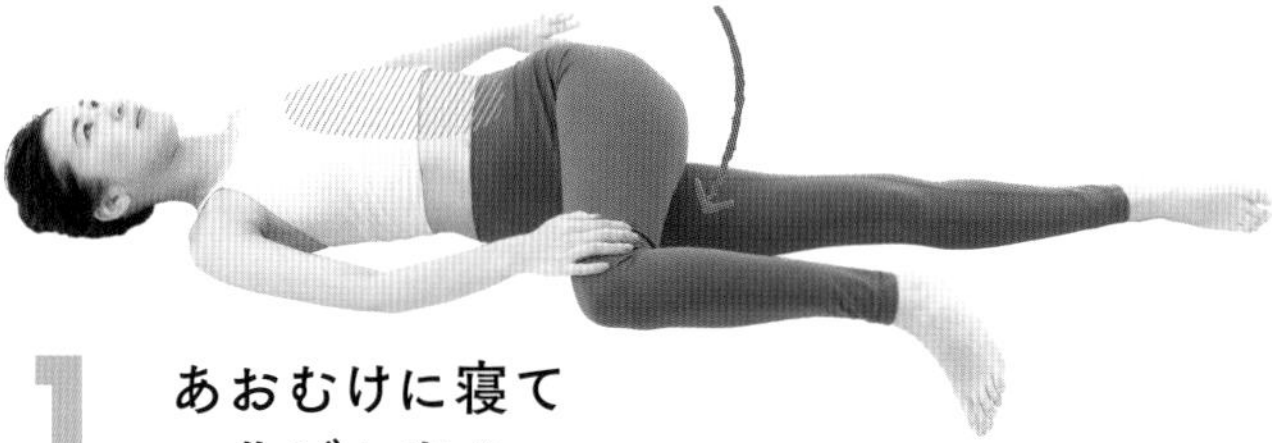

1 あおむけに寝て曲げた脚を反対側にたおす

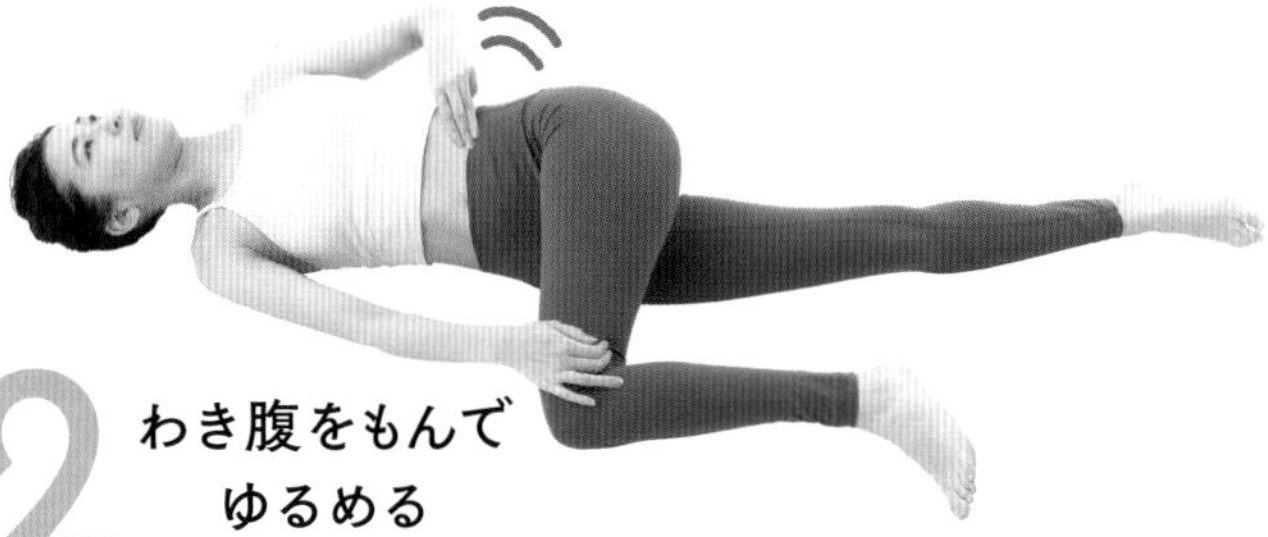

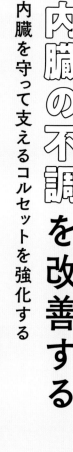

2 わき腹をもんでゆるめる

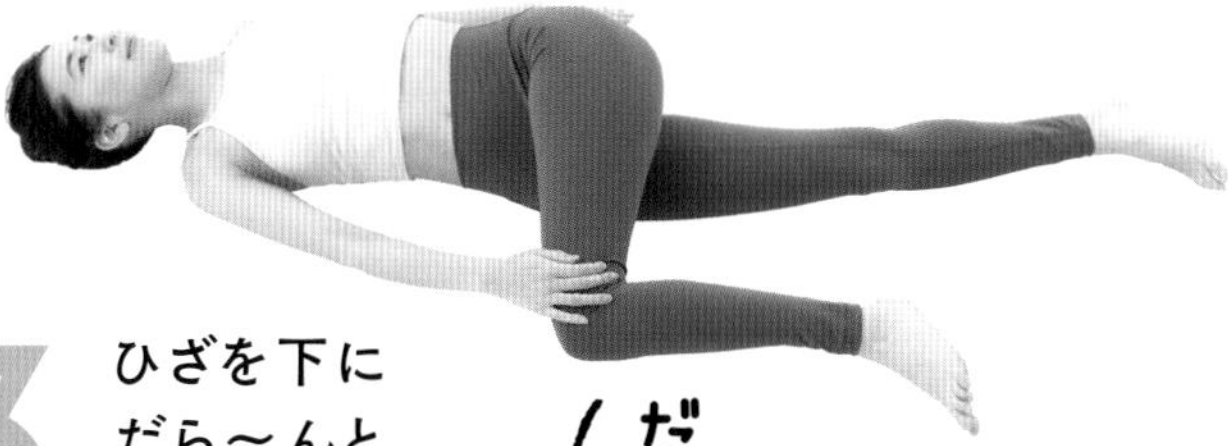

3 ひざを下にだら～んとおろす

だら～ん

10秒キープ

左右3セットずつ

動画はこちら

伸ばす部位

菱形筋

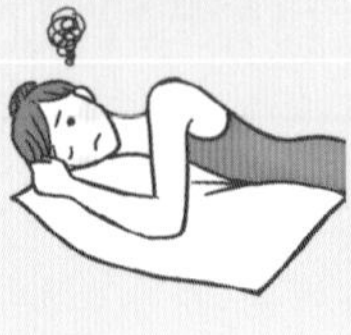

眠りが深くなる

硬くなった背中をほぐして副交感神経優位に

筋肉が縮んで硬くなると、自律神経の交感神経が優位になり、スムーズに入眠しづらくなります。そんなとき、菱形筋のストレッチを行えば、酸素が行き渡り、副交感神経が優位になります。また、体の深部の体温が上がるため、その体温が下がるのにともなって穏やかな入眠へと導いてくれます。眠れない夜にぜひ。

くわしいストレッチ方法はP42～43へ

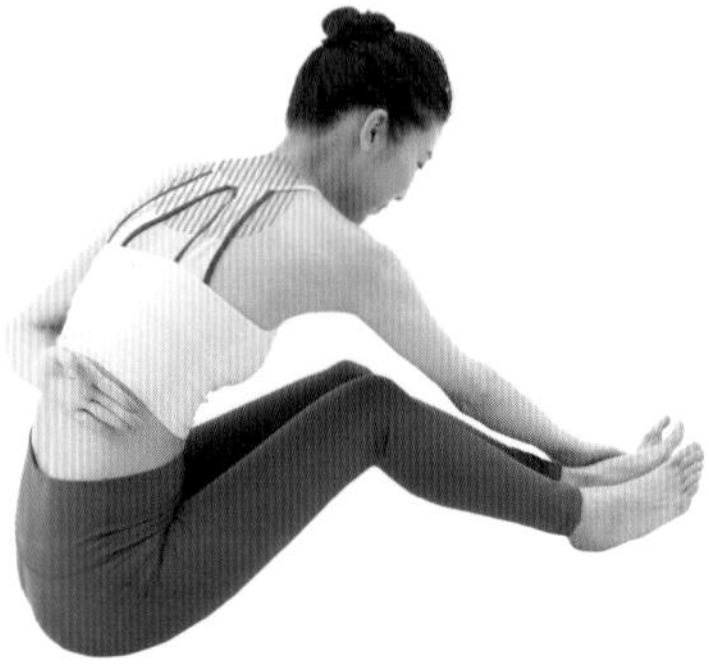

1

片手を反対の足の裏に引っかける

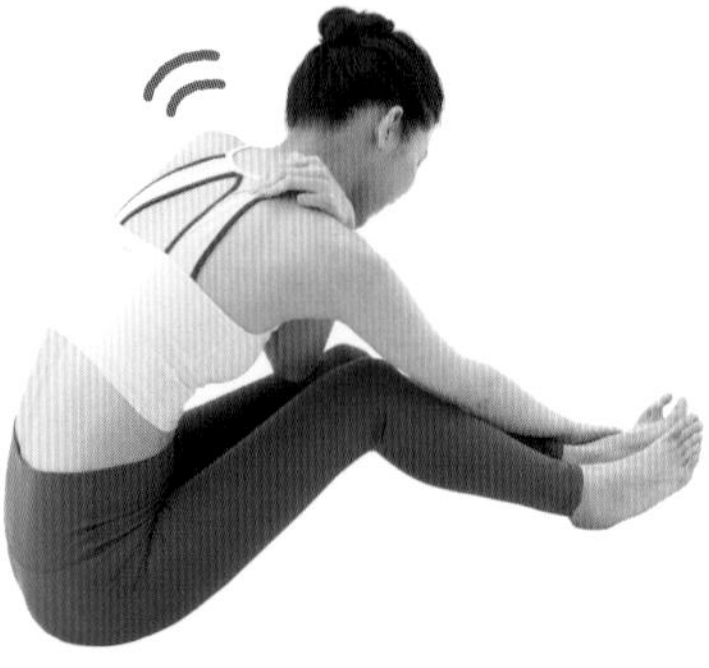

2

背中をもんでゆるめる

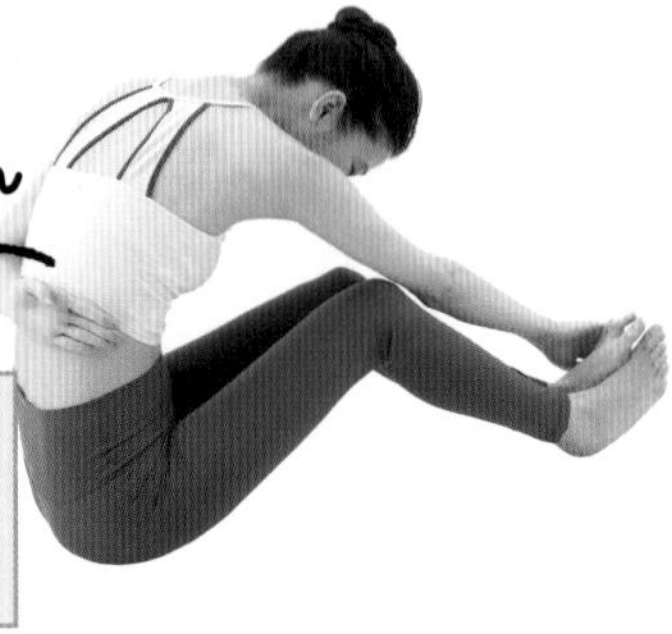

だら――ん

3

体を後ろにだら～んとたおす

10秒キープ

左右3セットずつ

動画はこちら

伸ばす部位

僧帽筋側部

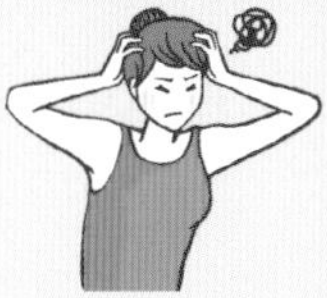

イライラを解消する

肩から背中をほぐして気分をリフレッシュ

ストレスがたまってイライラすると、肩が上がって硬くなりがちです。これは首から肩、背中に広がる僧帽筋が縮んで緊張している状態です。イライラを解消するのは簡単ではありませんが、この僧帽筋を伸ばしてゆるめれば、感情もほぐれていきます。体に働きかけて気持ちを切り替える方法として、ぜひ覚えておいてください。

くわしいストレッチ方法はP36〜37へ

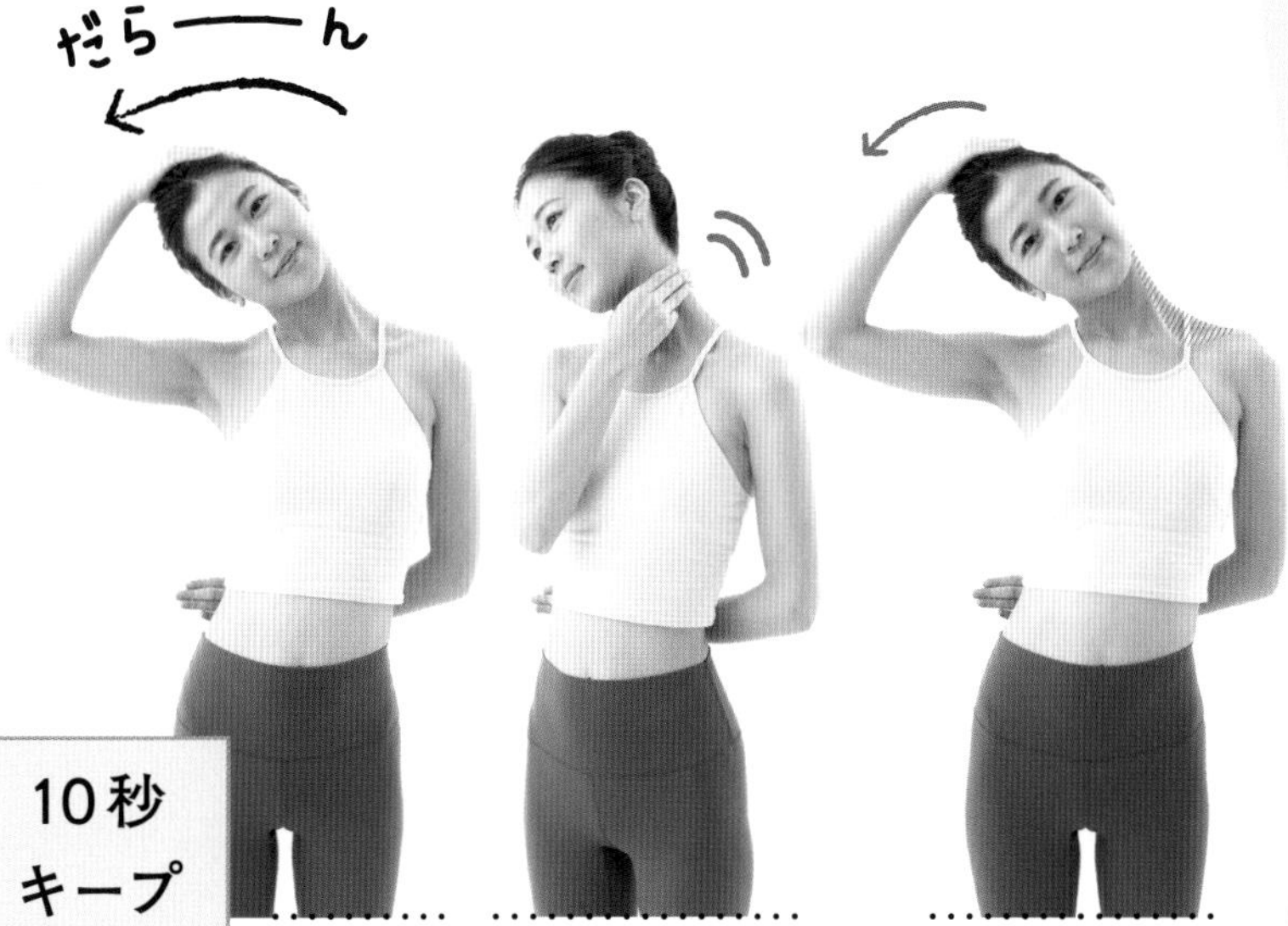

1 頭を軽くかたむける

2 首の横をもんでゆるめる

3 頭を横にだら〜んとたおす

10秒キープ

左右3セットずつ

動画はこちら

Column

ストレッチを続けるコツ

毎日ストレッチをしたほうが効果的というのはわかっているのに、三日坊主になってしまう人がほとんどかもしれません。それはなぜでしょうか？　原因は、頭の中だけでやろうと決めているからです。頭の中だけで決めたことは、実際の生活の行動の優先順位の上位にはなりません。すでに習慣化している歯磨き、食事、仕事、睡眠などが先にあって、ストレッチは最下位に入ることになるのです。順位が低いものはあとまわしになり、結局できないまま終わってしまいます。

これを改善するには、いつ、どこで、どのストレッチをするのかを明確に決めて、時間の枠をとり、スケジュール帳に記入しておくことです。デスクワークの人におすすめなのは、会社に行ってデスクに着いたら首のストレッチ、お昼休憩のあと、午後の仕事の開始時にデスクに着いたらまた首のストレッチ、そして夜の入浴後にも首のストレッチ。これで１日３回、首のストレッチが習慣になります。ここで重要なのが、無理に時間を確保するのではなく、いつもの行動に組み合わせることです。

また、それでもうっかり忘れてしまったり、サボってしまう日があるかもしれません。そんなときは罪悪感をもつのではなく、今日からまた１日目のつもりでスタートしましょう。三日坊主も永遠に続ければ、立派な継続です。１日休んだところで効果がゼロになることはありませんから、コツコツ気楽に、三日坊主を続けましょう。

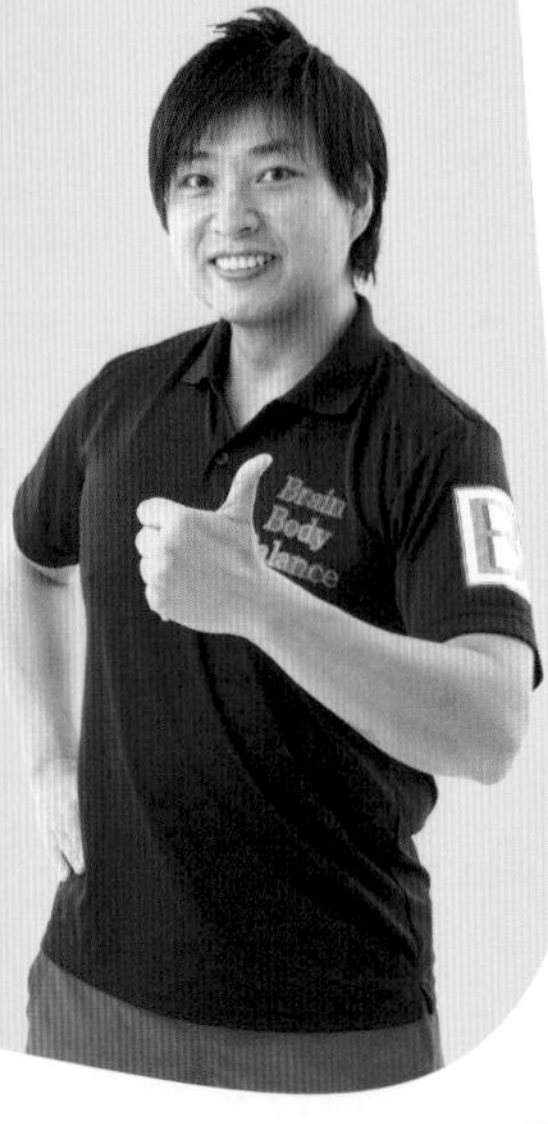

PART

3

スキマ時間に ちょこっと ストレッチ

PART2では痛みの原因となる筋肉ごとにストレッチを紹介しましたが、PART3では、複数の筋肉や関節を連動させる動的ストレッチを紹介します。体を連動して動かすことで、脳がスムーズな動きを覚えて、日常的に体が動きやすくなります。スキマ時間に取り入れたり、ストレッチの仕上げにしたりして、習慣にしましょう。

伸ばす部位

菱形筋・脊柱起立筋・広背筋・腹直筋

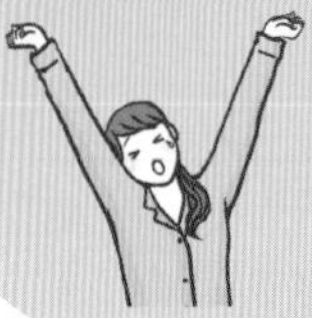

寝起きにおすすめ
キャット&カウストレッチ

動画はこちら

交互に10回
3セットを

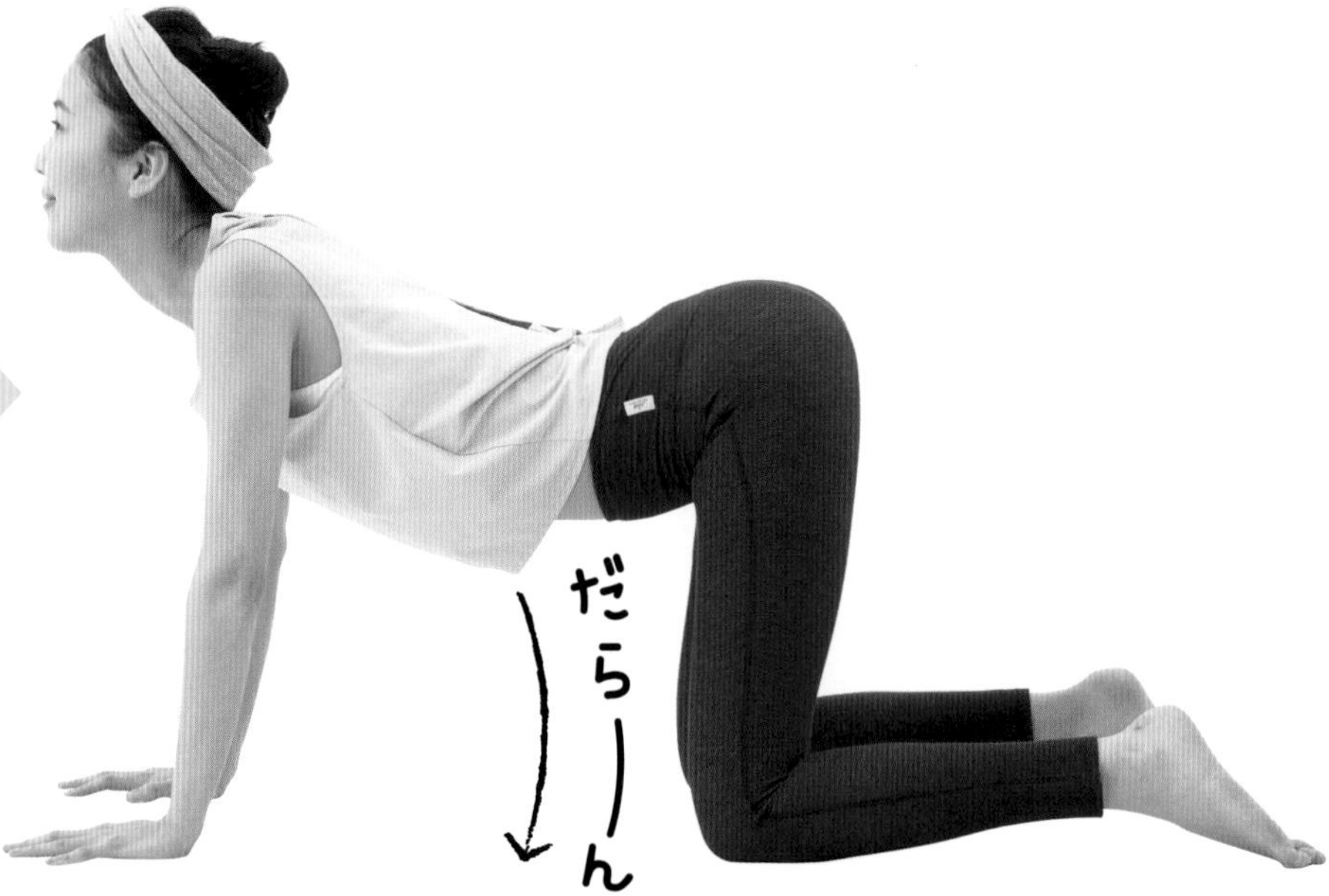

1 息を吸いながらおなかを下にだら〜んとおろす

よつんばいになる。顔を上げ、手は肩幅に、脚は腰幅程度につく。
手は肩の真下、ひざはおしりの真下に。
息を吸いながら、おなかの重みで腰をだら〜んとおろす

朝、目覚めてすぐのこり固まった体でも、ベッドの中でも無理なくできるストレッチです。肩甲骨、脊椎、骨盤を連動して動かせます。全身の血行がよくなって、内臓も目覚め始め、自律神経のバランスも整います。肩こりや腰痛の解消にも効果的です。

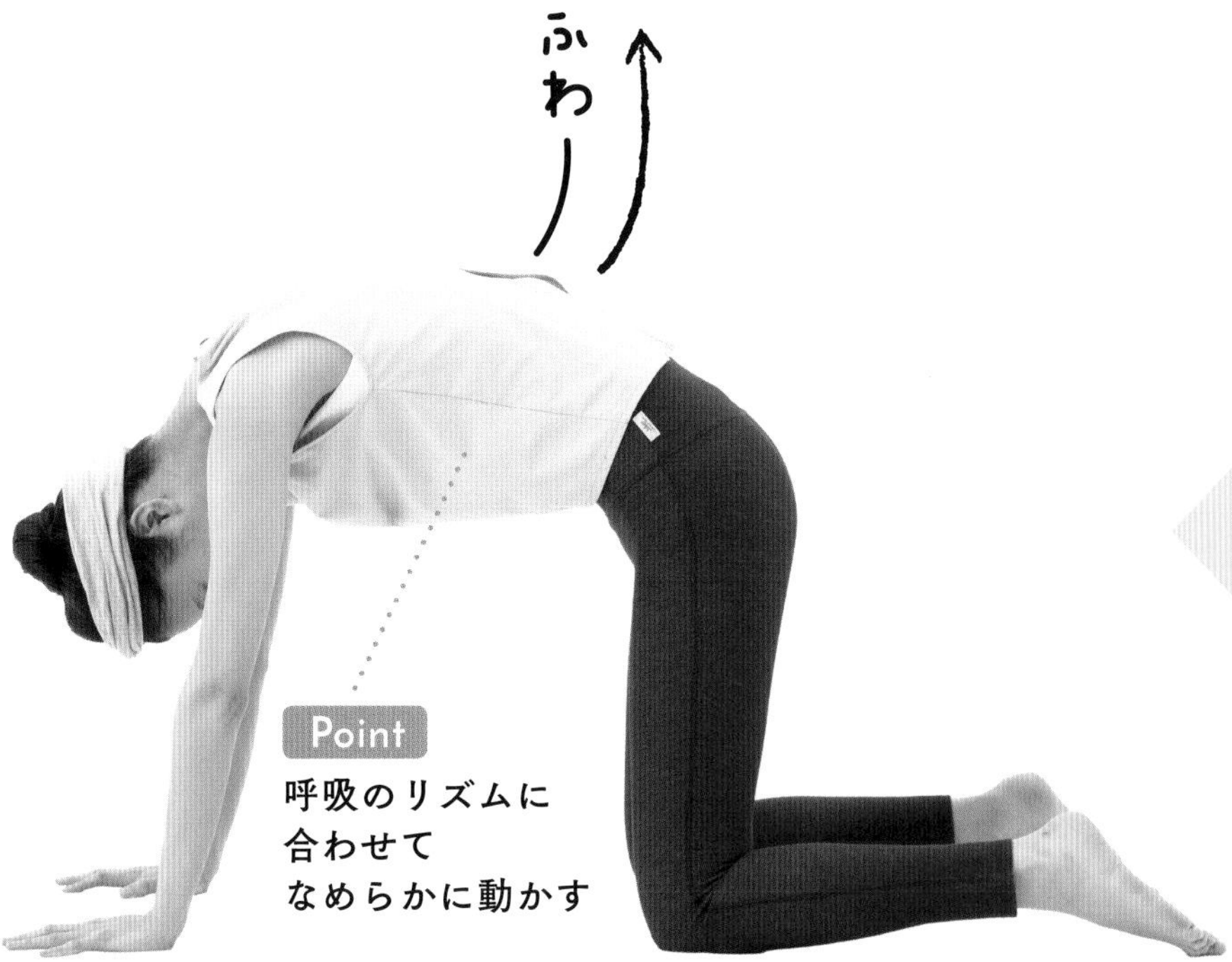

Point

呼吸のリズムに合わせてなめらかに動かす

くり返す

2 息を吐きながら おへそを上に ふわ〜っと引き上げる

頭を下げ、息を吐きながら、おへそが天井にふわ〜っと引き上げられるイメージをしながら、背中を広げる

伸ばす部位

三角筋・大胸筋・菱形筋

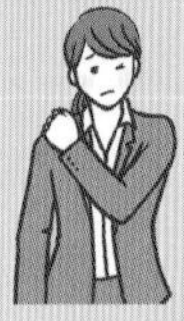

仕事中におすすめ

肩甲骨まわしストレッチ

動画はこちら

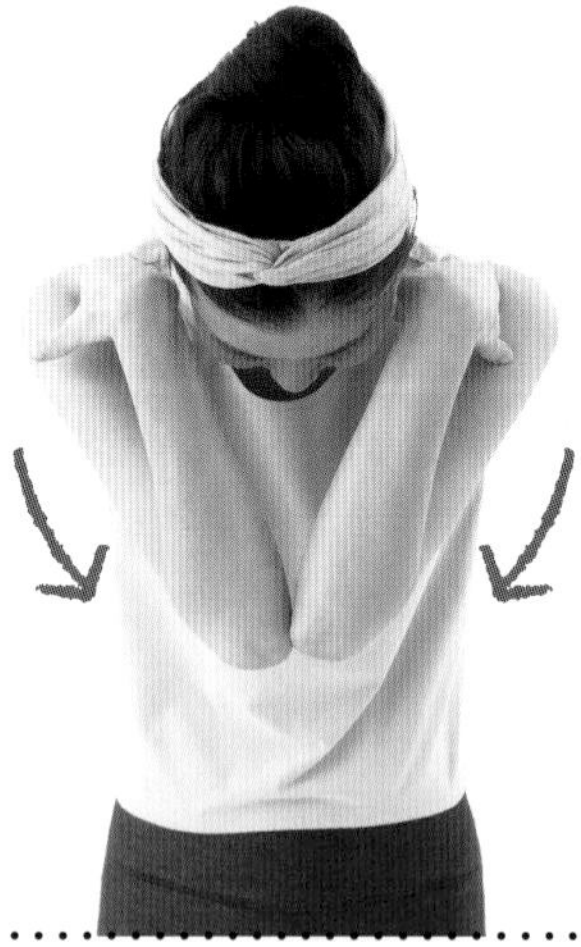

1

背中を丸め、両ひじを胸の前で合わせる

背中を丸め、頭を下げる。
胸の前でひじとひじをくっつけ、
指先は肩につける。
背中を大きく広げるイメージで

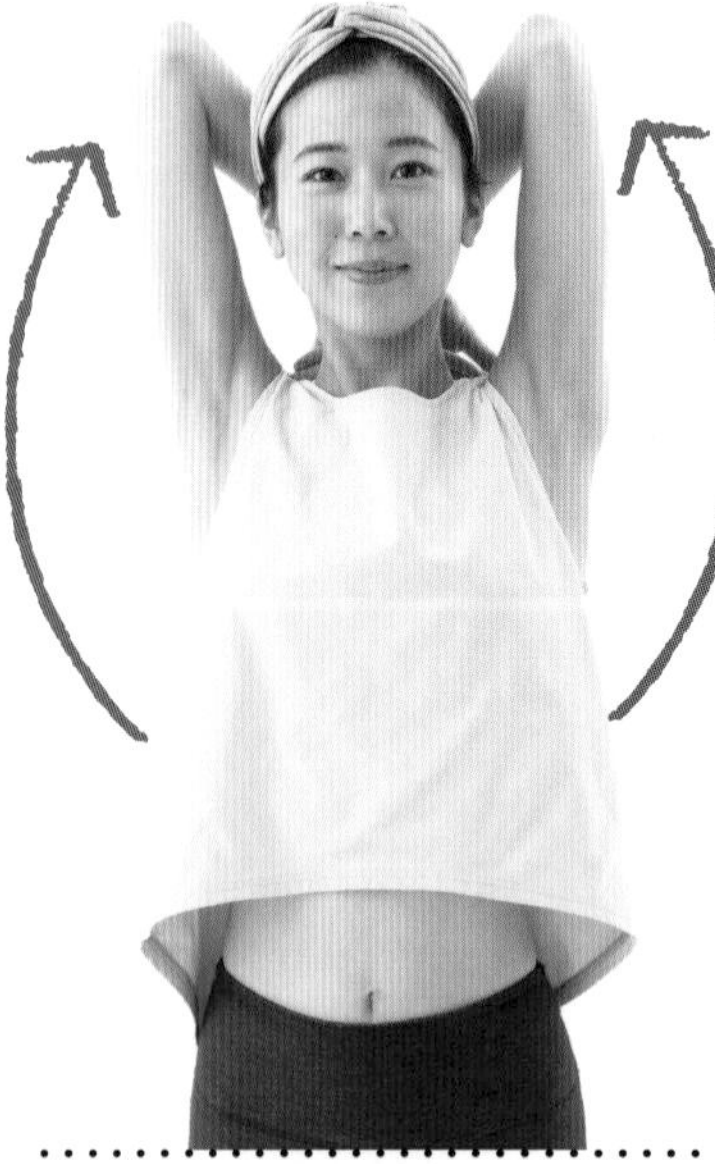

2

背中を伸ばしひじを高く持ち上げる

背中を伸ばし、顔を正面に向ける。
指先は肩の後ろにつけて、ひじを
高く上げる。
ひじが開かないように注意

デスクワークの合間に、こり固まった肩まわりを動かすことは、姿勢のリセットや血流アップになり、眠気覚ましや集中力が途切れたときのリフレッシュにも効果的です。イスに座ったままでも、トイレに立ったついでにもできるので、こまめにとり入れましょう。

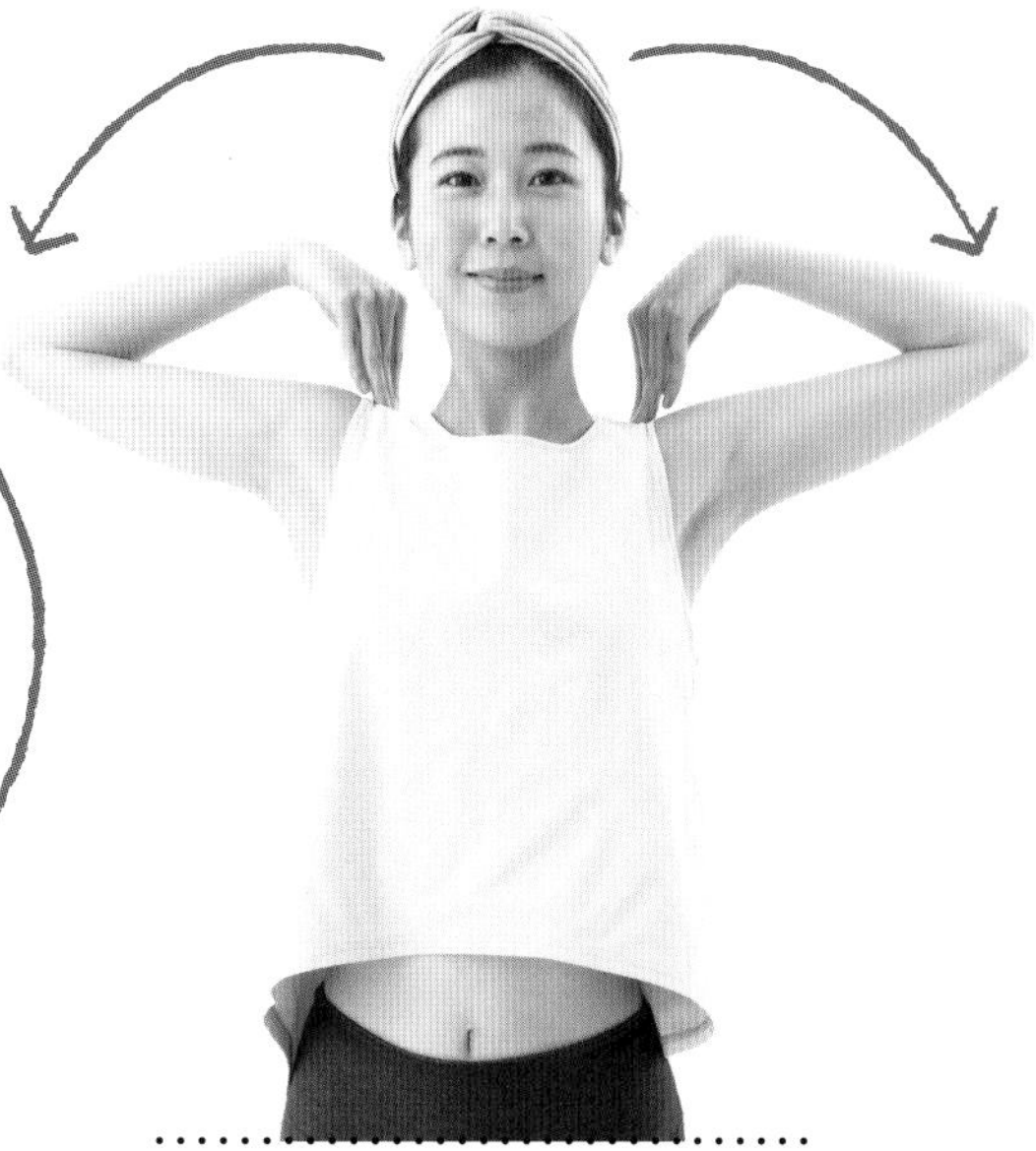

3

そのままひじを左右に開く

胸を張り、指先を肩につけたまま、できるだけ大きくまわして、ひじを左右に大きく開く

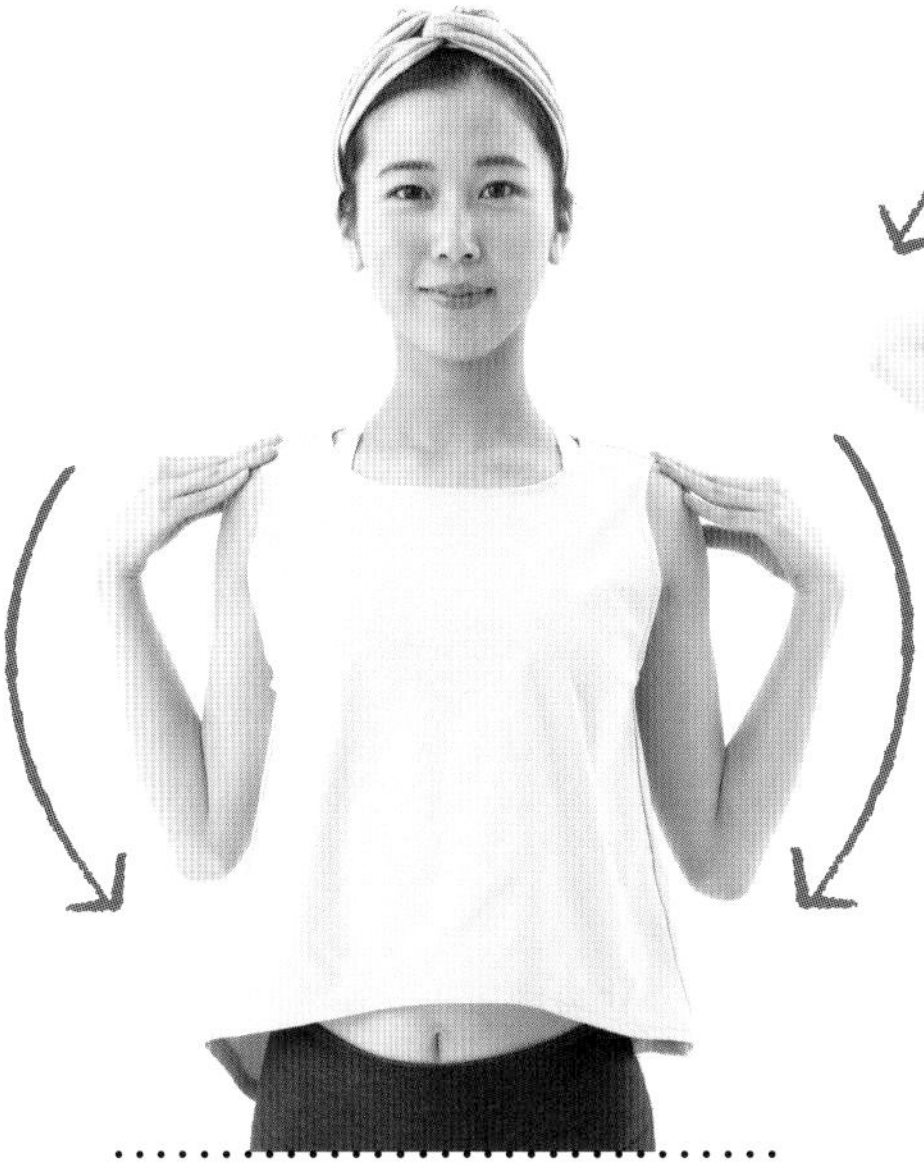

4

胸を張ったままひじを下におろす

胸を張り、指先を肩につけたまま、ひじを下におろす

ここから 1 に戻って10回くり返す

伸ばす部位

腓腹筋・ヒラメ筋

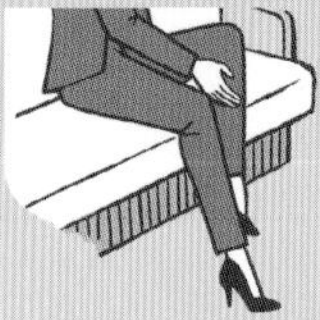

通勤前におすすめ

ふくらはぎストレッチ

動画はこちら

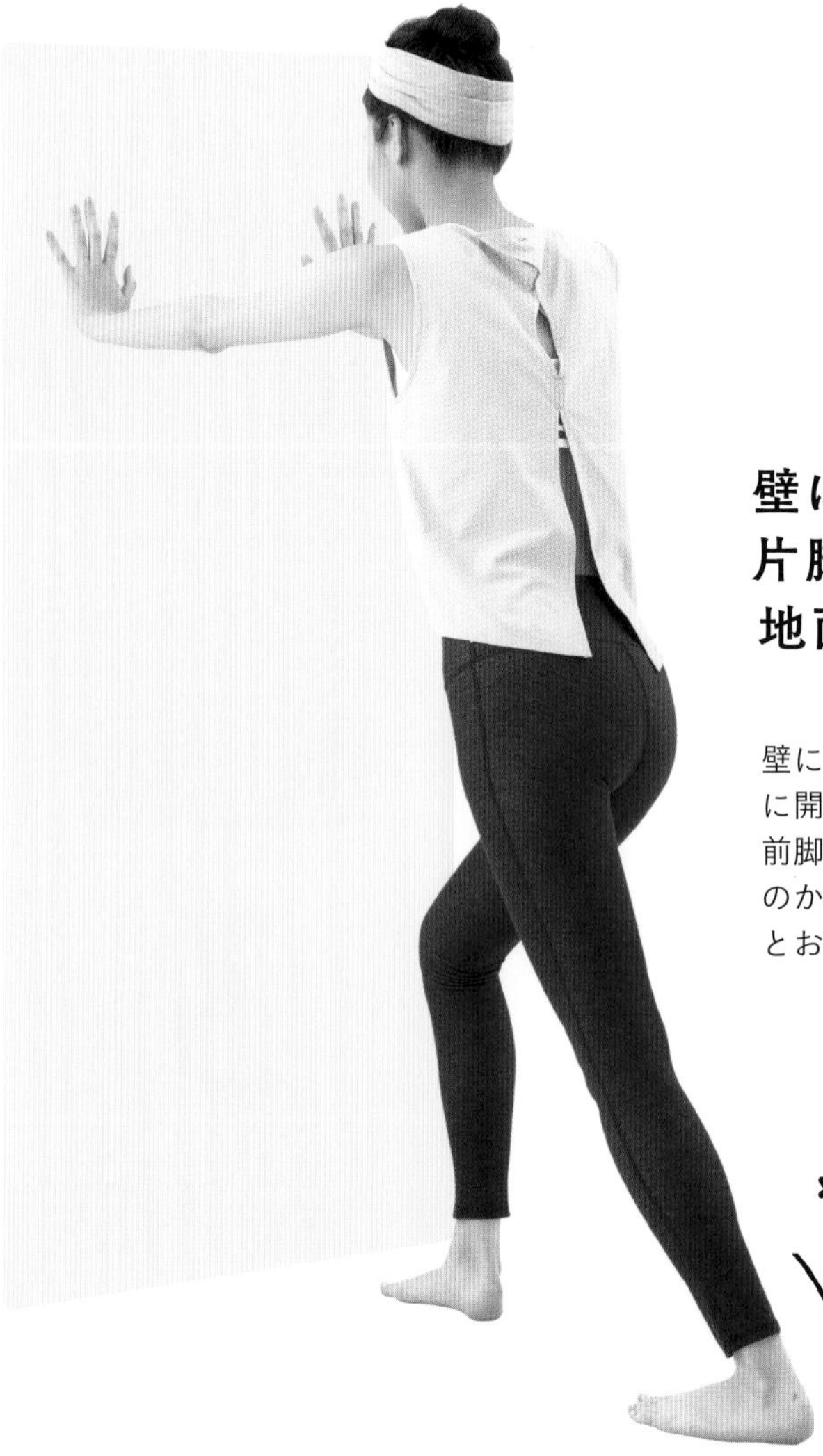

交互に10回
3セットを

1

壁に両手をついて片脚を後ろに引き地面にだら〜んとおろす

壁に両手をつき、脚を前後に開いて立つ。
前脚のひざを曲げ、後ろ脚のかかとを地面にだら〜んとおろすイメージで

通勤前のウォーキングや運動前にとり入れてほしいストレッチです。ふくらはぎの筋肉は、歩くときや運動するときに必ず使うもので、ここが硬くなっていると疲れや痛みの原因になりやすいもの。心地よくゆるめて、動きやすい脚に整えておきましょう。

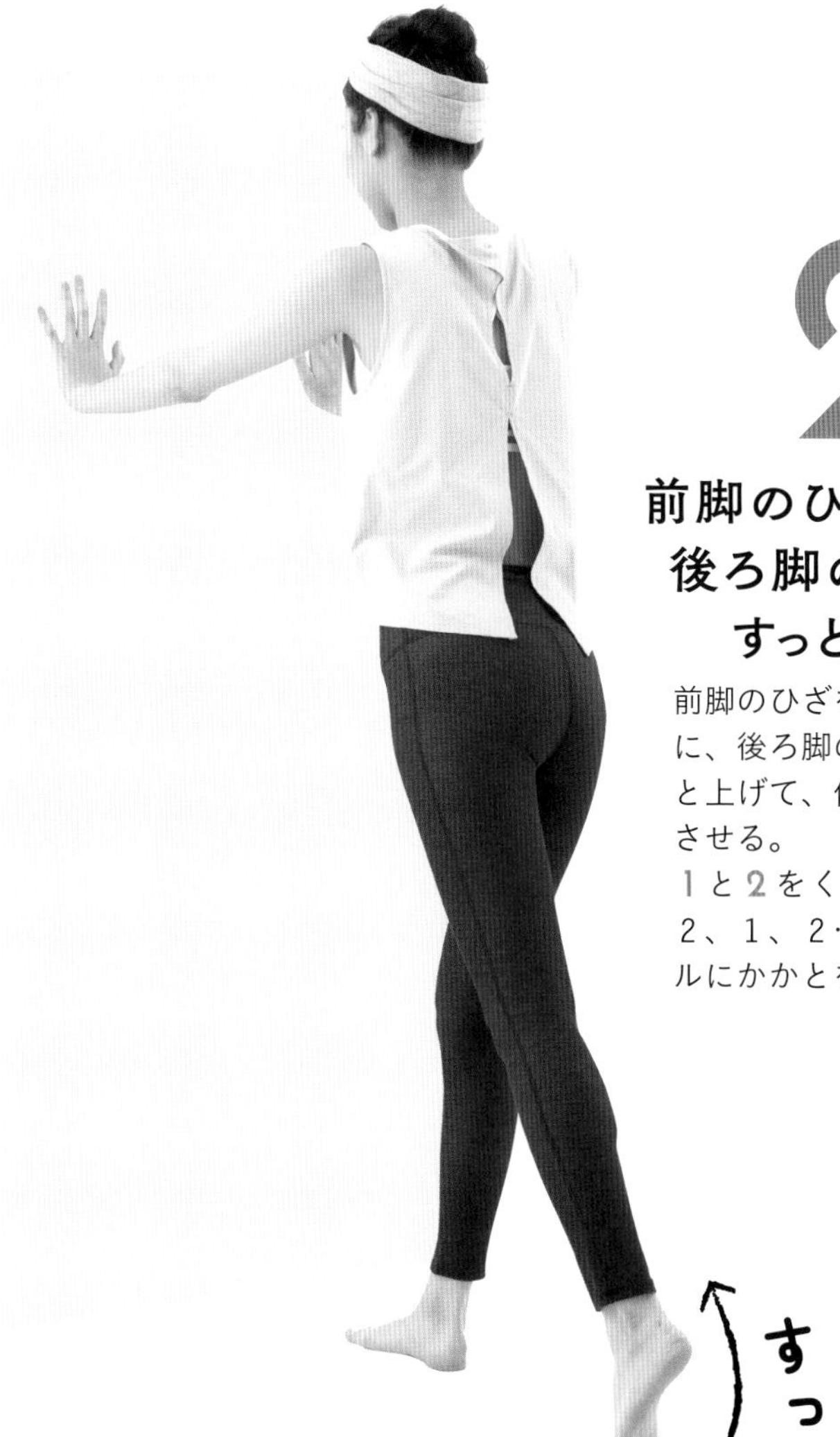

2

前脚のひざを伸ばし 後ろ脚のかかとを すっと上げる

前脚のひざを伸ばすと同時に、後ろ脚のかかとをすっと上げて、体重を前に移動させる。

1と2をくり返し、「1、2、1、2…」とリズミカルにかかとを上げ下げする

くり返す

伸ばす部位

僧帽筋・胸鎖乳突筋・舌骨筋群

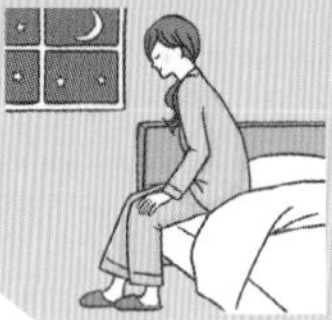

就寝前におすすめ

首まわしストレッチ

動画はこちら

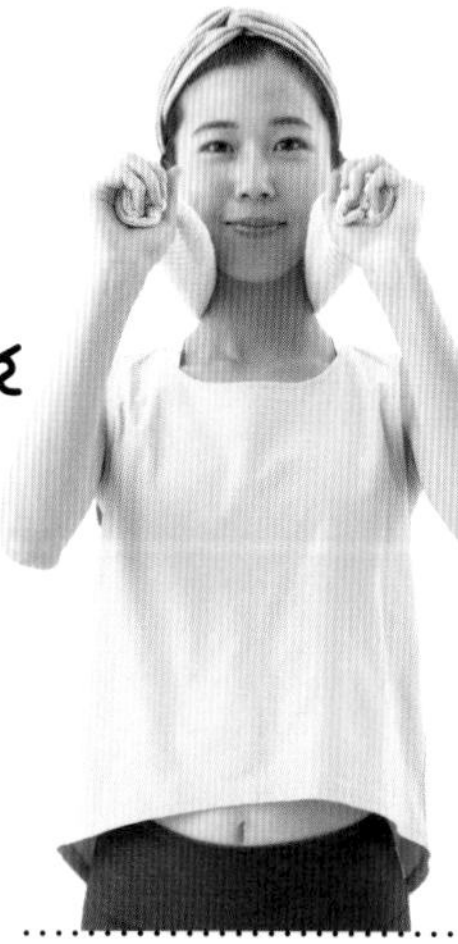

1

タオルを首の後ろにかけ両手でつかむ

タオルを首の後ろにかけ、首を支えるように両手でタオルをつかんで上に引き上げる

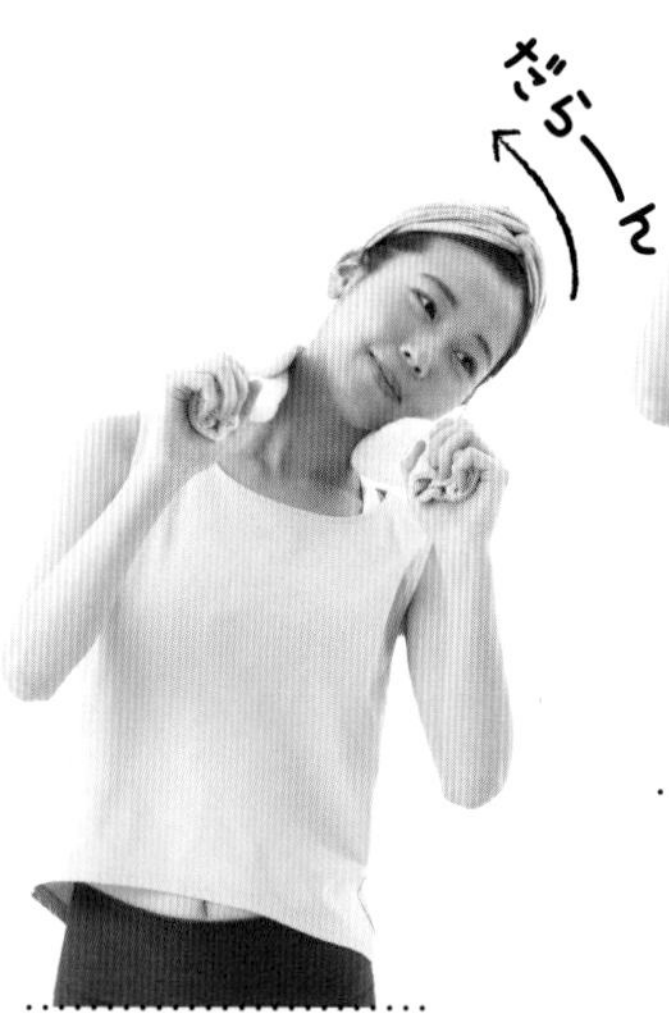

2

首をタオルにだら〜んとあずけて半円を描く

タオルに首をのせるようにだら〜んとあずけて、半円を描くようにまわす

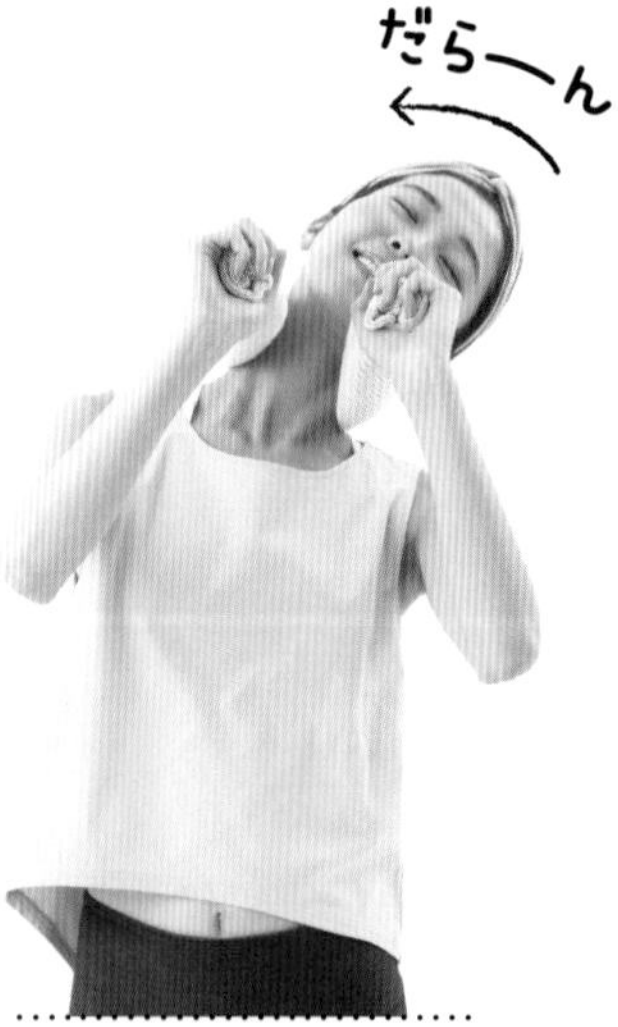

3

ななめ後ろをだら〜んと通る

一日の終わりに、緊張してこり固まった首や肩の筋肉をほぐしましょう。肩まわりの血流をアップさせ、リラックスしてよい入眠へとつなげるためのストレッチです。さわり心地のよいタオルを1枚用意しましょう。

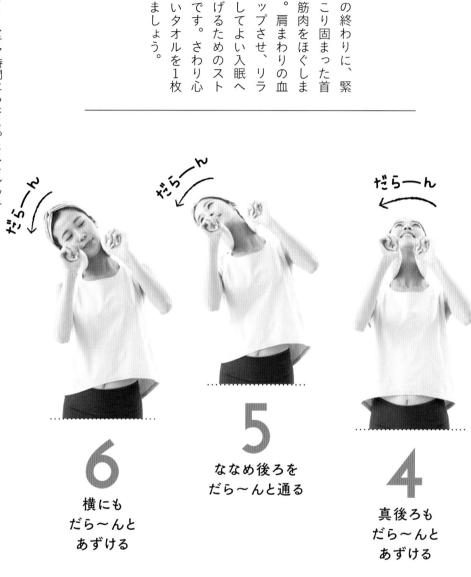

4

真後ろも
だら〜んと
あずける

5

ななめ後ろを
だら〜んと通る

6

横にも
だら〜んと
あずける

▶▶▶ 反対にもまわし、これを5セット行う

脳の機嫌をとることがストレッチのいちばんの秘訣

ここまで、全身のさまざまなこりや痛み、不調を改善するストレッチをご紹介しました。筋肉にまつわる体の不調のほとんどは、筋肉が「縮んで硬くなっている」ことが原因です。

つまり、ストレッチで筋肉の縮こまりを解消することがいちばんの近道ということ。「私は生まれつき体が硬いから」と思いこんでストレッチを遠ざけてしまうのは、たいへんもったいないと思います。

筋肉の数、骨の数、筋肉の動きは、9割以上の人は同じなので、伸ばすコツを覚えて実行さえすれば、必ずよい結果へと近づきます。

180度開脚、なんていう大技を目指す必要はありません。ストレッチする前と

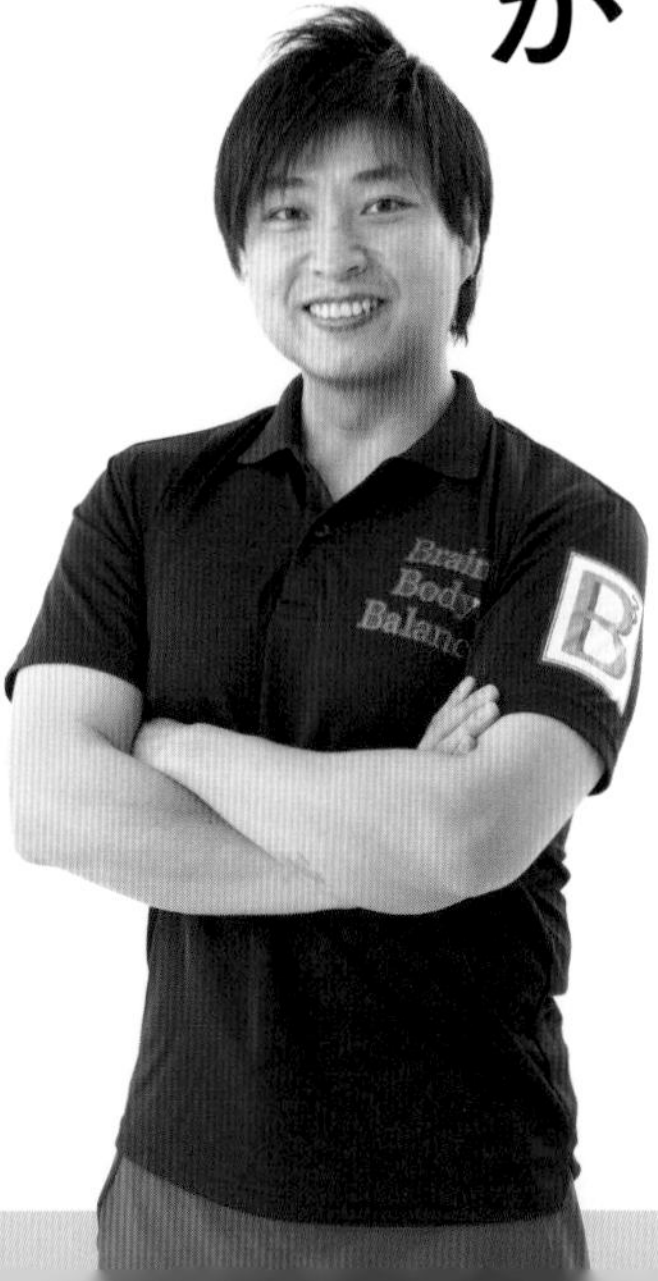

あとの自分で、どこか１か所だけ、たった１㎝でも伸びていれば、体の動きはずっと快適になります。

そしてもうひとつ、大切なのは、楽しく前向きな気持ちでストレッチとつき合うこと。もし仮にサボってしまう日があっても、その日のことはさっぱり忘れて、その日以外続けられている自分をほめてあげましょう。

そうやって、ストレッチ＝楽しく気持ちいい、というイメージを日々、脳に植えつけていくことで、ストレッチの効果はぐんと上がるのです。

毎日コツコツ続けることで、気がつけば体の痛みがとれ、ストレッチの習慣がつき、違和感や疲れのない、自分らしく健康的な体へと整っていきます。

また、毎日の生活習慣の中にストレッチが組みこめるようになると、きっと自分を大事にケアしているという自信にもつながるでしょう。

本書がそんな快適な毎日のきっかけになれば幸いです。

NATSUKI

著者

NATSUKI　なつき

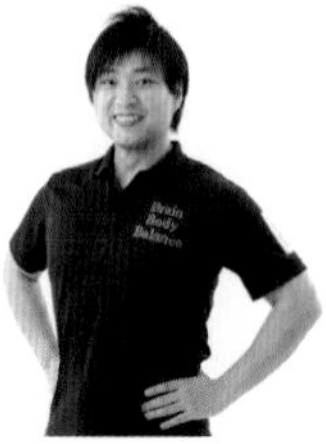

B³(ビーキューブ)ストレッチサロン代表・パーソナルトレーナー。1981年、神奈川県生まれ。専門学校在学中に、シアトルのパーソナルトレーナー研修でトレーニングとストレッチの基礎を学ぶ。卒業後、都内フィットネスクラブに３年間勤務し、フリーのパーソナルトレーナーとして独立。東京都文京区茗荷谷に「B³ストレッチサロン」を開業する。脳のしくみを利用した、伸ばしても痛くない脳科学ストレッチを考案。肩こり、腰痛など体の不調に対し、痛みがなく即効性があると評判が広がり、全国ストレッチ専門店人気ランキングで1位を獲得している。
またTikTokのフォロワーは30万人を突破。フィットネスカテゴリーで日本を代表するTikTokerとして健康に関するストレッチやトレーニングを配信している。

Instagram：@NATSUKI56612
TikTok：@natsuki56612

疲れた体がみるみる軽くなる　ゆるだらストレッチ

著　者　NATSUKI
発行者　高橋秀雄
編集者　亀井未希
発行所　**株式会社 高橋書店**
〒170-6014 東京都豊島区東池袋3-1-1 サンシャイン60 14階
電話　03-5957-7103

ISBN978-4-471-03263-0　©NATSUKI　Printed in Japan

本書の内容についてのご質問は「書名、質問事項(ページ、内容)、お客様のご連絡先」を明記のうえ、郵送、FAX、ホームページお問い合わせフォームから小社へお送りください。

回答にはお時間をいただく場合がございます。また、電話によるお問い合わせ、本書の内容を超えたご質問にはお答えできませんので、ご了承ください。本書に関する正誤等の情報は、小社ホームページもご参照ください。

【内容についての問い合わせ先】
書　面　〒170-6014 東京都豊島区東池袋3-1-1 サンシャイン60 14階　高橋書店編集部
ＦＡＸ　03-5957-7079
メール　小社ホームページお問い合わせフォームから　(https://www.takahashishoten.co.jp/)

【不良品についての問い合わせ先】

ページの順序間違い・抜けなど物理的欠陥がございましたら、電話03-5957-7076へお問い合わせください。

ただし、古書店等で購入・入手された商品の交換には一切応じられません。